Endoscopia Bariátrica
Terapêutica

Josemberg Marins Campos

Vice-Presidente da SBCBM
Professor Adjunto do Departamento de Cirurgia pela UFPE
Doutorado em Cirurgia pela UFPE
Coordenador do Grupo de Pesquisa em Obesidade e Cirurgia Metabólica da UFPE (CNPq)
Docente da Pós-Graduação em Cirurgia pela UFPE
Membro Titular da Sociedade Brasileira de Endoscopia Digestiva (SOBED)
Membro Titular da SBCBM
Membro Titular do Colégio Brasileiro de Cirurgia Digestiva (CBCD)
Membro Titular do Colégio Brasileiro de Cirurgiões (CBC)
Membro da Sociedade Brasileira de Cirurgia Laparoscópica (SOBRACIL)
Médico-Neogastro do Serviço de Endoscopia – Recife, PE
Cirurgião do Serviço de Cirurgia Geral do Hospital das Clínicas da UFPE
Membro do Corpo Editorial da Revista Arquivos Brasileiros de Cirurgia Digestiva (ABCD)
Membro do Corpo Editorial da Revista Eletrônica do Colégio Brasileiro de Cirurgiões (CBC)
Membro do *Investigational Surgical and Endoscopic Procedures Committee* da *International Federation of the Surgery of Obesity* (IFSO)

Manoel dos Passos Galvão Neto

Coordenador Científico da Gastro Obeso Center – São Paulo, SP
Coordenador do Serviço de Avaliação Funcional do Esôfago do Hospital Estadual Mário Covas da Faculdade ABC – Santo André, SP
Coordenador da Comissão de Endoscopia Bariátrica da SBCBM
Mestrado em Cirurgia Digestiva pela FMUSP
Membro Titular da SOBED
Membro Titular da Federação Brasileira de Gastroenterologia (FBG)
Membro Titular da CBCD
Membro Titular da SOBRACIL
Membro Titular da SBCBM
Membro Internacional da IFSO/ASMBS/SAGES/ASGE
Membro do Corpo Editorial das Revistas *Obesity Surgery*, SOARD, *Bariatric Times* e ABCD
Presidente do *Investigational Surgical and Endoscopic Procedures Committee* da IFSO

Almino Cardoso Ramos

Presidente da SBCBM
Membro Titular da SBCBM
Diretor e Cirurgião da Gastro Obeso Center – São Paulo, SP
Mestrado em Cirurgia Digestiva pela UNICAMP
Membro do *Position Statements/Standards Committee* da IFSO
Membro Titular do CBC
Membro Titular do CBCD
Habilitação em Videocirurgia pela SOBRACIL
Latin-American Member at Large – IFSO
Secretary Treasure – IFSO
Secretário-Geral e Tesoureiro da IFSO
Membro Internacional da IFSO/ASMBS
Membro do Corpo Editorial das Revistas *Obesity Surgery* e SOARD
Membro do *New Technologies Committee* da IFSO

Ricardo Anuar Dib

Mestrado em Gastroenterologia pela Faculdade de Medicina da Universidade de São Paulo (FMUSP)
Membro Titular da SOBED
Chefe do Serviço de Endoscopia Gastrointestinal do Hospital Ipiranga – São Paulo, SP
Coordenador do Serviço de Endoscopia Gastrointestinal do Laboratório Diagnósticos da América – DASA
Diretor Executivo da SOBED – Gestão 2012/2014

Endoscopia Bariátrica
Terapêutica

Casos Clínicos e Vídeos

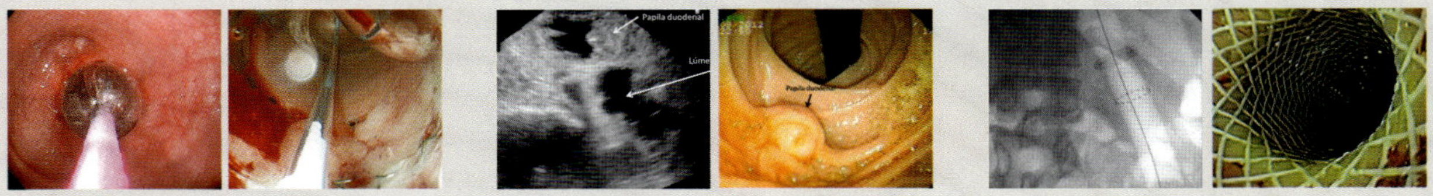

Josemberg Marins Campos

Manoel dos Passos Galvão Neto

Almino Cardoso Ramos

Ricardo Anuar Dib

REVINTER

Endoscopia Bariátrica Terapêutica – Casos Clínicos e Vídeos

ISBN 978-85-372-0569-3

Contato com os autores:
josembergcampos@gmail.com
galvaon@gmail.com
ramosalmino@gmail.com
dibricardo@hotmail.com

Acesso aos vídeos na web:

http://galvao.wistia.com/projects/stvtxphvk8

A produção dos vídeos, bem como o acesso na web e sua manutenção, são de responsabilidade dos coordenadores desta obra.

CIP-BRASIL. CATALOGAÇÃO-NA-PUBLICAÇÃO
SINDICATO NACIONAL DOS EDITORES DE LIVROS, RJ

E46

Endoscopia bariátrica terapêutica: casos clínicos e vídeos/Josemberg Campos... [*et al.*]. - 1. ed. - Rio de Janeiro: Revinter, 2014.
il.

Inclui bibliografia e índice
ISBN 978-85-372-0569-3

1. Aparelho digestivo - Exames. 2. Sistema gastrointestinal - Exames. I. Título.

13-06457 CDD: 616.3307545
CDU: 616-072.1

A precisão das indicações, as reações adversas e as relações de dosagem para as drogas citadas nesta obra podem sofrer alterações.
Solicitamos que o leitor reveja a farmacologia dos medicamentos aqui mencionados.
A responsabilidade civil e criminal, perante terceiros e perante a Editora Revinter, sobre o conteúdo total desta obra, incluindo as ilustrações e autorizações/créditos correspondentes, é do(s) autor(es) da mesma.

Livraria e Editora REVINTER Ltda.
Rua do Matoso, 170 – Tijuca
20270-135 – Rio de Janeiro – RJ
Tel.: (21) 2563-9700 – Fax: (21) 2563-9701
livraria@revinter.com.br – www.revinter.com.br

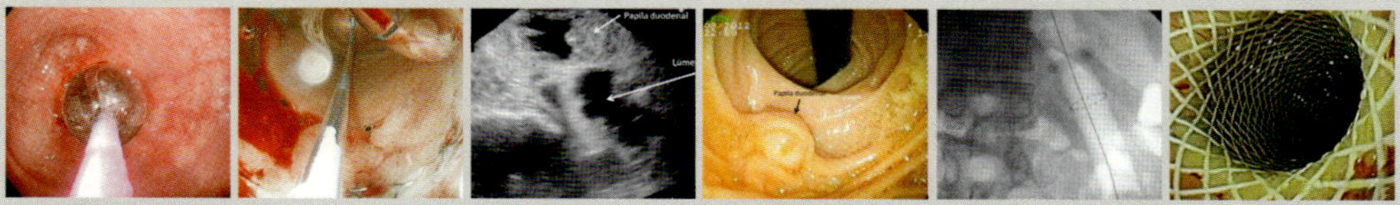

GESTÕES SOBED E SBCBM

SOBED
Gestão 2010-2012

Presidente
Sérgio Luiz Bizinelli – PR

Vice-Presidente
Flávio Hayato Ejima – DF

1° Tesoureiro
Thiago Festa Secchi – SP

2° Tesoureiro
Ramiro R. F. Mascarenhas – BA

SBCBM
Gestão 2010-2012

Presidente
Ricardo Cohen – SP

Vice-Presidente
Josemberg Marins Campos – PE

Secretário
Daoud Nasser – PR

Vice-Secretário
Fábio de Almeida – SE

Tesoureiro
Cláudio Mottin – RS

Vice-Tesoureiro
Antonio Carlos Valezi – PR

Vice-Presidente Executivo
Carlos Aurélio Schiavon – SP

SOBED
Gestão 2012-2014

Presidente
João Carlos Andreoli – SP

Vice-Presidente
Ramiro Robson Fernandes Mascarenhas – BA

1° Secretário
Jairo Silva Alves – MG

2° Secretário
Silvana Dagostin – SC

1° Tesoureiro
Dalton Marques Chaves – SP

2° Tesoureiro
Luis Fernando Tullio – PR

SBCBM
Gestão 2012-2014

Presidente
Almino Cardoso Ramos – SP

Vice-Presidente
Josemberg Marins Campos – PE

Secretário
Maurício Emmanuel Gonçalves Vieira – RJ

Vice-Secretário
Orlando Pereira Faria – DF

Tesoureiro
Heládio Feitosa de Castro Filho – CE

Vice-Tesoureiro
Gabriel Sebastião de Vargas – RS

Vice-Presidente Executivo
Marçal Rossi – SP

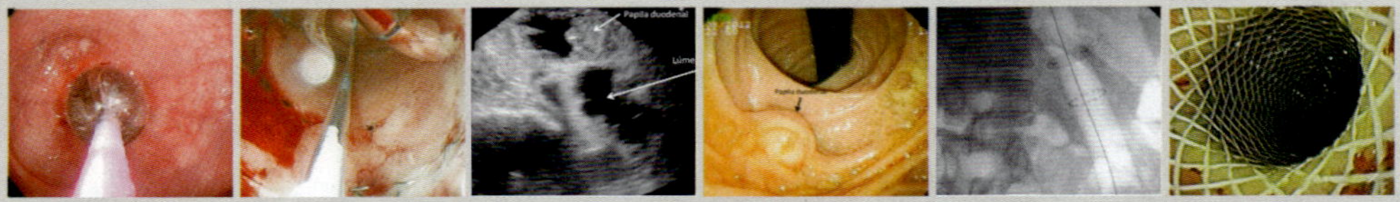

Dedicatória

Esta obra literária é dedicada aos profissionais da equipe multidisciplinar (nutricionista, nutrólogo, psicólogo, endocrinologista, anestesiologista, cardiologista, psiquiatra, pneumologista, preparador físico, fisioterapeuta, odontólogo, gastroenterologista, enfermeiro, cirurgião e endoscopista) que trabalha de maneira coordenada e integrada para realizar um atendimento de excelência aos pacientes obesos no pré e pós-operatório.

O fundamental apoio desta equipe tem possibilitado o surgimento de novas informações que estão em partes descritas neste livro.

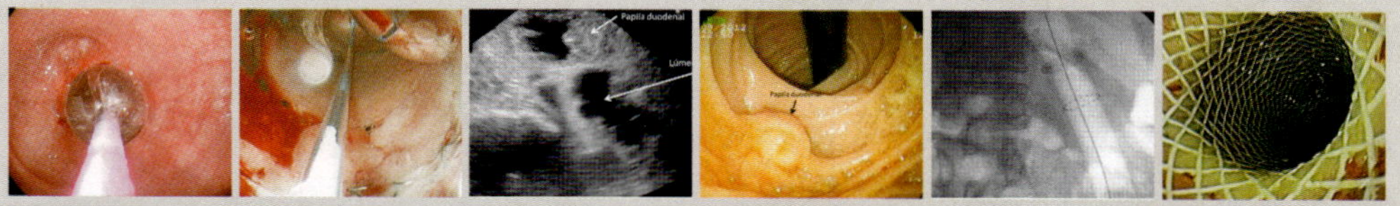

Agradecimentos

Agradecemos aos ex-presidentes doutores, Sérgio Luiz Bizinelli e Ricardo Cohen, pela iniciativa da criação desta obra literária, que envolve duas distintas áreas do conhecimento (endoscopia e cirurgia bariátrica) em Ciências da Saúde. Isto marcou a pedra fundamental resultante da união de duas sociedades médicas.

Agradecemos ao Dr. João Caetano Marchesini, pela imagem cedida para ilustração da contracapa.

Agradecemos, ainda, aos membros fundadores da SBCBM, que também foram autores do primeiro livro brasileiro em cirurgia da obesidade: Dr. Arthur B. Garrido Junior, Dr. Edmundo Machado Ferraz, Dr. Fernando Luiz Barroso, Dr. João Batista Marchesini e Dr. Tomás Szego. Eles incentivaram a criação da Endoscopia Bariátrica.

Os Autores

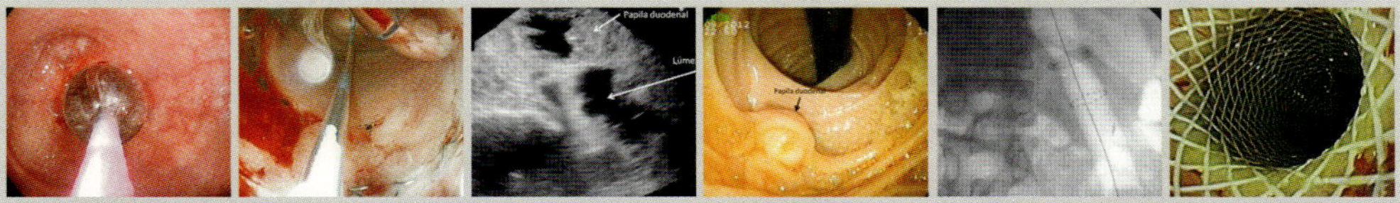

PREFÁCIO

Recebemos com entusiasmo esta publicação que se mostra fundamental em nossa especialidade.

O crescente número de procedimentos bariátricos levou à necessidade de endoscopistas, gastroenterologistas e cirurgiões aprofundarem o conhecimento de alguns aspectos endoscópicos como: correlação anátomo-endoscópica, diagnóstico e terapêutica de complicações. Com este objetivo, serão abordados diversos aspectos da "endoscopia bariátrica", termo criado pelos autores para representar essa nova área de atuação.

O livro é composto por capítulos ilustrativos, quase todos incluindo relatos de casos, escritos pelos autores e colaboradores de diferentes serviços de excelência do Brasil e do mundo. Nos capítulos são abordadas as principais técnicas de cirurgia bariátrica e metabólica, além de possíveis complicações e terapêutica endoscópica/cirúrgica correspondente.

Os capítulos encontram-se agrupados de acordo com a técnica cirúrgica; destaca-se a sessão correspondente ao tratamento endoscópico de complicações tardias do anel de silicone após *bypass* gástrico. Estas novas abordagens são capazes de reduzir o número de reoperações e consequentes complicações graves após cirurgia bariátrica.

Além de técnicas já bem estabelecidas, os autores atribuem ao livro um caráter inovador ao abordar temas como *NOTES* e outros procedimentos emergentes como aplicação de plasma de argônio. Isto resulta em contribuição fundamental para o desenvolvimento técnico/científico da cirurgia bariátrica e metabólica associadas a técnicas minimamente invasivas, como a laparoscopia e a endoscopia.

Parabéns aos autores e, em especial, ao Dr. Josemberg Marins Campos, pela iniciativa e dedicação na publicação deste livro.

Dr. João Carlos Andreoli
Presidente da SOBED

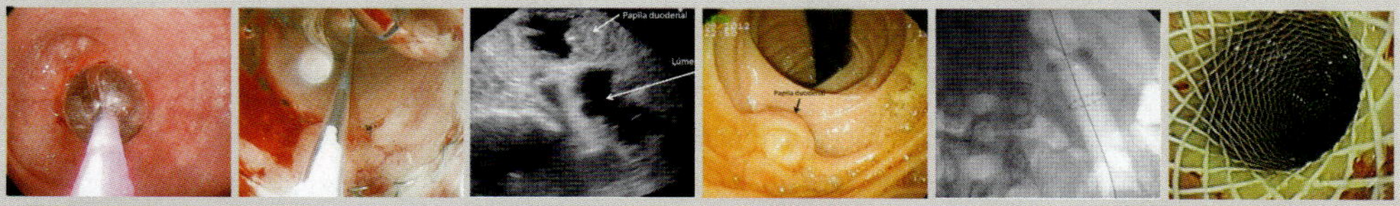

COLABORADORES

Admar Borges da Costa Junior
Coordenador do Setor de Endoscopia Digestiva do Hospital da Restauração – Emergência Estadual, PE
Coordenador do Treinamento em Colonoscopia da Residência Médica de Coloproctologia do Hospital Barão de Lucena – Recife, PE
Médico do Centro de Endoscopia Digestiva do Recife (CEDIRE)
Membro Titular da SOBED

Alex Escalona
Cirujano Digestivo
Profesor Asistente, Facultad de Medicina, Pontificia Universidad Católica de Chile

Alexandre Amado Elias
Mestrado em Cirurgia pela Faculdade de Ciências Médicas da Santa Casa de São Paulo
Cirurgião Bariátrico do Instituto Garrido de São Paulo
Membro Titular da SBCBM

Alexandre Benedito Neves Rodrigues
Cirurgião Geral
Médico-Residente do Segundo Ano do Serviço de Endoscopia do Hospital Sírio-Libanês – São Paulo, SP

Álvaro Antônio Bandeira Ferraz
Professor-Associado da Base da Técnica Cirúrgica do Departamento de Cirurgia do Centro de Ciências da Saúde (CCS) da UFPE
Professor Livre-Docente da USP
Membro Titular da SBCBM
Chefe do Serviço de Cirurgia Geral do Hospital das Clínicas da UFPE
Coordenador da Pós-Graduação em Cirurgia da UFPE

Amador Garcia Ruiz de Gordejuela
Unitat de Cirurgia Bariatrica I Metabólica
Hospital Universitari de Bellvitge Barcelona – España

Ana Botler Wilheim
Médica-Endoscopista da Secretaria Estadual de Saúde de Pernambuco
Membro Titular da FBG e da SOBED
Presidente da FBG, Capítulo Pernambuco, no Biênio 2011/2012
Preceptora de Gastro-Hepatologia da Universidade de Pernambuco (UPE)

Antonio Carlos Valezi
Professor-Associado do Departamento de Cirurgia da Universidade Estadual de Londrina
Pós-Doutorado pela Universidade Federal de São Paulo (UNIFESP)
Livre-Docente da Faculdade de Ciências Médicas da Santa Casa de São Paulo

Antonio Moreira Mendes Filho
Professor de Cirurgia da Faculdade Integral Diferencial (FACID) – Teresina, PI
Mestrado em Gastroenterologia pela FMUSP
Membro Titular da SOBED e do CBCD
Especialização em Endoscopia pela FMUSP

Arthur Belarmino Garrido Junior
Livre-Docente em Cirurgia do Sistema Digestório da FMUSP
Coordenador do Centro e Excelência em Cirurgia Bariátrica e Metabólica do Hospital Alemão Oswaldo Cruz – São Paulo, SP
Membro Titular e Fundador da SBCBM
Conselheiro da SBCBM (Ex-Presidente)

Artur Adolfo Parada
Chefe do Serviço de Endoscopia Digestiva do Hospital Nove de Julho – São Paulo, SP
Ex-Presidente da SOBED
Membro Titular da SOBED

Bruna Burkhardt Costi
Residência em Clínica Médica do Hospital Universitário Oswaldo Cruz da UPE
Residente de Endocrinologia pelo Hospital Agamenon Magalhães – Recife, PE

Bruno Zilberstein
Livre-Docente do Departamento de Gastroenterologia da USP
Especialização em Gastroenterologia, Nutrição Enteral e Parenteral
Cirurgia do Sistema Digestório, Videocirurgia e Terapia Intensiva
Professor de Pós-Graduação da Disciplina "Infecção em Cirurgia do Sistema Digestório" da USP

Carlos Alexandre Antunes de Brito
Professor de Gastroenterologia do Departamento de Medicina Clínica da UFPE
Membro Titular da SOBED e FBG
Pesquisador da Fiocruz – PE

Carlos Aurélio Schiavon
Doutorado em Cirurgia pela USP
Membro Titular da SBCBM, CBC e SOBRACIL

Carlos Eugênio Gantois
Membro Titular da SOBED
Membro Titular da FBG
Diretor da Clínica Gastroclínica – Recife, PE

Cinthia Andrade
Enfermeira pela Universidade Salgado de Oliveira
Enfermeira do Grupo de Pesquisa de Obesidade e Cirurgia Metabólica da UFPE (CNPq)

Cristian Sánchez
Médico-Gastroenterologista
Chefe GEDyT Endoscopia – Buenos Aires, Argentina

Daniel da Costa Lins
Preceptor de Clínica Médica do Hospital Universitário Oswaldo Cruz da UPE
Membro do Grupo de Pesquisas Clínicas – Endocrinologia da Faculdade de Ciências Médicas (UPE)
Coordenador do Ambulatório de Obesidade do Hospital Naval do Recife
Membro Titular da Sociedade Brasileira de Endocrinologia e Metabologia (SBEM)

Daniela Coelho Ferreira
Médica-Endoscopista e Gastroenterologista da Neogastro – Recife
Endoscopia Digestiva – Hospital Nove de Julho e Hospital Ipiranga, SP
Membro Titular da SOBED

Denis Pajecki
Disciplina de Cirurgia do Sistema Digestório do HCFMUSP
Doutorado em Cirurgia
Membro Titular da SBCBM, da IFSO e da ASMBS

Diego Awruch
Cirujano Sanatório Britânico de Rosário, Argentina
Fellow Cirurgia Bariatrica y Endoscopia – Pontificia Universidad Catolica de Chile

Edmundo Machado Ferraz
Professor Titular de Cirurgia Abdominal e Bases da Técnica Cirúrgica
Ex-Chefe do Serviço de Cirurgia Geral do HC da UFPE
Membro Titular da SBCBM (Ex-Vice-Presidente)

Eduardo Grecco
Membro Titular da SOBED
Hospital Estadual Mário Covas – Santo André, SP
Professor Afiliado da Disciplina de Cirurgia do Sistema Digestório da Faculdade de Medicina do ABC

Eduardo Guimarães Hourneaux de Moura
Diretor do Serviço de Endoscopia Gastrointestinal do HC-FMUSP
Professor Livre-Docente da Disciplina de Cirurgia do Sistema Digestório do Departamento de Gastroenterologia da FMUSP
Orientador do Programa de Pós-Graduação do Departamento de Gastroenterologia da FMUSP

Eduardo Henrique da Franca Pereira
Mestrado em Cirurgia pela UFPE
Membro Titular da SOBED
Médico-Endoscopista da Endovídeo
Médico-Endoscopista do Hospital de Trauma de João Pessoa

Eduardo Pachu Raia dos Santos
Professor Substituto do Departamento de Cirurgia (UFPE)
Membro do Grupo de Pesquisa de Obesidade e Cirurgia Metabólica da UFPE (CNPq)
Mestrando da Pós-Graduação de Cirurgia da UFPE

Ermelindo Della Libera
Doutorado em Gastroenterologia pela UFSP
Professor Afiliado da Disciplina de Gastroenterologia, Departamento de Medicina da UFSP
Médico-Endoscopista do Fleury Medicina Diagnóstica

Euclides Dias Martins Filho
Professor do Departamento de Cirurgia (UFPE)
Coordenador da Disciplina de Cirurgia Abdominal (UFPE)
Doutorado em Cirurgia pela UFPE

Everson Luiz de Almeida Artifon
Médico-Assistente do Serviço de Endoscopia Gastrointestinal – HCFMUSP
Pós-Doutorado, Doutorado e Mestrado em Cirurgia pela FMUSP
Professor Colaborador da Disciplina de Cirurgia do Sistema Digestório do HCFMUSP
Chefe da Unidade de Ecoendoscopia e Endoscopia Biliopancreática do Hospital Ana Costa (HAC) – Santos, SP

Fernando Muñoz
Cirujano General
Fellow en Investigación Clínica
Departamento de *Cirugía Digestiva,*
Pontificia Universidad Católica de Chile

Fernando Pimentel
Cirujano Digestivo
Profesor Asociado, Facultad de Medicina, Pontificia Universidad Católica de Chile

Flávio Coelho Ferreira
Médico Colaborador do Serviço de Endoscopia Gastrointestinal do HCFMUSP
Médico-Endoscopista da Neogastro do Recife
Mestrando da Pós-Graduação em Cirurgia pela UFPE

Flávio Hayato Ejima
Membro Titular da SOBED
Ex-Vice-Presidente da SOBED – Gestão 2011/2012
Diretor do Serviço de Endoscopia

Galeno Egydio José de Magalhães Neto
Mestrado da Pós-Graduação em Cirurgia pela UFPE
Médico-Cirurgião do Hospital São Rafael – Savador, BA

Gilberto Reynaldo Mansur
Médico Graduado pela Faculdade de Ciência Médicas da Universidade do Estado do Rio de Janeiro (UERJ)
Tecnologista Sênior e Chefe da Seção de Endoscopia Digestiva do Hospital do Câncer I do Instituto Nacional de Câncer
Formação em Gastroenterologia Clínica e Endoscopia Digestiva Diagnóstica e Terapêutica com Experiência Especial na Área de Endoscopia Digestiva Oncológica

Gustavo Caldas
Mestrado pela Faculdade de Ciências Médicas da UPE
Especialização em Endocrinologia – *Hospital Saint Bartholomew's* – Universidade de Londres
Professor e Preceptor da Residência Médica e do Curso de Especialização em Endocrinologia e Diabetes pelo Hospital Agamenon Magalhães – SUS/PE (UPE)

Helga Cristina Almeida Wahnon Alhinho
Médica pela Universidade Federal de Pernambuco
Médica do Grupo de Pesquisa de Obesidade e
Cirurgia Metabólica da UFPE (CNPq)
Pós-Graduanda em Gestão de Saúde

Horácio Alípio Ferreira Filho
Mestrado em Cirurgia pela UFPE
Professor do Departamento de Cirurgia da UFPE
Membro Titular da SOBED e CBC
Endoscopista e Diretor da Neogastro do Recife

Horus Antony Brasil
Médico-Assistente do Serviço de Endoscopia do
Hospital Sírio-Libanês – São Paulo, SP
Doutorado em Cirurgia pela FMUSP
Membro Titular da SOBED e do CBC

Jairo Silva Alves
Médico-Endoscopista do Instituto Alfa de Gastroenterologia do
Hospital das Clínicas da
Universidade Federal de Minas Gerais (HC/UFMG)
Doutorado em Gastroenterologia pela UFMG
Membro Titular da SOBED e da FBG

João Batista Marchesini
Membro Titular do CBC e SBCBM (Ex-Presidente)
Professor Sênior do HC da UFPR
Doutorado em Cirurgia pela UFPR
Fellow of the American College of Surgeons (FACS)

João Caetano Dallegrave Marchesini
Membro Titular da SBCBM, CBC e SOBED
Mestrado em Cirurgia pela UFPR

João Henrique Lima
Professor Adjunto do Departamento de Cirurgia da UFPR
Doutorado em Cirurgia pela UFPR
Membro Titular da SOBED e da SBCBM

Jordi Pujol Gebelli
Unitat De Cirurgia Bariatrica I Metabólica
Hospital Universitari De Bellvitge Barcelona, Barcelona – España

José Celso Ardengh
Professor Livre-Docente do Departamento de
Cirurgia e Anatomia da
Faculdade de Medicina de Ribeirão Preto da
Universidade de São Paulo
Médico-Assistente do Serviço de Endoscopia do
Hospital Nove de Julho – São Paulo, SP
Médico Responsável pelo Setor de Ecoendoscopia do
Centro de Treinamento da SOBED – Hospital Ipiranga

José Inácio Sanseverino
Gastroenterologista da Santa Casa de Porto Alegre –
Porto Alegre, RS
Coordenador de Gastroenterologia e Endoscopia Digestiva do
Centro de Tratamento da Obesidade da
Santa Casa de Porto Alegre

José Roberto de Almeida
Presidente da FBG
Professor de Gastroenterologia do Departamento de Medicina
Clínica da UFPE
Pós-Doutorado pelo Centro de Pesquisas Aggeu Magalhães
(CPqAM/Fiocruz) – UFPE
Membro Titular da SOBED e da FBG

Luis Caro
Médico-Gastroenterologista
Diretor Geral da GEDyT – Buenos Aires – Argentina

Luis Fernando Lobato Evangelista
Mestrado em Cirurgia pela UFPE
Doutorando da Pós-Graduação em Cirurgia pela UFPE
Cirurgião e Endoscopista do Hospital Esperança – Recife, PE

Luiz Claudio Miranda da Rocha
Mestrado em Gastroenterologia pela UFMG
Membro Titular da SOBED
Assistente do Serviço de Endoscopia Digestiva do
Hospital Mater Dei – Belo Horizonte, MG

Luiz Gustavo de Quadros
Endoscopista da Kaiser Clínica e Hospital Beneficência Portuguesa –
São José do Rio Preto, SP
Membro Titular da SOBED, SBCBM, CBC, CBCD, SOBRACIL, FBG e
SBCP

Luiz Vicente Berti
Conselheiro da SBCBM (Ex-Presidente)
Cirurgião do Centro de Excelência em Cirurgia Bariátrica e
Metabólica do Hospital Alemão Oswaldo Cruz – São Paulo, SP
Cirurgião da Equipe do Professor Garrido desde 1993
Pós-Graduação em Cirurgia da Obesidade pelo
Hospital da Real e Benemérita Sociedade Portuguesa de
Beneficência de São Paulo
Membro Titular do CBCD
Ex-Presidente da Sociedade Brasileira de Cirurgia Bariátrica e
Metabólica (SBCBM)
Membro da *International Federation for the Surgery of Obesity* (IFSO)
Membro Titular da ASBS e SOBRACIL

Lyz Bezerra da Silva
Médica-Residente do Serviço de Cirurgia Geral do Hospital
Agamenon Magalhães – Recife, PE
Médica do Grupo de Pesquisa de Obesidade e
Cirurgia Metabólica da UFPE (CNPq)

Maíra Danielle Gomes de Souza
Enfermeira pela UPE
Estagiária na Vigilância Epidemiológica pela
Secretaria Estadual de Saúde do Estado de Pernambuco – SES/PE
Enfermeira do Grupo de Pesquisa de Obesidade e
Cirurgia Metabólica da UFPE (CNPq)

Manoela de Santana Galvão
Membro da Sociedade Brasileira de Cirurgia Bariátrica e Metabólica
Membro da IFSO
Cirurgiã e Diretora Administrativa da Gastro Obeso Center –
São Paulo, SP

Marcelo Falcão de Santana
Professor de Cirurgia da UFBA
Doutorando da Pós-Graduação em Cirurgia da UFPE
Membro Titular da SOBED, CBCD e SBCBM

Marcio C. Mancini
Médico Graduado pela Faculdade de Medicina da
Universidade de São Paulo (FMUSP)
Doutorado em Ciências na Área de
Endocrinologia e Metabologia pela FMUSP
Chefe do Grupo de Obesidade da Disciplina de
Endocrinologia e Metabologia do HCFMUSP

Marilia Agostinho de Lima
Graduação em Medicina pela
Universidade Federal de Pernambuco (UFPE)
Experiência na Área de Medicina com Ênfase em
Cirurgia Experimental e Geral

Ney Cavalcanti
Professor-Regente da Disciplina de Endocrinologia da Faculdade de Ciências Médicas da Universidade de Pernambuco (FCM-UPE)
Coordenador do Departamento de Pesquisas Clínicas da Disciplina de Endocrinologia da FCM-UPE
Fellow em Endocrinologia e Diabetes pelo *Oxford Centre for Diabetes, Endocrinology and Metabolism, Oxford University* – UK

Patrícia Souza de Paula
Médica pela Universidade Federal de Pernambuco
Médica do Grupo de Pesquisa de Obesidade e Cirurgia Metabólica da UFPE (CNPq)

Paulo Sakai
Diretor do Serviço de Endoscopia do HCFMUSP
Professor Livre-Docente do Departamento de Gastroenterologia da FMUSP

Pedro Paulo de Paris Caravatto
Médico pela Faculdade de Ciências Médicas da Santa Casa de São Paulo
Pós-Graduação (*Lato Sensu*) em Cirurgia Geral pela Faculdade de Medicina da Universidade de São Paulo
Coloproctologia pela Faculdade de Medicina da Universidade de São Paulo
Médico Colaborador da Unidade de Cirurgia Bariátrica e Metabólica do Hospital das Clínicas da Faculdade de Medicina da Universidade de São Paulo

Peter F. Lalor
The Bariatric Institute and Section of Minimally Invasive Surgery
Cleveland Clinic Florida – United States

Raul Rosenthal
Professor of Surgery and Chairman, Department of General Surgery
Director, The Bariatric and Metabolic Institute
Director, General Surgery Residency Program and Fellowship in Minimally Invasive and Bariatric Surgery
Cleveland Clinic Florida – EUA

Renata Fernandes Vieira
Médica do Serviço de Endoscopia do Hospital Geral Otávio de Freitas – Recife/SES-PE

Ricardo Cohen
Conselheiro da SBCBM (Ex-Presidente)
Codiretor do Centro de Excelência para o Tratamento da Obesidade Mórbida e Síndrome Metabólica do Hospital Alemão Oswaldo Cruz – São Paulo, SP

Ricardo Zorron
Director, Innovative Surgery Division – Klinikum Bremerhaven Reinkenheide
NOTES Research Group Brazil – Bremen – Alemanha

Rodrigo Roda Rodrigues da Silva
Mestrado em Gastroenterologia na Área de Endoscopia Digestiva da UFMG
AFSA (*Attestation de Formation Spécialisée Approfondie*) em Hepatogastroenterologia – França
Membro Titular da SOBED
Membro da Sociedade Francesa de Endoscopia Digestiva – SFED
Membro do Instituto Alfa de Gastroenterologia do HC da UFMG

Salman K. Al Sabah
Laparoscopic & Bariatric Surgeon Amiri Hospital – Kuwait

Samuel Szomstein
Clinical Assistant Professor, Department of Surgery. Nova Southeastern University
Associate Director, The Bariatric Institute and Section of Minimally Invasive Surgery
Director, Bariatric Endoscopy Cleveland Clinic Florida – EUA

Sércio Fidney
Mestrando da Pós-Graduação em Cirurgia pela UFPE
Preceptor e Cirurgião do Serviço de Cirurgia Geral do Hospital Geral Otávio de Freitas (HGOF) – Recife, PE
Coordenador da Residência Médica em Cirurgia do HGOF

Sergio Ricardo Spinosa
Médico pela Universidade Federal de Santa Catarina (UFSC)
Docente da Universidade Estadual de Londrina (UEL)
Experiência na Área de Medicina, com Ênfase em Gastroenterologia e Endoscopia Digestiva

Sílvia Mansur Reimão
Médica do Serviço de Endoscopia do HCFMUSP

Tarissa Beatrice Zanata Petry
Médica pela Faculdade de Ciências Médicas da Santa Casa de São Paulo
Endocrinologista do Ambulatório de Cirurgia Bariátrica da Santa Casa de Misericórdia de São Paulo
Pesquisadora do Centro de Pesquisa em Cirurgia Metabólica do Hospital Alemão Oswaldo Cruz – São Paulo, SP

Thiago Silva
Coordenador do Serviço de Endoscopia do Hospital Estadual Mário Covas – Santo André, SP
Doutorado em Medicina pela FMUSP

Thomas Szego
Doutorado em Cirurgia do Sistema Digestório pela FMUSP
Conselheiro da SBCBM (Ex-Presidente)

Victor R. M. Dib
Mestrado em Cirurgia Digestiva pela UFRJ
Membro Titular da SOBED, CBC, CBCD, SOBRACIL, SBCBM
Membro da Sociedade Americana de Cirurgia Bariátrica e Metabólica (ASMBS)
Membro da Sociedade Internacional de Cirurgia Bariátrica e Metabólica (IFSO)
Pós-Graduando em Cirurgia pela UFPE

Vitor Nunes Arantes
Professor do Departamento de Cirurgia da UFMG
Doutorado em Cirurgia pela UFMG
Membro do Instituto Alfa de Gastroenterologia do Hospital das Clínicas da UFMG
Membro Titular da SOBED

Viviane Pinheiro Gomes
Residência Médica em Gastroenterologia e Endoscopia Digestiva pela UNICAMP
Membro Titular da SOBED

Walton Albuquerque
Doutorado em Gastroenterologia pela UFMG
Coordenador Médico do Serviço de Endoscopia Digestiva do Instituto Alfa de Gastroenterologia do HC da UFMG
Endoscopista Assistente do Hospital Felício Rocho – Belo Horizonte, MG
Membro Titular da SOBED

Wolfgang Moench
Chairman, Department of Gastroenterology – Agaplesion Diakoniekrankenhaus Ingelheim – Alemanha

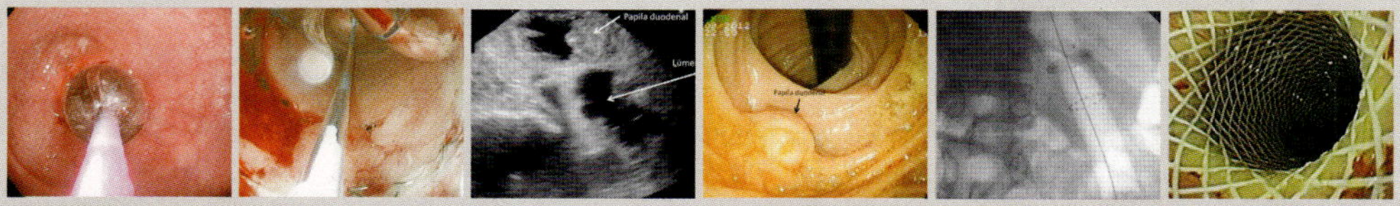

SUMÁRIO

Seção III
CIRURGIAS BARIÁTRICA E METABÓLICA

Seção IV
BANDA GÁSTRICA AJUSTÁVEL (BGA)

Seção V
BYPASS GÁSTRICO

Seção VI
DESLIZAMENTO/ INTOLERÂNCIA DE ANEL

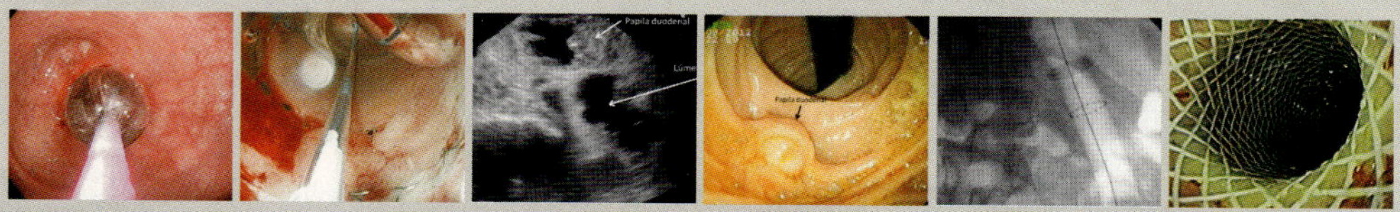

SÉRIE ENDOSCOPIA BARIÁTRICA (CONTEÚDO DO PRÓXIMO LIVRO)

Edição 2014/2015

Título:

GASTROENTEROLOGIA E ENDOSCOPIA BARIÁTRICA – CASOS CLÍNICOS E VÍDEOS

PRINCIPAIS TEMAS:

GASTROENTEROLOGIA BARIÁTRICA

- *Helicobacter pylori* e úlcera anastomótica
- Dor abdominal recorrente
- Alterações funcionais digestivas
- Esteato-hepatite e hipertensão porta
- Esofagite e esôfago de Barrett
- Cápsula e hemorragia digestiva
- Acalasia pós-operatória

FÍSTULA EM *BYPASS* GÁSTRICO

- Estadiamento pós-operatório
- Tratamento precoce com prótese
- Fístula tardia: septotomia e dilatação
- Fístula gastrobrônquica e gastrogástrica
- Drenagem interna de abscesso perigástrico

CPRE E ENTEROSCOPIA EM CIRURGIA BARIÁTRICA

GASTRECTOMIA VERTICAL

- Estenose, fístula e refluxo gastroesofágico
- Prótese, septotomia, dilatação e Clip Ovesco

TRATAMENTO ENDOSCÓPICO DA OBESIDADE

BALÃO INTRAGÁSTRICO

- Técnicas de implante e remoção
- Complicações: laceração, migração, úlcera e perfuração

ENDOBARRIER: Tratamento de Obesidade e Diabetes

POSE (*Primary Obesity Surgery Endoluminal*)

TRATAMENTO ENDOSCÓPICO DO REGANHO DE PESO

- Plasma de argônio: técnica, complicações e resultados
- Sutura endoscópica de *bypass* gástrico: uso de Apollo® OverStitch®

Seção I

Introdução à Endoscopia Bariátrica

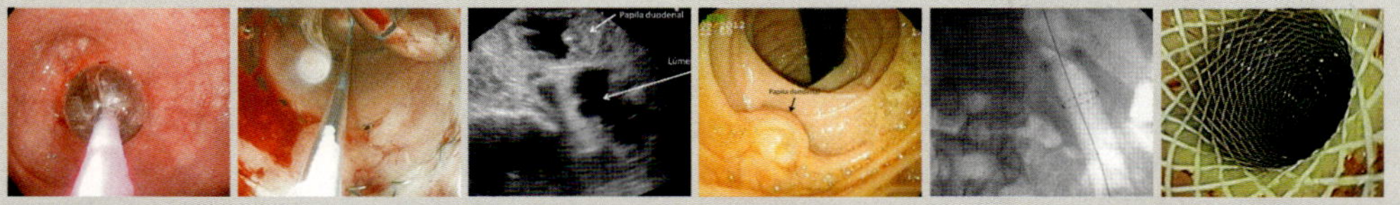

Capítulo 1

Endoscopia Bariátrica – Soluções para Desafios Cirúrgicos

Josemberg Campos ▪ Manoel Galvão Neto
Amador G. Gordejuela ▪ Almino Cardoso Ramos

INTRODUÇÃO

O crescente número de pacientes submetidos à cirurgia bariátrica vem exigindo que profissionais endoscopistas, gastroenterologistas e cirurgiões conheçam os aspectos endoscópicos e a terapêutica das principais repercussões gastroenterológicas decorrentes de operações bariátricas (Quadro 1-1).[1]

Neste capítulo, objetiva-se apresentar de forma sucinta o papel da endoscopia digestiva no tratamento de complicações que podem surgir após os seguintes procedimentos antiobesidade: banda gástrica ajustável (BGA), *bypass* gástrico em Y de *Roux* (BGYR) e gastrectomia vertical (GV).

Os detalhes técnicos das terapêuticas endoscópicas mais empregadas serão descritos nos capítulos subsequentes deste livro, sendo a maioria no formato de casos clínicos; também serão abordadas as condutas endoscópicas nos controles primário e secundário da obesidade (Quadro 1-2).

COMPLICAÇÕES DA BANDA GÁSTRICA AJUSTÁVEL

Erosão de BGA

O exame endoscópico tem sido um dos principais meios diagnóstico da erosão intragástrica, sendo capaz de promover a terapêutica na maioria dos casos. À retrovisão é possível visualizar diretamente a prótese no lúmen gástrico na região justacárdica (Fig. 1-1). Em pacientes assintomáticos, com erosão mínima, pode-se aguardar progressão da erosão, devendo-se manter acompanhamento dos pacientes em razão do risco de hemorragia digestiva ou infecção intra-abdominal.[2,3] Até que seja feita a remoção, é indicado o uso de inibidor de bomba de prótons (IBP).

A retirada endoscópica é um procedimento menos invasivo, que vem substituindo a terapêutica cirúrgica.[4-6] A secção da BGA pode ser por pinça do tipo tesoura, ou cortador de banda gástrica (mais usado por ser mais rápido), seguido da retirada cirúrgica do portal no subcutâneo.[6]

Quadro 1-1. Principais sintomas gastrointestinais decorrentes de cirurgia bariátrica

Repercussão gastroenterológica de cirurgia bariátrica	
Sintomas	
▪ Dor abdominal ▪ Vômitos ▪ Regurgitação ▪ Pirose ▪ Sangramento	▪ Reganho de peso ▪ Diarreia ▪ Perda de peso excessiva ▪ Síndrome de *dumping* ▪ Disfagia

Quadro 1-2. Diagnóstico e conduta por via endoscópica em pacientes submetidos à cirurgia bariátrica

Diagnóstico	Terapêutica endoscópica
Estenose de anastomose gastrojejunal (AGJ)	Dilatação com balão TTS
Estenose de AGJ/estenose gástrica (anel)	Dilatação com balão 30 mm
Estenose de AGJ – recidiva	Estenostomia/septotomia
Deslizamento de anel	Dilatação balão 30 mm ou Implante de prótese
Erosão intragástrica de anel ou BGA	Remoção de anel ou BGA
Intolerância alimentar (anel)	Dilatação com balão TTS
Impactação alimentar	Remoção de corpo estranho
Deslizamento de BGA	Hiperinsuflação gástrica (temporário)
Fístula gástrica	Cura: ▪ Dilatação com balão 30 mm ▪ Estenotomia/septotomia ▪ Prótese autoexpansível
AGJ ampla + reganho de peso	Aplicação de argônio na anastomose
Coledocolitíase	CPRE transgástrica
Sangramento de intestino médio	Enteroscopia
Obesidade	Balão intragástrico
Obesidade/diabetes melito	*Endobarrier*
Bolsa gástrica ampla + reganho de peso	Sutura endoscópica
Abscesso perigástrico/fístula gástrica	Drenagem de abscesso perigástrico

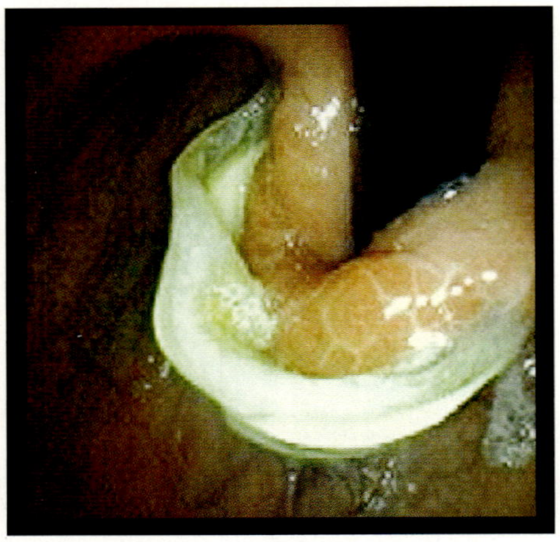

Fig. 1-1. Imagem endoscópica em retrovisão de erosão intragástrica de banda.

Deslizamento de BGA

É o deslocamento distal da prótese, causando dilatação proximal da bolsa gástrica, dificultando a passagem de alimentos, podendo haver vômitos, disfagia, pirose ou halitose. O diagnóstico pode ser feito por endoscopia ou radiografia contrastada.[7]

Terapêutica cirúrgica deve ser empregada para a retirada da banda.[8]

Todavia, a hiperinsuflação endoscópica ao nível do corpo gástrico, em posição abaixo da compressão extrínseca da banda deslizada, pode resultar em reposicionamento da banda à situação habitual (Fig. 1-2).

Esta é uma manobra que promove alívio temporário dos sintomas obstrutivos, devendo ser programado adequado tratamento operatório eletivo, de acordo com a indicação do cirurgião assistente e a necessidade do paciente.

COMPLICAÇÕES DO *BYPASS* GÁSTRICO EM Y DE ROUX

Impactação alimentar

Mais frequente após cirurgia com anel; o quadro clínico pode envolver náuseas, dor retroesternal, desconforto epigástrico e vômito pós-prandial. A endoscopia permite o diagnóstico e o tratamento imediato (Fig. 1-3). É aconselhável que se utilize sedação mínima durante o procedimento em razão do risco de broncoaspiração de resíduo gástrico. Isso também pode ser prevenido por entubação orotraqueal.[9]

Úlcera marginal

Em fase precoce de pós-operatório, esta lesão decorre do manuseio cirúrgico, e na fase tardia pode ser secundária à existência de bolsa gástrica ampla e longa (maior número de células parietais), presença de fios de sutura inabsorvíveis ou grampos.[10-13] A sintomatologia envolve dor epigástrica, podendo haver, também, sintomas obstrutivos decorrentes de edema. A endoscopia é o melhor meio diagnóstico, e o tratamento deve ser realizado por IBP (2 meses) e sucralfato (10 dias), sendo necessário repetir EDA de controle após o tratamento.

Estenose de anastomose

O diagnóstico é confirmado na presença de anastomose < 10 mm, não permitindo a passagem de endoscópio padrão de 9,8 mm, na presença de sintomas obstrutivos (Fig. 1-4).[14] É indicado tratamento por dilatação com balão TTS, com diâmetro máximo de 15 mm quando insuflado. Nas sessões subsequentes pode-se usar balão de até 20 mm. A endoscopia é o melhor método diagnóstico e terapêutico, mesmo quando a estenose ocorre precocemente, na primeira semana de pós-operatório, quando não há melhora clínica após administração de corticoide para redução do edema da anastomose. Nesses casos, a conduta deve ser realizada com menor pressão de insuflação do balão.[14,15]

COMPLICAÇÕES DO ANEL NO BGYR

Erosão intragástrica de anel

Na endoscopia, a prótese é visualizada diretamente na luz do estômago, entre as pregas na área de compressão extrínseca do anel (Fig. 1-5). Em uma fase precoce o único achado pode ser úlcera no sítio do anel, quando deve ser prescrito IBP, enquanto se espera maior erosão do corpo estranho.[16]

A remoção geralmente é realizada no momento do diagnóstico, podendo ser utilizado endoscópio padrão de um canal, e secção com pinça tipo tesoura.[17] Em caso de insucesso na secção em razão da rígida consistência do anel, pode-se usar fio-guia e litotriptor (ou cortador de banda) – ver capítulo de remoção endoscópica de BGA.

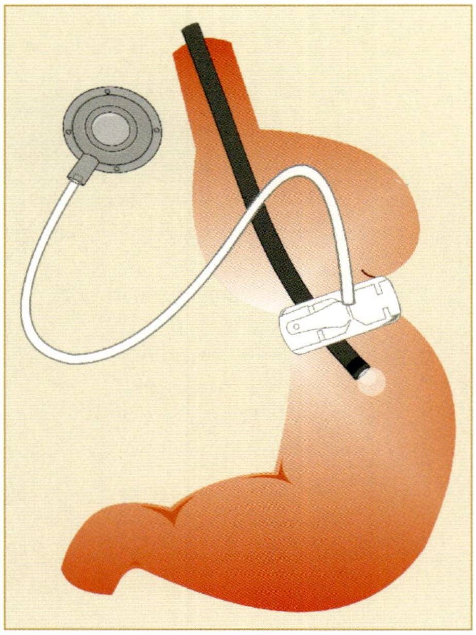

Fig. 1-2. Imagem esquemática de deslizamento de banda, sendo tratado por hiperinsuflação endoscópica para reposicionamento proximal da banda.

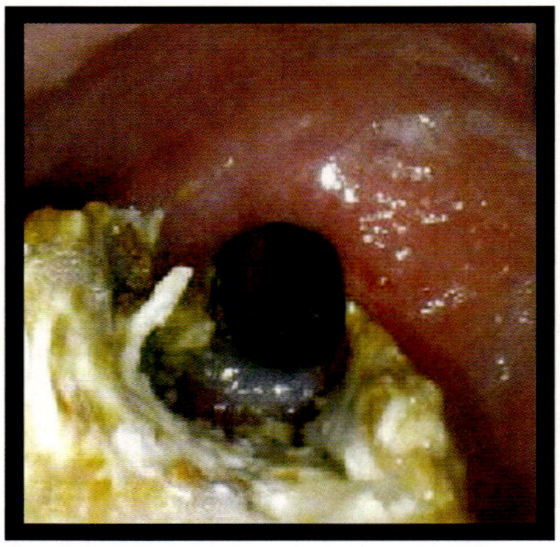

Fig. 1-3. Imagem endoscópica de impactação alimentar na anastomose gastrojejunal.

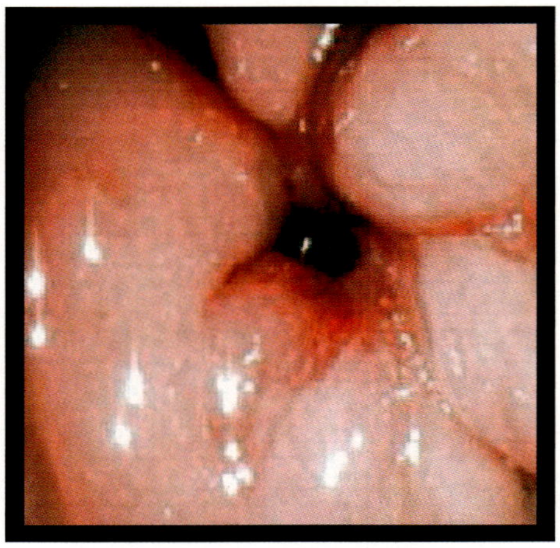

Fig. 1-4. Imagem endoscópica de estenose de anastomose gastrojejunal, não permitindo passagem do endoscópio.

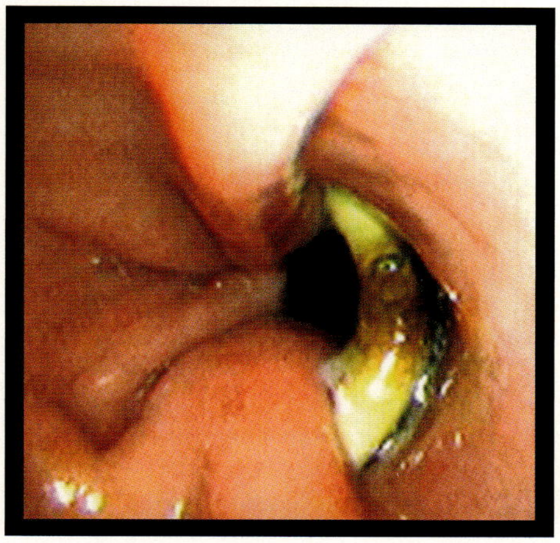

Fig. 1-5. Imagem endoscópica de erosão intragástrica de anel.

Deslizamento de anel

Corresponde ao deslocamento da prótese externamente à bolsa gástrica, promovendo cavalgamento sobre a alça jejunal, podendo originar sintomas obstrutivos (Fig. 1-6). A dilatação com balão de 30 mm (Rigiflex® – Boston Scientific, Natick, MA) promove alongamento ou ruptura do fio interno do anel, causando alívio da sintomatologia.[18]

Nos casos em que o fio utilizado é de difícil ruptura, na persistência de sintomas, pode ser utilizada uma prótese plástica autoexpansível, que promove erosão intragástrica do anel, permitindo a retirada por via oral.[18]

Intolerância alimentar com ou sem estenose de anel

Na presença de sintomas obstrutivos, pode ser evidenciado diâmetro intragástrico menor que 10 mm em razão da compressão extrínseca do anel, havendo justa passagem do endoscópio. Em alguns casos os sintomas obstrutivos são persistentes mesmo com anatomia endoscópica normal, condição classificada pelos autores como intolerância ao anel.[17,18]

Nas duas situações, o tratamento pode ser semelhante ao relatado no deslizamento de anel, através de dilatação endoscópica ou colocação de prótese plástica autoexpansível, causando erosão e posterior remoção do anel.[18]

FÍSTULA GÁSTRICA APÓS BGYR E GASTRECTOMIA VERTICAL

Esta é uma das complicações mais temidas após cirurgia bariátrica, podendo ter sintomatologia variável de acordo com o trajeto.[19-21] O tratamento cirúrgico deve ser feito para drenagem de abscessos e lavagem de cavidade nos casos de peritonite.[22] A endoscopia permite diagnóstico e terapêutica minimamente invasiva, seguindo o princípio da oclusão do orifício fistuloso interno através de prótese e a desobstrução da estenose distal (Fig. 1-7).[23]

Especialmente após gastrectomia vertical pode ser evidenciada uma estenose na bolsa gástrica em área distal à fístula, situação que dificulta a cicatrização. Assim, o tratamento envolve a cura da estenose através de dilatação com balão, colocação de prótese, estenotomia ou septotomia por via endoscópica.[23]

TRATAMENTO PRIMÁRIO DA OBESIDADE

Pode ser realizado pela colocação de balão intragástrico (BIG), geralmente indicado nos pacientes que não têm indicação, não desejam realizar cirurgia bariátrica ou para promover perda de peso pré-operatória na superobesidade. Existem alguns tipos de BIG disponíveis, sendo divididos em balão preenchido por líquido e por ar.

A maioria dos fabricantes preconiza a permanência por 6 meses, quando deve ser retirado para prevenir complicações. Visando aumentar a perda de peso, são recomendados acompanhamentos multidisciplinares, especialmente nutricional e psicológico.[24]

O EndoBarrier Gastrointestinal Liner (GI Dynamics, Inc, Lexington, MA) é um novo tratamento antiobesidade e consiste em um tubo impermeável de 60 cm de comprimento, que é ancorado no duodeno para criar um *bypass* duodenojejunal (Fig. 1-8).[25,26] No Brasil, esse equipamento está em fase de autorização para uso clínico

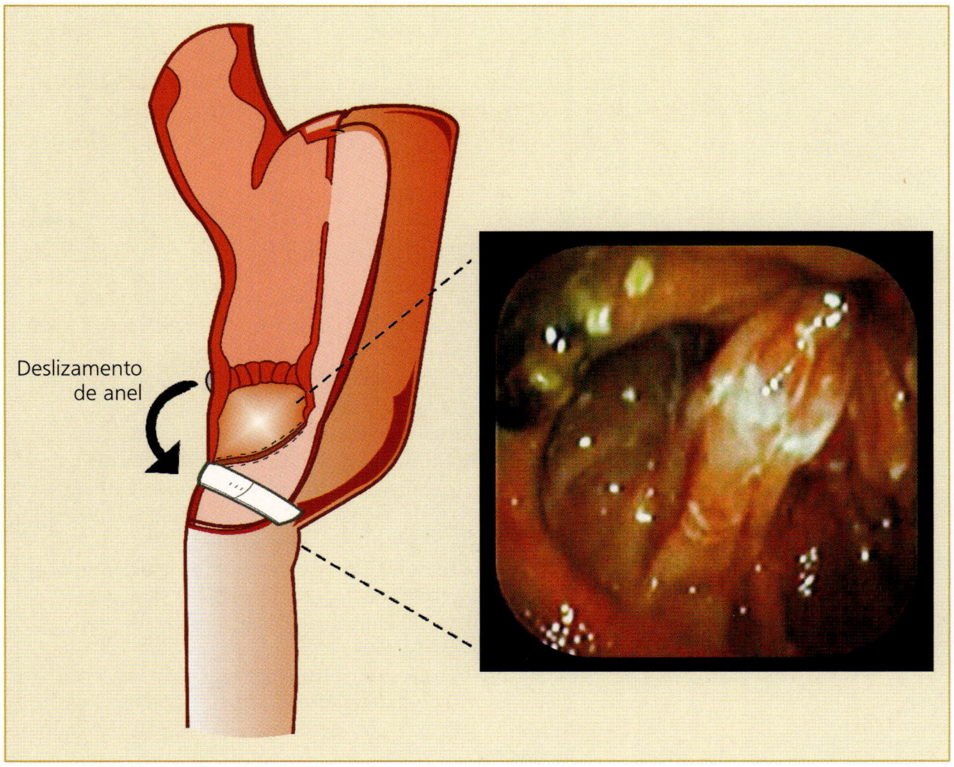

Fig. 1-6. Imagem endoscópica de deslizamento de anel abaixo da anastomose gastrojejunal, apresentando prega exuberante de mucosa jejunal.

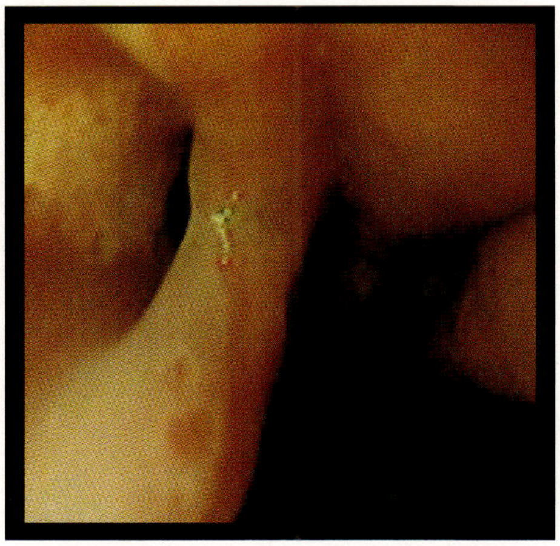

Fig. 1-7. Imagem endoscópica de fístula e septo no ângulo de His em paciente submetido a BGYR.

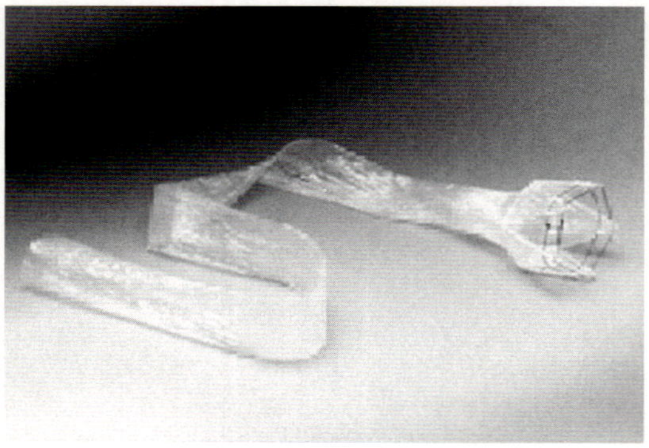

Fig. 1-8. Endobarrier Gastrointestinal Liner ®, usado no tratamento primário da obesidade associada a diabetes.

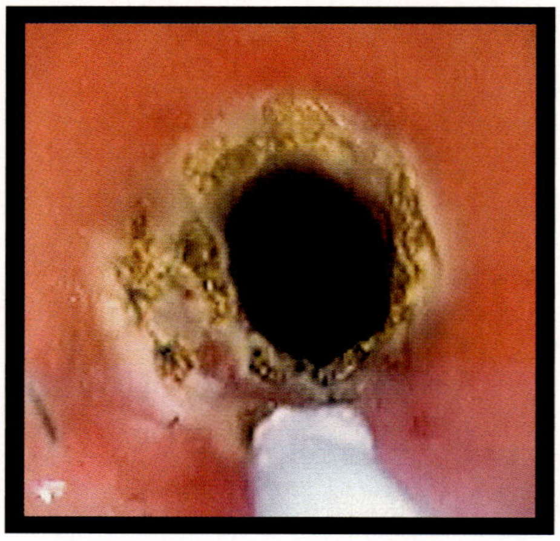

Fig. 1-9. Aplicação endoscópica de plasma de argônio em anastomose gastrojejunal.

e tem-se mostrado eficaz no tratamento da obesidade, tendo efeito positivo no controle glicêmico de pacientes diabéticos, nos estudos experimentais. No entanto, ainda são necessários estudos com maior casuística e acompanhamento.[26]

TRATAMENTO SECUNDÁRIO DA OBESIDADE

O reganho de peso que ocorre no pós-operatório tardio de BGYR deve ser conduzido por equipe multidisciplinar, além da necessidade de avaliação endoscópica, visando ao estudo da anatomia cirúrgica. Quando há dilatação da anastomose após BGYR, pode-se tentar a redução do diâmetro por via endoscópica.

Existem relatos de bons resultados com injeção de substâncias esclerosantes na anastomose, no entanto ainda são necessários estudos adicionais.[27] Tem sido descrita a utilização de aplicação de plasma de argônio, visando à criação de cicatriz fibrótica e consequente redução do diâmetro da anastomose (Fig. 1-9).[28]

Além disso, existem equipamentos de sutura endoscópica, como o Apollo EndoCinch®, que pode ser utilizado sozinho ou em conjunto com plasma de argônio.[29]

REFERÊNCIAS BIBLIOGRÁFICAS

1. Buchwald H, Avidor Y, Braunwald E *et al.* Bariatric surgery: a systematic review and meta-analysis. *JAMA* 2004;292(14):1724-37.
2. Campos J, Ramos A, Galvão Neto M *et al.* Hypovolemic shock due to intragastric migration of an adjustable gastric band. *Obes Surg* 2007;17(4):562-64.
3. Campos JM, Evangelista LF, Galvao Neto MP *et al.* Small erosion of adjustable gastric band: endoscopic removal through incision in gastric wall. *Surg Laparosc Endosc Percutan Tech* 2010;20(6):e215-17.
4. Campos JM, Galvão Neto MP, Vasconcelos CS *et al.* Migração de banda gástrica ajustável. In: Campos JM, Galvão Neto MP, Moura EGH. *Endoscopia em cirurgia da obesidade.* São Paulo: Santos, 2008. p. 149-62.
5. Lattuada E, Zappa MA, Mozzi E *et al.* Band erosion following gastric banding: how to treat it. *Obes Surg* 2007;17(3):329-33.
6. Neto MP, Ramos AC, Campos JM *et al.* Endoscopic removal of eroded adjustable gastric band: lessons learned after 5 years and 78 cases. *Surg Obes Relat Dis* 2010;6(4):423-27.
7. Campos JM, Galvão Neto MP, Evangelista LFL *et al.* Deslizamento de banda gástrica ajustável. In: Campos JM, Galvão Neto MP, Moura EGH. *Endoscopia em cirurgia da obesidade.* São Paulo: Santos, 2008. p. 141-48.
8. Boru C, Silecchia G. Bariatric emergencies: what the general surgeon should know. *Chirurgia* 2010;105(4):455-64.
9. Evangelista LF, Campos JM, Ribeiro LT. Impactação alimentar na bolsa gástrica. In: Campos JM, Galvão Neto MP, Moura EGH. *Endoscopia em cirurgia da obesidade*. São Paulo: Santos, 2008. p. 237-43.
10. Sacks BC, Mattar SG, Qureshi FG *et al.* Incidence of marginal ulcers and the use of absorbable anastomotic sutures in laparoscopic Roux-en-Y gastric bypass. *Surg Obes Relat Dis* 2006;2(1):11-16.
11. Rasmussen JJ, Fuller W, Ali MR. Marginal ulceration after laparoscopic gastric bypass: an analysis of predisposing factors in 260 patients. *Surg Endosc* 2007;21(7):1090-94.
12. Garrido Jr AB, Rossi M, Lima Jr SE *et al.* Early marginal ulcer following Roux-en-Y gastric bypass under proton pump inhibitor treatment: prospective multicentric study. *Arq Gastroenterol* 2010;47(2):130-34.
13. El-Hayek K, Timratana P, Shimizu H *et al.* Marginal ulcer after Roux-en-Y gastric bypass: what have we really learned? *Surg Endosc* 2012;26(10):2789-96.
14. Campos JM, Mello FS, Ferraz AA *et al.* Endoscopic dilation of gastrojejunal anastomosis after gastric bypass. *Arq Bras Cir Dig* 2012;25(4):283-89.
15. Espinel J, Pinedo E. Stenosis in gastric bypass: Endoscopic management. *World J Gastrointest Endosc* 2012;4(7):290-95.
16. Galvão Neto MP, Campos JM, Garrido T *et al.* Migración del anillo después del bypass gástrico. Endoscopia en cirugía de la obesidad. Caracas: Amolca, 2009. p. 181-90.
17. Ferraz A, Campos J, Dib V *et al.* Food Intolerance after banded gastric bypass without stenosis: aggressive endoscopic dilation avoids reoperation. *Obes Surg* 2013;23(7):959-64.
18. Campos JM, Evangelista LF, Ferraz AA *et al.* Treatment of ring slippage after gastric bypass: long-term results after endoscopic dilation with an achalasia balloon (with videos). *Gastrointest Endosc* 2010;72(1):44-49.
19. Filho AJ, Kondo W, Nassif LS *et al.* Gastrogastric fistula: a possible complication of Roux-en-Y gastric bypass. *JSLS* 2006;10(3):326-31.
20. Campos JM, Siqueira LT, Meira MR *et al.* Gastrobronchial fistula as a rare complication of gastroplasty for obesity: a report of two cases. *J Bras Pneumol* 2007;33(4):475-79.
21. Campos JM, Pereira EF, Evangelista LF *et al.* Gastrobronchial fistula after sleeve gastrectomy and gastric bypass: endoscopic management and prevention. *Obes Surg* 2011;21(10):1520-29.
22. Spyropoulos C, Argentou MI, Petsas T *et al.* Management of gastrointestinal leaks after surgery for clinically severe obesity. *Surg Obes Relat Dis* 2012;8(5):609-15.
23. Campos JM, Ishida RK, Fonseca AHF. Diagnóstico de fístula gástrica e intestinal após cirurgia bariátrica. In: Campos JM, Galvão Neto MP, Moura EGH. *Endoscopia em cirurgia da obesidade*. São Paulo: Santos, 2008. p. 269-78.
24. Imaz I, Martinez-Cervell C, Garcia-Alvarez EE *et al.* Safety and effectiveness of the intragastric balloon for obesity. A meta-analysis. *Obes Surg* 2008;18(7):841-46.
25. Rodriguez-Grunert L, Galvao Neto MP, Alamo M *et al.* First human experience with endoscopically delivered and retrieved duodenal-jejunal bypass sleeve. *Surg Obes Relat Dis* 2008;4(1):55-59.
26. De Moura EG, Martins BC, Lopes GS *et al.* Metabolic improvements in obese type 2 diabetes subjects implanted for 1 year with an endoscopically deployed duodenal-jejunal bypass liner. *Diabetes Technol Ther* 2012;14(2):183-89.
27. Catalano MF, Rudic G, Anderson AJ *et al.* Weight gain after bariatric surgery as a result of a large gastric stoma: endotherapy with sodium morrhuate may prevent the need for surgical revision. *Gastrointest Endosc* 2007;66(2):240-45.
28. Aly A. Argon plasma coagulation and gastric bypass-a novel solution to stomal dilation. *Obes Surg* 2009;19(6):788-90.
29. Galvão Neto MP, Rodriguez L, Zundel N *et al.* Endoscopic revision of roux-en-Y gastric bypass stomal dilation with a suturing device: preliminary results of a first out-of-United States series. *Bariatric Times* 2011;8(6):32-34.

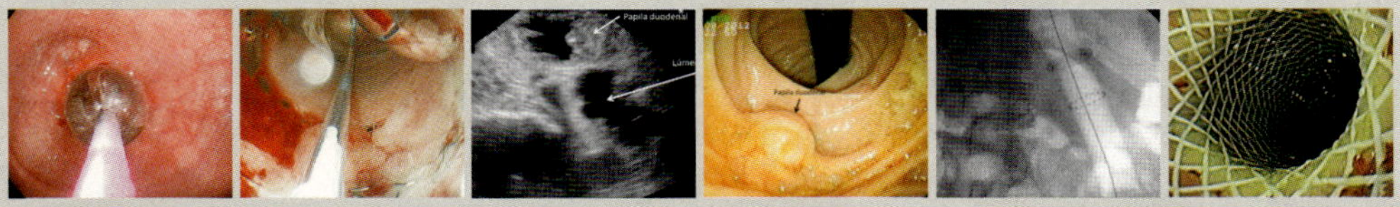

Capítulo 2

Correlação Anatomoendoscópica da Cirurgia Bariátrica

Luiz Claudio Miranda da Rocha ▪ Manoel Galvão Neto ▪ Josemberg Campos ▪ Ricardo Dib

INTRODUÇÃO

A prevalência da obesidade tem aumentado em países desenvolvidos e em desenvolvimento.[1-3] No Brasil, 40% dos adultos estão acima do peso, e a obesidade atinge 10% da população,[4] incluindo crianças.[5] As comorbidades ameaçam a saúde e causam transtornos psicológicos, discriminação, morte evitável e elevação dos custos.[6,7]

Segundo consenso do *National Institute for Health* (NIH), após insucesso da terapêutica clínica, o tratamento cirúrgico é o único método eficaz na perda e manutenção do peso a longo prazo,[8] principalmente nos últimos 50 anos. Além disso, resolve ou melhora comorbidades e a qualidade de vida.[9]

A cirurgia bariátrica teve início na década de 1960 através de mecanismo disabsortivo.[10] A derivação jejunoileal determinava perda de peso satisfatória com elevada morbimortalidade. Nos anos 1970, foram iniciados os procedimentos com restrição gástrica, sendo modificados e aprimorados nos últimos anos, por abordagem convencional e depois por videolaparoscopia.[11-14] De acordo com a alteração na anatomia do trato digestório, as técnicas podem ser agrupadas em:

- *Disabsortivas:* derivações intestinais.
- *Restritivas:* gastroplastia vertical à Mason, banda gástrica ajustável (BGA) e gastrectomia vertical (GV).
- *Mistas:*
  - Predomínio de componente restritivo: *bypass* gástrico em Y de Roux (BGYR) com e sem anel.
  - Predomínio de componente disabsortivo: derivações biliopancreáticas.[15]

Atualmente, as técnicas mais empregadas são: BGYR com anel (Fobi-Capella), BGYR sem anel, BGA, GV e derivação biliopancreática.[15,16] Apesar do adequado resultado cirúrgico, um subgrupo apresenta sintomas digestivos, perda de peso insuficiente ou reganho ponderal, que necessita de avaliação endoscópica.[17]

Neste capítulo, objetiva-se apresentar a correlação anatomoendoscópica da cirurgia bariátrica, visando aumentar a acurácia diagnóstica e terapêutica das complicações pós-operatórias.[18,19] Isso também tem sido fortalecido pela avaliação de exames radiológicos e a discussão técnica com o cirurgião-assistente.[20]

GASTROPLASTIA VERTICAL À MASON

Esta cirurgia foi iniciada nos anos 1970,[12] sendo empregada por alguns anos até a década de 1980 graças à simplicidade técnica, baixa morbimortalidade e resultados animadores. Este é o modelo primitivo das derivações gástricas que originaram as variantes que atualmente são utilizadas.[21]

A pequena bolsa é confeccionada junto à pequena curvatura, abaixo da transição esofagogástrica, sendo colocada uma banda ou anel na porção distal do tubo gástrico, com diâmetro intraluminal de 12 mm,[12] que pode ser observado pela endoscopia (Quadro 2-1 e Fig. 2-1).

BYPASS GÁSTRICO EM Y DE *ROUX* (BGYR) COM ANEL

Este é o método mais bem documentado e um dos mais realizados,[13] por laparotomia ou laparoscopia, sendo misto (restritivo e disabsortivo), que consiste na confecção de bolsa gástrica vertical com bandagem e uma alça em Y de Roux.

O estômago é grampeado e seccionado de forma a delimitar um pequeno reservatório junto à cárdia (bolsa gástrica), com volume de 20 a 40 mL; a outra parte (estômago excluso) é excluída do trânsito alimentar, assim como o duodeno e parte do jejuno proximal. A reconstituição é realizada por uma anastomose terminolateral entre a bolsa gástrica e a alça alimentar.[13] O esvaziamento gástrico é limitado pelo anel. Fobi propôs algumas modificações, como a sutura da alça aferente na linha de grampeamento da bolsa gástrica para diminuir a incidência de fístula.[14]

O conhecimento do posicionamento e do diâmetro do anel é possível, considerando a circunferência em torno de 5,5 a 6,5 cm. Isto leva ao diâmetro interno em torno de 12 mm,[14] considerando a diminuição do espaço entre o anel e a parede gástrica e a própria espessura dessa parede, o que pode ser visualizado no exame endoscópico (Quadro 2-2 e Fig. 2-2).

Durante a endoscopia, avaliam-se o tamanho e a integridade da bolsa gástrica, especialmente na linha de sutura, além de se avaliar o posicionamento e o calibre do anel, da anastomose e da mucosa do jejuno proximal. Nos últimos anos, há tendência à confecção de *pouch* pequeno.

Quadro 2-1

- Esôfago e junção esofagogástrica normal e logo abaixo observamos área tunelizada de 7 a 8 cm que termina em estreitamento anelar de 12 mm, correspondente à compressão extrínseca do anel
- Após a passagem por essa área acessam-se o antro e o duodeno
- À retroflexão, podem-se examinar o fundo, a curvatura maior e a impressão anelar[18]

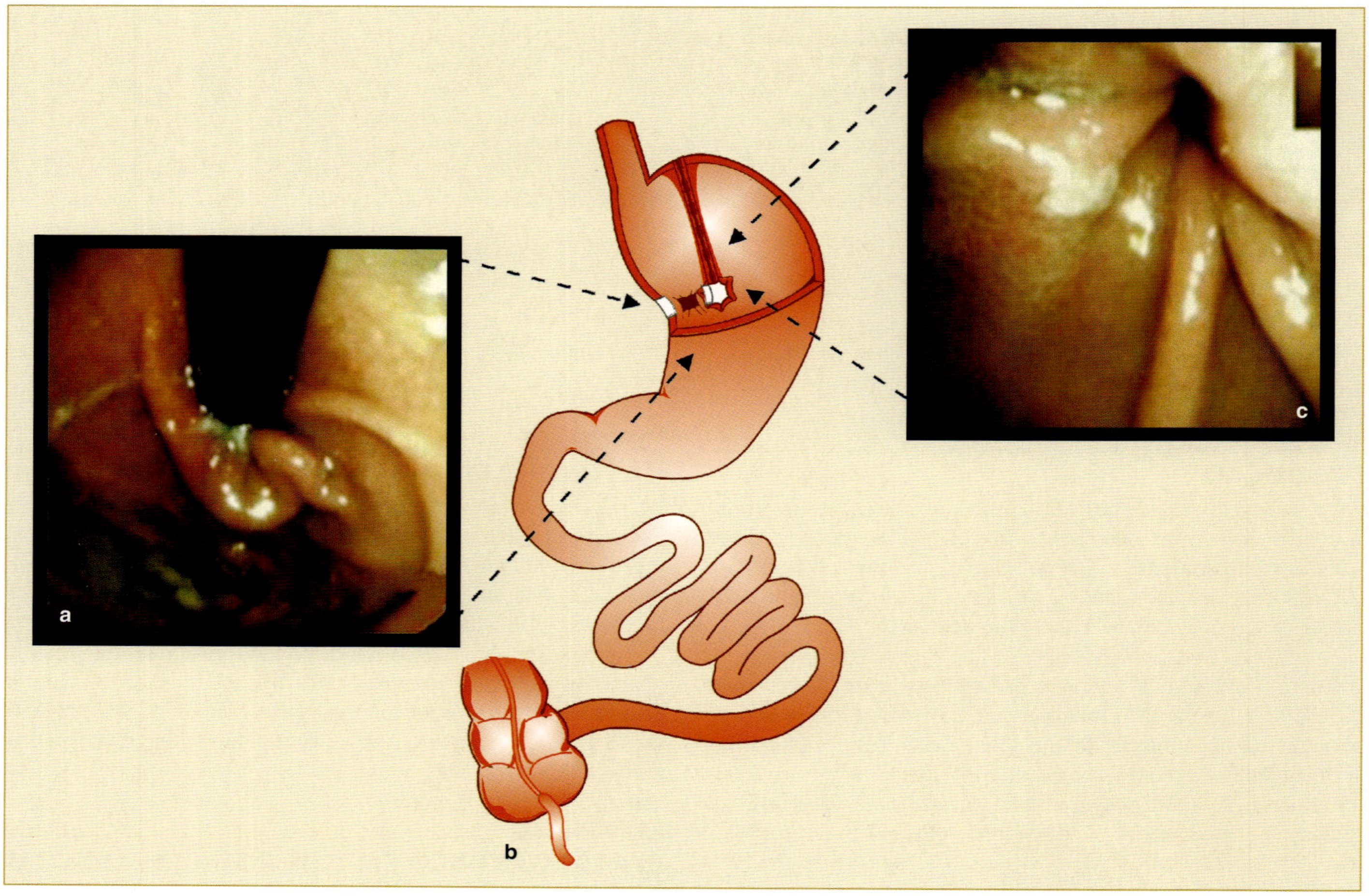

Fig. 2-1. Cirurgia de Mason. **a** Imagem endoscópica da compressão extrínseca do anel em retrovisão. **b** Ilustração da cirurgia. **c** Compressão do anel vista a partir da bolsa gástrica.

Quadro 2-2

- Esôfago de aspecto normal
- Bolsa gástrica inicia-se logo abaixo da transição esofagogástrica, com aspecto tubuliforme e mede entre 5 e 7 cm de extensão. Às vezes é possível notar a linha de sutura da secção gástrica
- O anel é colocado externamente à bolsa, e é visto como uma impressão anelar em torno de 12 mm na parte mais distal da bolsa
- Logo abaixo do anel, observa-se a anastomose gastrojejunal que tem diâmetro entre 12 e 14 mm
- A partir da anastomose identificam-se as duas alças intestinais
- A alça aferente tem ângulo agudo, é curta e termina em fundo cego
- A alça eferente é longa e fica disposta quase no mesmo eixo da bolsa
- O comprimento da alça eferente varia de 50 a 150 cm ou mais
- Algumas vezes é possível alcançar a anastomose enteroentérica com um gastroscópio convencional[18]

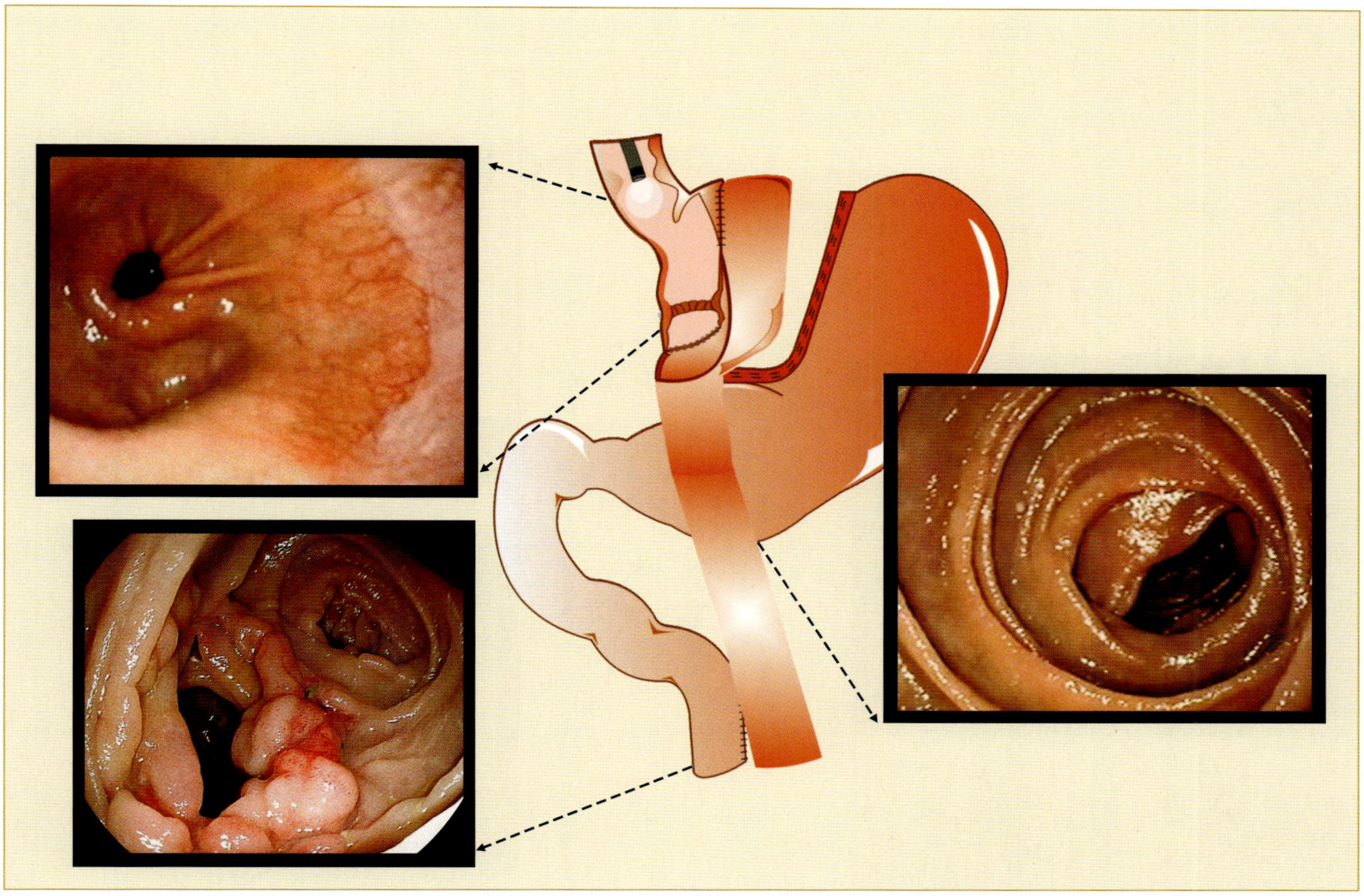

Fig. 2-2. Ilustração de *bypass* gástrico mostrando: imagem endoscópica de compressão extrínseca de anel, da alça alimentar e da anastomose intestinal.

BYPASS GÁSTRICO EM Y DE ROUX (BGYR) SEM ANEL

Na cirurgia sem anel confecciona-se uma bolsa menor e anastomose com diâmetro reduzido, que é calibrado com uma sonda no ato cirúrgico; isto visa à substituição do efeito restritivo do anel. A bolsa gástrica e as alças alimentar e biliopancreática têm tamanho variável de acordo com os mecanismos restritivo mecânico, funcional e de disabsorção. A anastomose gastrointestinal pode ser terminoterminal ou terminolateral, e o coto da alça aferente pode ser suturado na linha de secção da bolsa.

O aspecto endoscópico assemelha-se à da derivação com anel, com tendência a uma bolsa pequena e anastomose de menor calibre, sem observar impressão anelar.[18]

GASTRECTOMIA VERTICAL

A GV ou *Sleeve gastrectomy* é puramente restritiva e foi concebida inicialmente como componente restritivo do *duodenal switch*. Posteriormente, foi usada como o primeiro tempo em pacientes de alto risco, visando à confecção do segundo tempo após a perda de peso inicial.[22-24]

As seguintes vantagens potenciais têm sido descritas: perda de peso satisfatória, melhora de comorbidades, relativa simplicidade, ausência de corpo estranho ou de ajustes e menor tempo operatório.[16]

O tubo gástrico vertical é confeccionado pela ressecção da grande curvatura e do fundo gástrico, que tem início em torno de 5 cm do piloro. O exame endoscópico possibilita a visualização dos seguintes aspectos: mucosa esofágica, transição esofagogástrica, eixo da parte tunelizada e linha de sutura gástrica, onde pode ser visto orifício fistuloso (Quadro 2-3 e Fig. 2-3).[18]

Quadro 2-3

- Após a transição esofagogástrica, há um longo segmento tubular, com expansão limitada pela linha de secção gástrica que se dispõe paralela à curvatura menor
- Na porção distal do segmento tubular, há angulação para dificultar o esvaziamento gástrico
- Após a angulação na incisura angularis, alcançam-se o antro e o duodeno que estão preservados

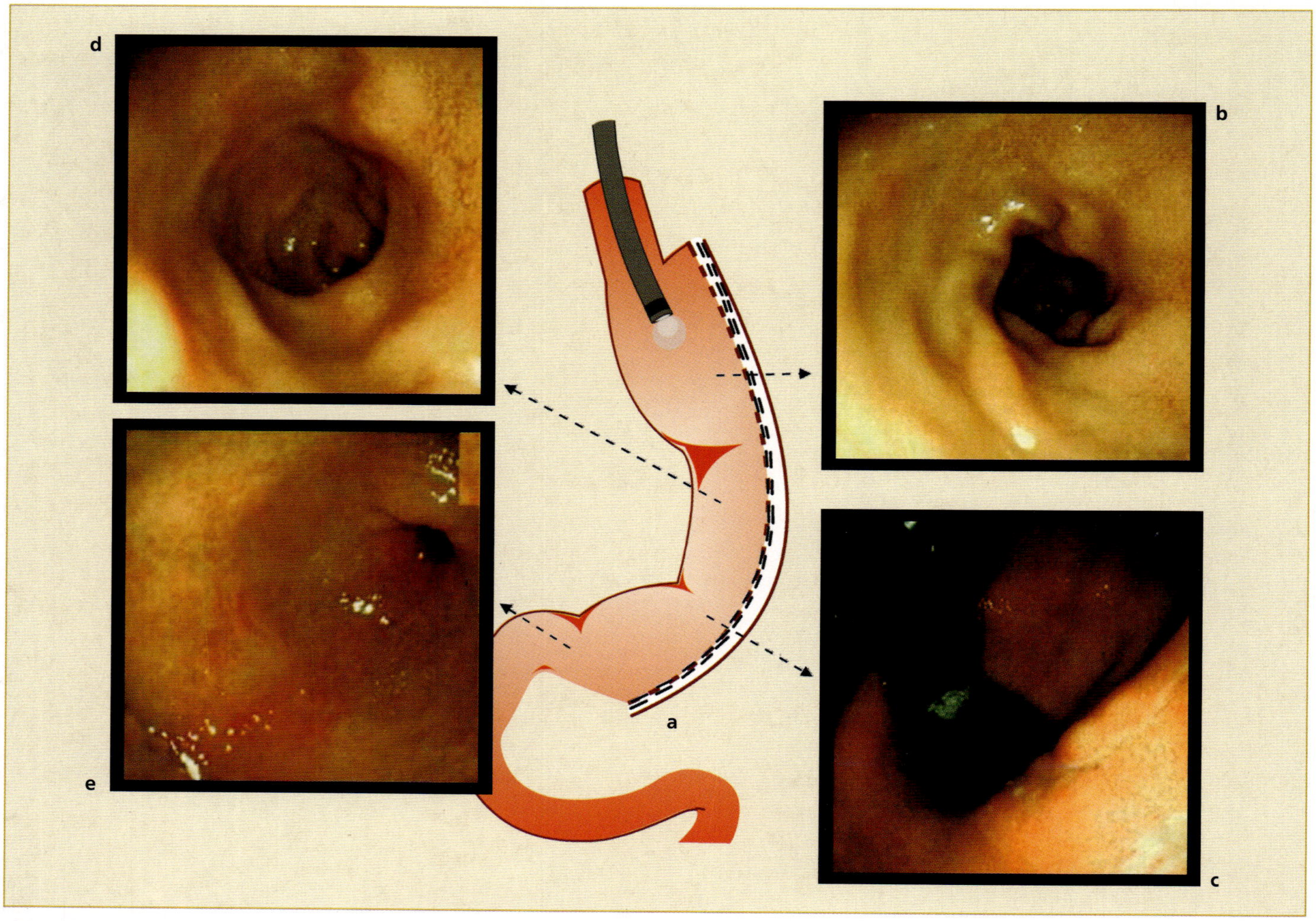

Fig. 2-3. Gastrectomia vertical. **a** Ilustração da cirurgia. **b** Imagem endoscópica do corpo gástrico proximal tubular. **c** Incisura *angularis* em retrovisão. **d** Corpo e incisura *angularis*. **e** Antro e piloro íntegros.

DERIVAÇÕES BILIOPANCREÁTICAS

Nesse grupo há predomínio de componente disabsortivo, podendo ser a cirurgia de Scopinaro[10] ou o *duodenal switch*.[25] A antrectomia é realizada na técnica de Scopinaro, e a gastrectomia vertical é feita no *duodenal switch*, cuja visão endoscópica do estômago operado é semelhante à gastrectomia vertical, que foi descrita anteriormente (Quadro 2-4 e Fig. 2-4).

O trânsito intestinal é reconstituído por longa alça de Y de Roux com anastomose gastroileal (Scopinaro) e anastomose duodenoileal (*duodenal switch*). São cirurgias híbridas ou mistas, realizadas por videolaparoscopia, e que consistem em componente restritivo (gastrectomia) e principalmente disabsortivo (diminuição do intestino delgado funcional).

Quadro 2-4

- Endoscopicamente, observam-se o esôfago normal e um coto gástrico de médio a grande tamanho
- Anastomose gastroileal terminolateral no Scopinaro (Fig. 2-4)
- Coto mais tunelizado com anastomose duodenoileal no *duodenal switch*[18]

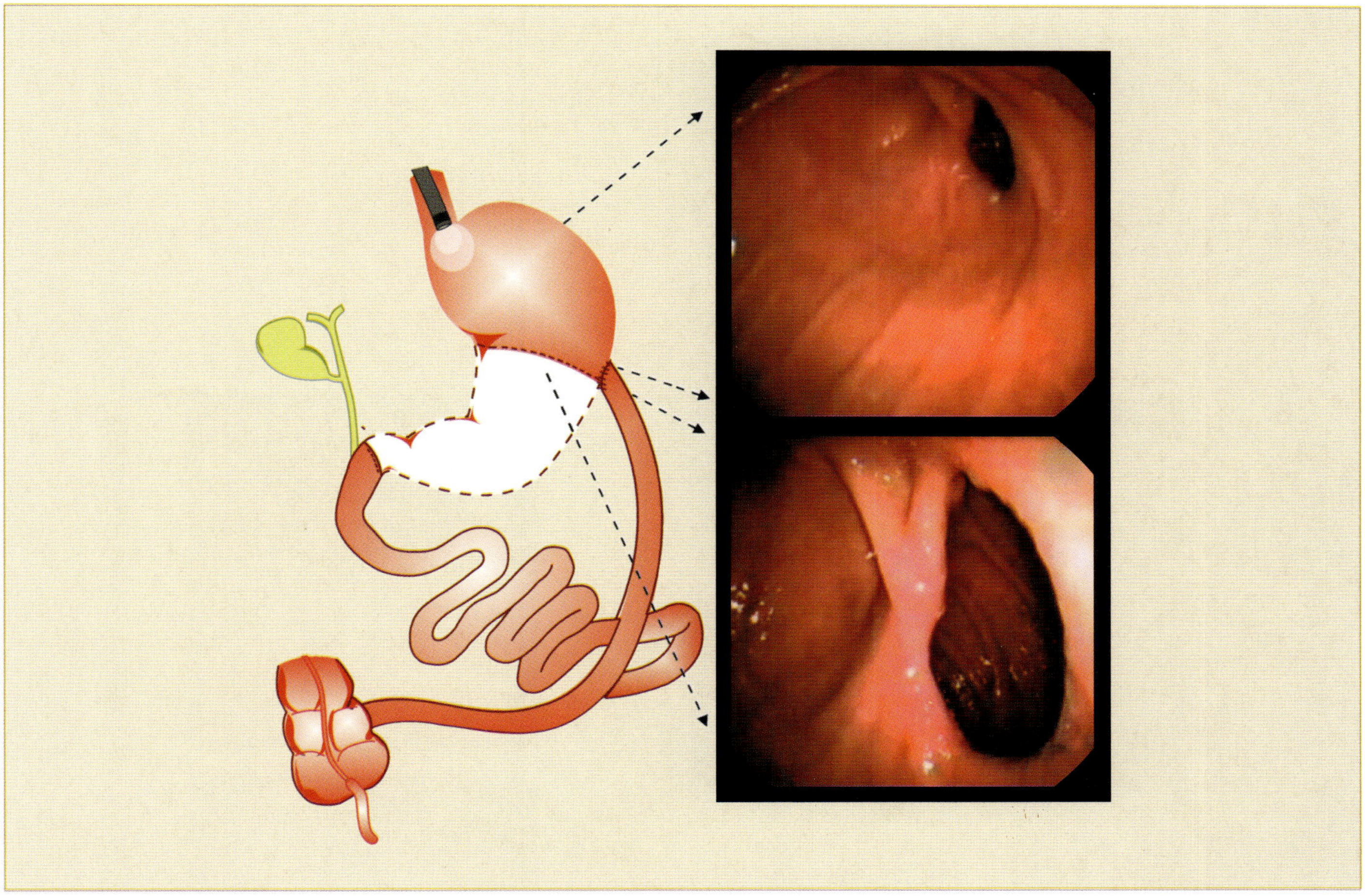

Fig. 2-4. Ilustração de cirurgia de Scopinaro mostrando: imagem endoscópica do corpo gástrico operado e da anastomose gastroileal.

BANDA GÁSTRICA AJUSTÁVEL

Na década de 1990, teve início a colocação de banda gástrica laparoscópica, abaixo da transição esofagogástrica.[26] É um método puramente restritivo, sem exclusão gástrica. A banda é ajustável através de um dispositivo posicionado na parede abdominal, removível, reversível ou mesmo passível de transformação em BGYR. Isto foi bastante usado na Europa e depois no Brasil, mas atualmente desperta pouco interesse. A endoscopia permite a visualização frontal e em retrovisão (Quadro 2-5 e Fig. 2-5).

No exame endoscópico, são observados os seguintes aspectos: mucosa esofágica, tamanho da bolsa, distância da transição esofagogástrica até a impressão da banda. Isso permite eventual diagnóstico de dilatação da bolsa ou deslizamento da banda, posicionamento do dispositivo e o aspecto e a integridade da mucosa.[18]

CONSIDERAÇÕES FINAIS

- Novas técnicas operatórias são utilizadas no manejo de obesos com alterações metabólicas.
- Avaliação endoscópica precoce tem sido fundamental no diagnóstico e tratamento de complicações após cirurgia bariátrica.
- O conhecimento da correlação anatomoendoscópica bariátrica à acurácia diagnóstica e terapêutica das complicações pós-operatórias.
- A avaliação de exames radiológicos e a discussão técnica com o cirurgião assistente também contribuem para adequada tomada de decisão diante dos efeitos colaterais após procedimentos antiobesidade.

Quadro 2-5

- Produz variáveis tipos de compressão extrínseca circunferencial na porção proximal do estômago
- Logo após a entrada do aparelho no estômago, nota-se a impressão anelar na mucosa gástrica, cerca de 3 cm após a linha Z, que leva à formação de uma pequena bolsa
- Em retrovisão, percebe-se a impressão anelar envolvendo de forma uniforme toda a circunferência, lembrando a imagem de uma fundoplicatura hiatal completa

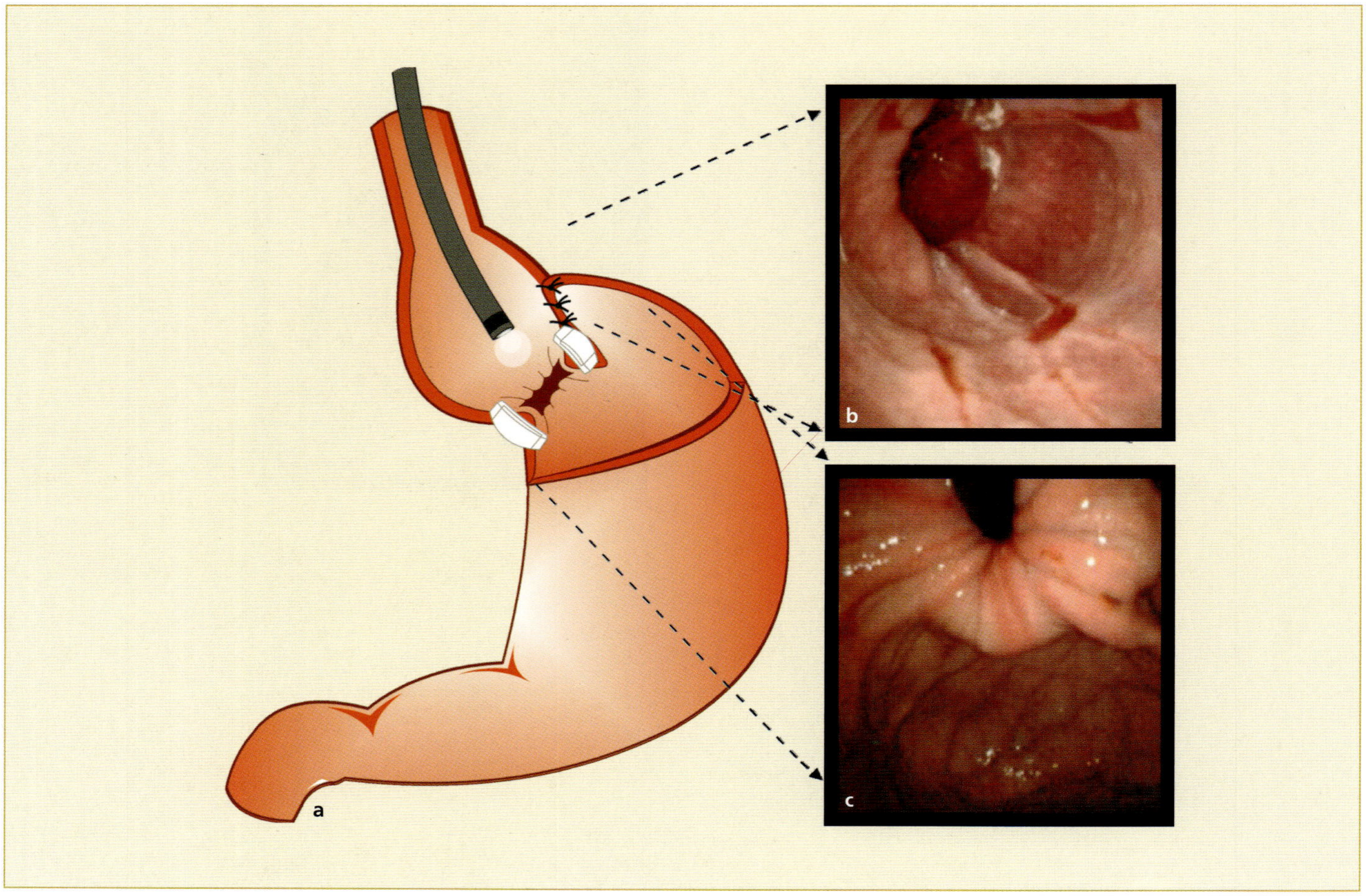

Fig. 2-5. Banda gástrica ajustável. **a** Ilustração da cirurgia. **b** Imagem endoscópica do esôfago distal e transição esofagogástrica acima da banda. **c** Compressão gástrica em retrovisão.

REFERÊNCIAS BIBLIOGRÁFICAS

1. Flegal KM, Carroll MD, Kuczmarski RJ *et al.* Overweight and obesity in the United States: prevalence and trends, 1960-1994. *Int J Obes Relat Metab Disord* 1998;22(1):39-47.
2. Swinburn BA, Sacks G, Hall KD *et al.* The global obesity pandemic: shaped by global drivers and local environments. *Lancet* 2011;378(9793):804-14.
3. Popkin BM, Adair LS, Ng SW. Global nutrition transition and the pandemic of obesity in developing countries. *Nutr Rev* 2012;70(1):3-21.
4. Associação Médica Brasileira. Acesso em: 3 Abr. 2013. Disponível em: <http://obesidadenobrasil.com.br/comissao/>
5. World Health Organization. Acesso em: 3 Abr. 2013. Disponível em: <http://www.who.int/mediacentre/factsheets/fs311/en/>
6. Allison DB, Zannolli R, Narayan KM. The direct health care costs of obesity in the United States. *Am J Public Health* 1999;89(8):1194-99.
7. Mcgee DL. Body mass index and mortality: a meta-analysis based on person-level data from twenty-six observational studies. *Ann Epidemiol* 2005;15(2):87-97.
8. NIH, 1998 – Brolin, 1996 – World Health Organization. *Global strategy on diet, Physical activity e health. Obesity and overweight. WHA57*. Geneva: WHO, 2004.
9. Buchwald H, Avidor Y, Braunwald E *et al.* Bariatric surgery: a systematic review and meta-analysis. *JAMA* 2004;292(14):1724-37.
10. Scopinaro N, Gianetta E, Civalleri D *et al.* Bilio-pancreatic bypass for obesity: 1. An experimental study in dogs. *Br J Surg* 1979;66(9):613-17.
11. Baker MT. The history and evolution of bariatric surgical procedures. *Surg Clin North Am* 2011;91(6):1181-201.
12. Mason EE. Vertical banded gastroplasty for obesity. *Arch Surg* 1982;117(5):701-6.
13. Capella RF, Capella JF, Mandec H *et al.* Vertical banded gastroplasty-gastric bypass: preliminary report. *Obes Surg* 1991;1(4):389-95.
14. Fobi MA, Lee H. The surgical technique of the Fobi-Pouch operation for obesity (the transected silastic vertical gastric bypass). *Obes Surg* 1998;8(3):283-88.
15. Gilbert EW, Wolfe BM. Bariatric surgery for the management of obesity: state of the field. *Plast Reconstr Surg* 2012;130(4):948-54.
16. Rosenthal RJ, Diaz AA, Arvidsson D *et al.* International sleeve gastrectomy expert panel consensus statement: best practice guidelines based on experience of >12,000 cases. *Surg Obes Relat Dis* 2012;8(1):8-19.
17. Stellato TA, Crouse C, Hallowell PT. Bariatric surgery: Creating new challenges for the endoscopist. *Gastrointest Endosc* 2003;57(1):86-94.
18. Zuccaro AM. Endoscopia Pós-operatória: Aspectos normais. In: *Endoscopia em cirurgia da obesidade.* São Paulo: Santos, 2008. p. 57-67.
19. Ginsberg GG, Pickett-Blakely O. Endoscopy unit considerations in the care of obese patients. *Gastrointest Endosc Clin N Am* 2011;21(2):265-74.
20. Huang CS. The role of the endoscopist in a multidisciplinary obesity center. *Gastrointest Endosc* 2009;70(4):763-67.
21. Mason EE, Doherty C, Cullen JJ *et al.* Vertical gastroplasty: evolution of vertical banded gastroplasty. *World J Surg* 1998;22(9):919-24.
22. Cottam D, Qureshi FG, Mattar SG *et al.* Laparoscopic sleeve gastrectomy as an initial weight-loss procedure for high-risk patients with morbid obesity. *Surg Endosc* 2006;20(6):859-63.
23. Felberbauer FX, Langer F, Shakeri-Manesch S *et al.* Laparoscopic sleeve gastrectomy as an isolated bariatric procedure: intermediate-term results from a large series in three Austrian centers. *Obes Surg* 2008;18(7):814-18.
24. Zachariah SK, Chang PC, Ooi AS *et al.* Laparoscopic Sleeve Gastrectomy for Morbid Obesity: 5 Years Experience from an Asian Center of Excellence. *Obes Surg* 2013;23(7):939-46.
25. Hess DS, Hess DW. Biliopancreatic diversion with a duodenal switch. *Obes Surg* 1998;8(3):267-82.
26. Liu P, Zheng CZ. Long-term outcomes and cause of high rate of loss to follow-up after laparoscopic adjustable gastric banding in obese patients. *Zhonghua Wei Chang Wai Ke Za Zhi* 2013;16(1):66-69.

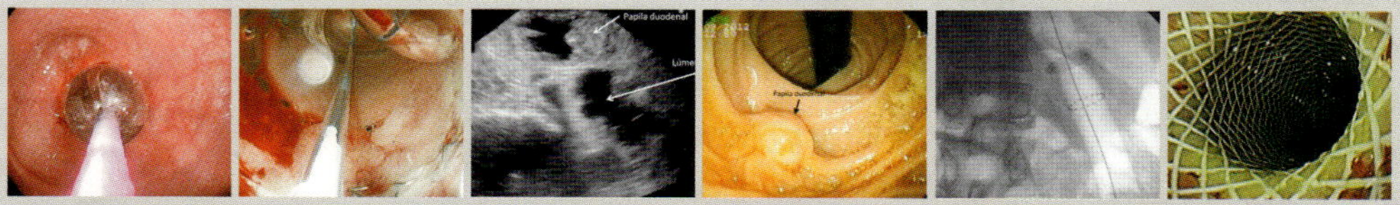

Capítulo 3

Endoscopia Digestiva Diagnóstica e Terapêutica nas Afecções Gástricas Benignas

Raul Rosenthal ■ Samuel Szomstein ■ Peter F. Lalor

INTRODUÇÃO

A endoscopia digestiva alta (EDA) é o exame padrão ouro para rastreamento, diagnóstico e acompanhamento das afecções do trato gastrointestinal (TGI) em todo o mundo. Durante a realização de uma endoscopia, a mucosa é avaliada diretamente, e são utilizados artifícios para incrementar a acurácia e poder diagnóstico com emprego de cromoscopia (com corantes ou digital/óptica), magnificação de imagem e biópsia. Também é possível a realização de vasta gama de procedimentos intervencionistas, como remoção de corpo estranho, hemostasia de lesões, dilatação de estenoses e ressecção de lesões benignas ou malignas.[1]

INDICAÇÕES

A EDA é segura, e a indicação é dividida em diagnóstica, terapêutica e de vigilância ou rastreamento (Quadro 3-1).[1] Deve ser indicada para pacientes sintomáticos, após insucesso do tratamento clínico e/ou cirúrgico, assintomáticos, porém com fatores de risco para doenças malignas, assim como para confirmação diagnóstica de lesões visualizadas por métodos radiológicos.[2] Apesar de as queixas digestivas serem inespecíficas, a descrição é de crucial relevância para se obter diagnóstico etiológico, como: pirose, refluxo, epigastralgia ou dor torácica podem sugerir doenças pépticas ulcerosas. Enquanto isso, dor, perda de peso ou melena sugerem doença neoplásica. EDA se faz necessária na presença de sintomas crônicos de disfagia, odinofagia, dor, má absorção, náuseas, vômitos ou diarreia.[3]

São indicações imperativas de EDA: evidência de sangramento digestivo, agudo ou crônico, sob a forma de hematêmese, melena ou hematoquezia. A localização da origem do sangramento está ligada à indicação terapêutica mais apropriada, se endoscópica ou cirúrgica, enquanto a etiologia em 2/3 dos casos está relacionada com a úlcera péptica gástrica e lesão aguda da mucosa. A vigilância endoscópica ou rastreamento é utilizada para triagem de malignidade diante do risco elevado de tumor e para seguimento clínico após terapia.[4] As seguintes alterações elevam o risco de adenocarcinoma gástrico: anemia perniciosa, gastrite atrófica, gastrectomia parcial prévia ou úlcera gástrica. Assim, avaliação endoscópica deve ser realizada com indicação de biópsia ou ressecção, diante de lesões suspeitas, úlcera ou pólipo.[5]

Acompanhamento endoscópico é recomendado anualmente em pacientes bariátricos para se avaliar a ocorrência de erosão de banda gástrica, detecção precoce de complicações relacionadas com o emprego de anel e/ou avaliação da anastomose.[1]

Terapêutica endoscópica pode ser indicada em situações específicas. Hemorragia de origem varicosa pode indicar intervenção de urgência ou profilaxia antes de transplante hepático.[6] Dilatação endoscópica tem sido aplicada nas seguintes doenças: acalasia, estenose esofágica ou gástrica após ressecção ou estenose de anastomose gastrojejunal após cirurgia bariátrica.[7-9]

Quadro 3-1. Indicações de endoscopia digestiva alta (EDA)

Diagnóstico

▪ Sintomas dispépticos persistentes, após tratamento clínico adequado
▪ DRGE refratária
▪ Confirmação histológica de doença suspeita ou identificada em exame radiológico:
  • Úlcera
  • Neoplasia
  • Estenose
▪ Sangramento gastrointestinal
▪ Ingestão de substância cáustica
▪ Retirada de amostra ou realização de biópsia

Vigilância
▪ Exclusão de malignidade em paciente de alto risco ▪ Acompanhamento após tratamento clínico e/ou endoscópico ▪ Exclusão de erosão de BGA ou de anel em BGYR
Terapêutica

▪ Retirada de corpo estranho
▪ Polipectomia
▪ Dilatação de estenose
▪ Tratamento de lesões sangrantes (úlcera, tumor, alteração vascular)
▪ Ligadura ou esclerose de varizes
▪ Introdução de sonda para alimentação ou dreno
▪ Miscelânea
  • Tratamento de acalasia
  • Tratamento endoluminal de DRGE

CONTRAINDICAÇÕES

O método da EDA deve ser contraindicado nos casos: recusa do paciente, suspeita ou confirmação de perfuração de vísceras do trato gastrointestinal, hipotensão arterial grave, dificuldade respiratória, coagulopatia, hipoxemia, sepse ou choque. Algumas dessas condições devem ser tratadas ou compensadas antes da realização de EDA.

Contraindicações relativas incluem infarto do miocárdio recente ou cirurgia do TGI superior, gravidez, lesão obstrutiva, trauma grave e divertículo de Zenker. A relação risco/benefício deve ser considerada individualmente.[10]

PREPARO

Orientação escrita, pré e pós-EDA, deve ser fornecida ao paciente com antecedência, incluindo restrição de alimentos sólidos por via oral e ingestão de líquidos até 8 horas antes do exame. Pacientes de diabetes em uso de hipoglicemiante oral ou insulina não devem usar essas medicações ou devem ajustar a dose para compensar o jejum. Paciente que será submetido à sedação deve sempre trazer um acompanhante que possa conduzi-lo para casa, após o procedimento. Além disso, o acompanhante também poderá prover informações, que não foram dadas pelo paciente, quando se tratar de pessoas idosas, crianças ou com déficit cognitivo.

Os seguintes medicamentos devem ser suspensos duas semanas antes do procedimento: Aspirina, AINES, anticoagulantes (Warfarin®, Lovenox®), antiagregantes plaquetários (Clopidogrel), assim como qualquer medicação que interfira na coagulação. Deve ser realizado coagulograma diante de coagulopatia ou uso de anticoagulantes.[11] Profilaxia para trombose venosa profunda deve ser mantida, considerando que não há aumento de risco de sangramento durante procedimento endoscópico. Oximetria de pulso e monitoração hemodinâmica não invasiva são aplicados para medir saturação, pressão arterial e frequência cardíaca, devendo estar disponível fonte de oxigênio.[12]

SEDAÇÃO

Antes do início da sedação, anestesia local tópica pode ser pulverizada na parte posterior da faringe para impedir o reflexo de vômito durante introdução do endoscópio. Os endoscopistas defendem a sedação consciente ao realizar EDA. O objetivo é proporcionar sedação e analgesia adequada, sem comprometimento respiratório, a qual é obtida pelo uso de benzodiazepínico associado ou não a um narcótico. Esses medicamentos causam algum grau de depressão respiratória, assim, é crucial adequar a dosagem para cada paciente. Pequenas doses sequenciais são administradas para alcançar o efeito desejado, prestando atenção em idosos e crianças, doentes com comorbidades ou aqueles com doença cardiopulmonar.[12,13]

Equipamentos de ressuscitação cardiopulmonar devem estar disponíveis para entubação orotraqueal e desfibrilação cardíaca, além de drogas antagonistas, como flumazenil e naloxona.[12] A presença de anestesiologista é exigida quando o paciente requer maiores cuidados ou quando são realizados procedimentos intervencionistas de grande porte.[14]

Anestesia geral deve ser indicada nos seguintes casos: trauma grave, instabilidade hemodinâmica, hemorragia maciça de TGI, procedimentos intervencionistas complexos, superobesidade, tentativas prévias de sedação sem sucesso, história de abuso de drogas ou de álcool ou pacientes não cooperativos. EDA também pode ser realizada sem sedação, se necessário.

TÉCNICA ENDOSCÓPICA

Endoscopia diagnóstica pode ser dividida em quatro tempos: inserção, avanço, exame do estômago e passagem através do piloro. Um quinto componente pode ser reservado para a intervenção. O momento mais difícil é a passagem na região posterior da faringe e esfíncter superior do esôfago.

O epitélio esofágico normal apresenta cor rosa-claro até alcançar a junção esofagogástrica, que é a zona de transição (linha Z). A seguir, observa-se a mucosa gástrica que tem cor vermelho-escura, estando ao nível do esfíncter esofágico inferior (Fig. 3-1), o qual está localizado entre 38 e 40 cm da arcada dentária superior.

A avaliação anterógrada do estômago inclui análise da anatomia, motilidade das paredes, espessura das pregas, vascularização e características da mucosa. Irrigação seguida de aspiração de solução contendo dimeticona ajuda a reduzir artefatos e bolhas de ar em excesso.[15]

À medida que o endoscópio avança em direção ao piloro, o antro pode ser inspecionado, apresentando pregas e ondas peristálticas de contração, as quais surgem três vezes por minuto e conduzem à visualização do piloro. Antes da passagem através do piloro, o endoscópio é retrofletido, de modo a visualizar o fundo proximal e cárdia. Hérnia hiatal ou paraesofagiana também podem ser identificadas nessa manobra (Fig. 3-2). Depois da inspecção gástrica, o endoscópio é colocado na posição neutra, e o piloro é alcançado e transpassado. Após inspeção duodenal, o endoscópio deve ser retirado para o estômago.

EXAME DIAGNÓSTICO

O elevado desenvolvimento técnico dos aparelhos e acessórios endoscópicos permitiu gradual evolução da EDA, que ampliou o propósito inicial de ferramenta diagnóstica para o emprego em procedimentos intervencionistas endoluminais avançados.

Diante de alteração de mucosa ou qualquer área suspeita, é possível obter material para análise histopatológica a partir de biópsia, escovação e aspirado, obtidos aleatoriamente ou guiados por cromoscopia. Na ausência de coagulopatia, qualquer lesão não vascular deve ser biopsiada, incluindo estenose, massa, úlcera ou pólipo (Fig. 3-3). Uma lesão submucosa pode ser difícil de ser alcançada por

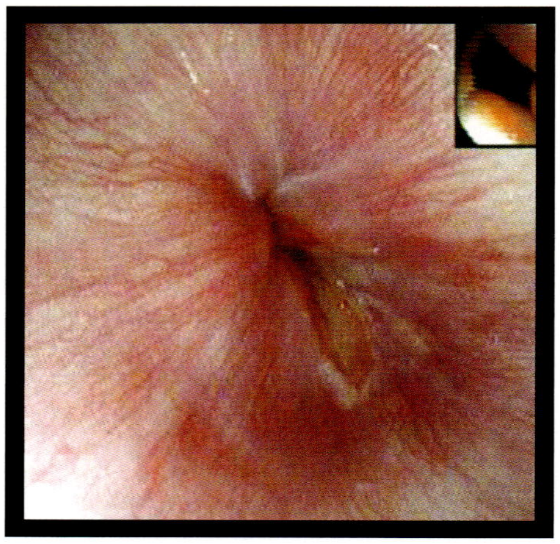

Fig. 3-1. Imagem endoscópica da linha Z, na transição esofagogastrica.

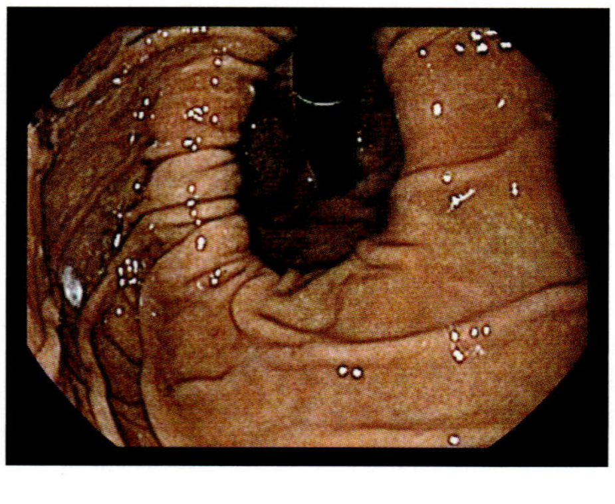

Fig. 3-2. Imagem endoscópica de hérnia hiatal visualizada à manobra de retrovisão.

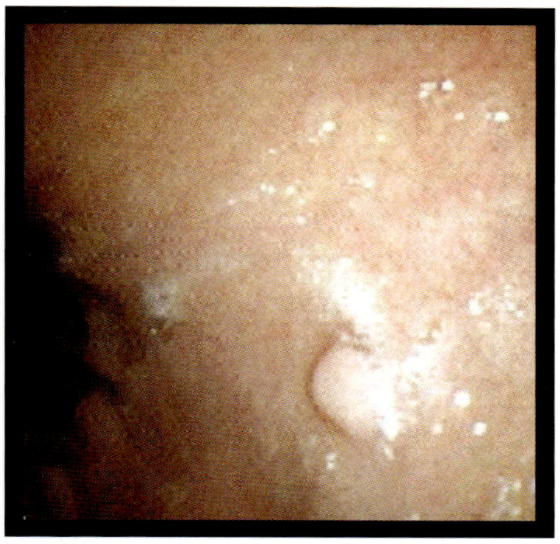

Fig. 3-3. Imagem endoscópica de pólipo gástrico.

biópsia e apresenta baixa possibilidade diagnóstica; avaliação adequada tem sido realizada por ecoendoscopia.

ACHADOS ENDOSCÓPICOS

Há grande lista de patologias gástricas benignas que podem ser diagnosticadas por EDA (Quadro 3-2). Para identificação de anormalidade, é crucial a visualização da mucosa normal. O esfíncter inferior do esôfago é o único ponto de estrangulamento que separa o esôfago do estômago.

A hérnia hiatal por deslizamento revela uma pequena bolsa entre os dois segmentos, revestido por pregas de mucosa gástrica, durante inspeção anterógrada. Essa bolsa pode estender-se por vários centímetros acima do hiato diafragmático. Após retroflexão, existe normalmente um coxim apertado da mucosa gástrica em torno do endoscópio na cárdia, o que não ocorre em caso de hérnia hiatal, onde o hiato é alargado. A hérnia de hiato é comumente associada à doença do refluxo gastroesofágico (DRGE).

Na presença de hérnia paraesofágica à retroflexão, há evaginação da mucosa gástrica para o tórax, justaposta à junção gastroesofágica. Hérnia paraesofágica significativa manifesta-se como erosões gástricas, volvo gástrico, perfuração ou comprometimento respiratório.[16]

Bezoar gástrico é uma massa de um corpo estranho não digerido, como planta (fitobezoar) e cabelo (tricobezoar).[17] Os fatores de risco podem ser: hábitos alimentares incomuns, dismotilidade gástrica e cirurgia gástrica prévia. Bezoar deve ser diferenciado de massas gástricas intrínsecas, de motilidade e irrigação abundante. A mucosa subjacente deve sempre ser inspecionada, procurando por lesão ou tumor.[18,19]

Quadro 3-2. Afecções gástricas benignas encontradas na endoscopia digestiva alta

Lesões assintomáticas
▪ Hérnia hiatal ▪ Bezoar ▪ Gastrite
Lesões sangrantes
▪ Varizes esofágicas/gástricas ▪ Lesão de Mallory-Weiss ▪ Úlcera de boca anastomótica (marginal) ▪ Angiodisplasia ▪ Lesão de Dieulafoy ▪ Lesão gástrica por estresse ▪ Hemangioma ▪ Ectasia vascular antral (GAVE) ▪ Gastropatia portal
Lesões dolorosas
▪ Úlcera gastroduodenal ▪ Doença do refluxo gastroesofágico

Gastrite se apresenta como eritema difuso da mucosa, constituindo um achado inespecífico atribuível a um grande número de patologias gástricas. O *H. pylori* pode causar gastrite antral, podendo ser associada às úlceras gástrica e duodenal, diagnosticadas por biópsia de tecido ou teste da urease. O tratamento inclui terapia tripla de antibióticos e supressão ácida.[20,21]

Variz gástrica tem aspecto semelhante a do esôfago, exceto que as primeiras tendem a ocorrer em grupos e devem ser distinguidas de rugas. Classificam-se por número, local, extensão e tamanho, com mínima insuflação de ar para evitar o colapso intraluminal. Varizes ocorrem em pacientes com cirrose e hipertensão porta. Hemorragia recente é diagnosticada pela detecção de coágulos sobrepostos, manchas vermelhas, ou manchas hemocísticas. O tratamento local de lesões hemorrágicas incluem ligadura, esclerose, ou injeção.[6] Gastropatia portal pode estar associada a varizes e hipertensão porta. Essas lesões aparecem como áreas de eritema irregular, cercadas por finos fios brancos pálidos em um padrão de "pele de cobra", em razão da congestão vascular. É uma doença de diagnóstico endoscópico, mas somente passível de tratamento clínico ou cirúrgico da hipertensão porta.[22]

Ectasia vascular antral gástrica (GAVE), ou "estômago em melancia" (Fig. 3-4), ocorre mais comumente em mulheres e idosos, e pode estar relacionada com a cirrose.[23,24] A descrição inclui dobras antrais paralelas, com estrias lineares eritematosas que levam ao piloro, semelhantes às faixas de uma melancia. O sangramento é autolimitado, e até mesmo a biópsia produz discreta hemorragia controlável.

Pacientes com vômitos repetitivos e hematêmese associada a abuso de álcool, cetoacidose diabética ou vômito induzido por drogas podem estar sujeitos à síndrome Mallory-Weiss, que é caracterizada por lacerações lineares superficiais visíveis no lado gástrico da junção esofagogástrica. Essas lesões mucosas agudas são curadas em poucos dias, sem evidência de fibrose, vascularização, ou exsudação.[25]

Lesão gástrica aguda de estresse se refere à desagregação da mucosa em doenças sistêmicas graves, como queimaduras graves, trauma multissistêmico e hemorragia intracraniana. O manejo inclui optimização da oxigenação, pressão arterial, suspensão de AINEs e terapia com IBP.[26]

A lesão de Dieulafoy é uma lesão vascular, caracterizada por uma artéria submucosa ectasiada que, geralmente, ocorre até 6 cm da junção esofagogástrica, próximo da pequena curvatura. É descrita como um coto de vaso limpo e pigmentado, sem erosão ou ulceração circundante, e passa despercebida em razão do tamanho e de sua associação com deflexão mucosa estreitada. O tratamento proposto inclui termocoagulação, injeção esclerosante, ligadura ou emprego de clipes endoscópicos.[27]

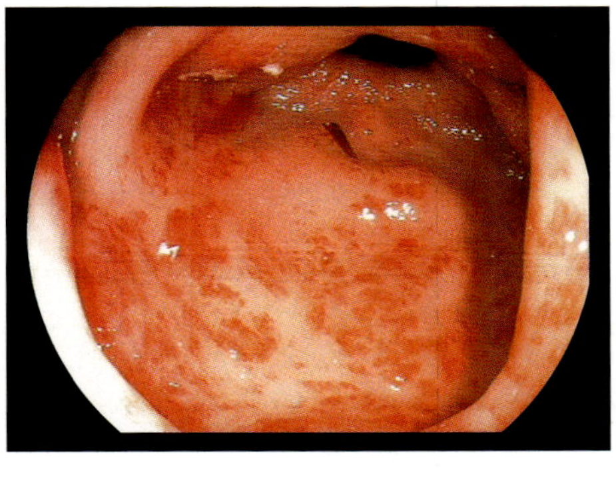

Fig. 3-4. Imagem endoscópica de ectasia vascular antral gástrica (GAVE).

O hemangioma, afecção rara do TGI se apresenta como uma lesão maior que à de Dieulafoy, de coloração vinhosa e de formato polipoide. Pode estar associada à síndrome de Klippel-Trenaunay ou de forma isolada.[28] O risco de sangramento aumenta durante a biópsia endoscópica, portanto, deve ser feita de forma cuidadosa.[29,30]

Lesões angiodisplásicas podem ocorrer em qualquer parte do TGI, apresentando-se como uma área tumefeita, avermelhada, de pequena dimensão (2-8 mm). As referidas lesões podem ser confundidas com sangue vivo, trauma endoscópico decorrente de sucção. Angiodisplasia é um diagnóstico de exclusão, a menos que seja flagrado o sangramento.[31]

Úlcera marginal pode ocorrer entre dias e anos após a cirurgia, secundária ao refluxo biliar, tecido antral remanescente, isquemia local, AINEs e tabagismo.[32] Durante EDA, anastomose proximal deve ser analisada à procura de sinais de inflamação, erosão, friabilidade e de deiscência de sutura. Em reconstrução do tipo Billroth II, alças aferente e eferente devem ser examinadas. O tratamento para lesões hemorrágicas inclui intervenção hemostática, se houver sangramento ativo, uso de IBP e sucralfato.[33]

O refluxo gastroesofágico é comumente associado a dor, queimor e sensação de refluxo retroesternal. As seguintes alterações podem estar presentes: eritema, hipervascularização, erosão ou exsudação da mucosa. O refluxo é mais bem avaliado quando visto acima da junção esofagogástrica, podendo levar a complicações, como sangramento, esôfago de Barrett, adenocarcinoma, estenose e perfuração. As opções atuais de tratamento priorizam o tratamento clínico com antagonistas de receptores H2 ou IBP; nos casos mais graves ou refratários, a cirurgia se faz necessária.[3]

Úlceras gastroduodenais aparecem como crateras profundas, deprimidas, com exsudato, sendo classificadas por tamanho, local, número e evidência de hemorragia recente. Úlceras agudas apresentam eritema abundante, edema e exsudato fibrinopurulento, enquanto úlceras crônicas demonstram cicatriz e fibrose. Vaso visível na base da úlcera é propenso a sangramento e, portanto, deve ser tratado como uma fonte ativa de sangramento, utilizando-se coagulação, escleroterapia e métodos mecânicos associados, como emprego de endoclipes. São associadas à alta incidência de infecção por *H. pylori* e à possibilidade de câncer.[34] A terapia tripla com um IBP e cobertura antibiótica é padrão ouro no tratamento de infecção por *H. pylori*. Úlceras múltiplas, de surgimento em locais atípicos, como esôfago, segunda porção do duodeno, podem sugerir patologias específicas, como gastrinoma e síndrome de Zollinger-Ellison.[35]

RETIRADA DE CORPO ESTRANHO

A ingestão de corpo estranho ocorre em crianças entre 1 e 5 anos de idade; quando surge em adulto está associada a transtorno psiquiátrico, abuso de álcool ou obtenção de benefício secundário. Intencionalmente, ou não, até 90% dos corpos estranhos ingeridos percorrem o TGI sem impedimento e são expelidos de forma espontânea.[36] Dos 10% restantes, 9% são factíveis de tratamento endoscópico, enquanto 1% demanda tratamento cirúrgico.[37,38]

A realização de endoscopia de urgência é imperativa na presença de comprometimento respiratório, hipersecreção e presença de objetos cortantes com risco de perfuração. A anestesia geral deve ser usada em todos os pacientes pediátricos e, seletivamente em adultos, caso a sedação adequada não possa ser alcançada, uma vez que a proteção das vias aéreas seja a primeira prioridade durante a remoção endoscópica de corpo estranho ou de qualquer outro procedimento endoscópico.[39] Objetos maiores (> 2 cm) habitualmente ficam retidos no estômago, enquanto os de menor tamanho passam pelo piloro. Objetos que tenham migrado podem ser empurrados para o estômago, onde eles podem ser facilmente manuseados e removidos.

Em adultos, a impactação de carne é problema mais comum.[40] Anamnese precisa, com história clara e queixa de sintomas, como dor, desconforto e sensação de "bolo", faz diagnóstico de ingestão de corpo estranho, portanto, estudos radiológicos não são necessários.[41] Grandes fragmentos de carne podem ser fracionados e removidos com a ajuda de um *overtube* para múltipla reinserção do endoscópio, reduzindo o trauma local.

Depois que o corpo estranho for recuperado ou fragmentado, o esôfago deve ser inspecionado. Objeto pontiagudo deve ser removido antes de atingir o piloro; até um terço dos objetos afiados pode perfurar o intestino delgado. Objetos radiolucentes, como espinha de peixe, vidro e madeira, não serão visualizados na radiografia, a menos que contraste hidrossolúvel seja administrado, podendo ajudar a delinear o objeto e definir o local de impactação antes da endoscopia.[42,43] Perfuração aguda em qualquer ponto do TGI é tratada com antibioticoterapia de largo espectro e/ou reparo cirúrgico.

ENDOSCOPIA BARIÁTRICA

A população bariátrica demanda atenção especial durante o exame endoscópico e de intervenção, sendo de suma importância familiarizar-se com a anatomia cirúrgica de técnicas, como *bypass* gástrico em Y de Roux (BGYR), banda gástrica, gastrectomia vertical, gastroplastia vertical (VBG) e outros. A EDA é mais comumente indicada em sintomáticos, frente à suspeita de estenose da anastomose gastrojejunal, úlcera marginal, sangramento ou de impactação de bolo alimentar, podendo ser utilizada também como avaliação pré-operatória, inspeção intraoperatória e rastreio anual para a erosão da banda gástrica.[44,45]

A complicação frequente após BGYR é a estenose de anastomose, que pode requerer intervenção endoscópica.[7] A incidência varia de acordo com a técnica utilizada, sendo aceitável em razão da possibilidade de dilatação endoscópica e da dificuldade no manejo da falha de perda de peso, quando se cria anastomose gastrojejunal ampla.[46]

O tamanho ideal dessa anastomose é de, aproximadamente, 12 a 15 mm. Fibrose decorrente de isquemia e úlcera pode ser responsável pela ocorrência de estreitamento, que leva à disfagia, náuseas e vômitos. Esses pacientes necessitam de, pelo menos, uma dilatação endoscópica com balão para permitir a passagem adequada dos alimentos. Sessões repetidas de dilatação podem ser necessárias para que se alcance o diâmetro desejado, o qual pode ser estimado, fazendo uma comparação com o diâmetro do endoscópio (10-12 mm). Se o endoscópio não puder ser avançado com segurança pela estenose, em paciente sintomático, provavelmente será necessária dilatação.

Diante de estenose, balão de dilatação ainda vazio é passado pelo canal de trabalho e alcança a área de estenose, sob visualização direta. Após confirmação do correto posicionamento, o balão é preenchido com água pela conexão com um medidor de pressão. Pressão excessiva pode causar deiscência da anastomose e perfuração aguda. Endoscopista experiente pode causar risco de perfuração inferior a 1%, no entanto, elevado índice de suspeição irá otimizar os resultados frente a complicações.

Durante uso do balão, o preenchimento deve ser lento e gradual, aumentando em até 6 milímetros no diâmetro da anastomose em cada sessão de dilatação. Após o procedimento, dor e taquicardia devem ser valorizados, sendo indicada radiografia com contraste hidrossolúvel. O surgimento de enfisema subcutâneo é sugestivo de perfuração. Esse é um procedimento ambulatorial, com programação para nova sessão de dilatação, se necessário.

SANGRAMENTO GASTROINTESTINAL DE ORIGEM NÃO VARICOSA

O sangramento do TGI superior pode ser agudo ou crônico e é indicação para EDA. Antes de exame diagnóstico ou terapêutico, as seguintes medidas devem ser alcançadas: controle de vias aéreas, acesso venoso definitivo e estabilidade hemodinâmica através de ressuscitação volêmica.[4] Úlcera péptica gástrica e lesões da mucosa respondem por 2/3 dos sangramentos do TGI superior.[47] Varizes esofágicas e lesões mucosas secundárias à síndrome de Mallory-Weiss são responsáveis pela maior parte dos casos remanescentes.

COMPLICAÇÕES

A EDA é um procedimento seguro, bem tolerado, com pequeno índice de complicação (1/1.000) e taxa de mortalidade de 1/10.000 casos. Os fatores de risco são mais comumente relacionados com a doença de base do paciente, com a anestesia ou a técnica do operador. As complicações mais frequentes são: cardiorrespiratórias, secundárias a uma combinação de doença cardíaca subjacente, e a sedação, que leva à depressão respiratória. Broncoaspiração é a alteração cardiorrespiratória mais comum, que é encontrada durante intervenção terapêutica para sangramento agudo do TGI.[48]

Perfuração decorrente de endoscopia diagnóstica geralmente ocorre na faringe, esôfago ou apenas nas regiões posterior e inferior à junção esofagogástrica; ocorre em menos de 0,1% dos pacientes. Fatores de risco para perfuração incluem alterações da anatomia (divertículo, neoplasia, estenose), paciente não colaborativo, sedação inadequada e endoscopista inexperiente. O reconhecimento precoce de perfuração é crucial para o bom desfecho do caso. O tratamento é cirúrgico, ocasionalmente, o manejo conservador através de dieta zero por via oral, nutrição parenteral total e antibióticos de largo espectro pode ser considerado.

Sangramento ocorre mais comumente durante a manipulação de lesões vasculares, em pacientes com coagulopatia e quando a endoscopia é associada a procedimentos terapêuticos, como dilatação, esclerose e polipectomia. A incidência de hemorragia clinicamente significativa, após diagnóstico endoscópico, é menor que 0,1%, sendo passível de tratamento endoscópico na maioria dos casos.

Complicações decorrentes de intervenções hemostáticas incluem perfuração, necrose tecidual e hemorragia induzida ou refratária.[49] Hemorragia tardia exige repetição da endoscopia e da intervenção, enquanto a hemorragia refratária à terapia endoscópica demanda abordagem cirúrgica, caso o sítio de sangramento seja identificado.

CONDUTA APÓS PROCEDIMENTO

O paciente submetido à endoscopia diagnóstica ou terapêutica deve ser monitorado por, pelo menos, 1 hora após a sedação, até que esteja acordado e alerta. Sintomas de dor ou desconforto devem ser valorizados, avaliando-se a necessidade da realização de exame radiológico. Sintomas abdominais e taquicardia podem ser atribuidos ao excesso de ar no interior do TGI, mas também podem ser decorrentes de perfuração não diagnosticada.

A radiografia simples do abdome, em posição ereta ou decúbito lateral, pode delinear ar livre sob o diafragma e/ou no mediastino. Imagens ambíguas devem ser seguidas de um estudo com contraste oral (esofagograma) ou de tomografia computadorizada de tórax e abdome. No momento da alta hospitalar, são fornecidas instruções sobre dieta, medicamentos, visitas de acompanhamento e número de telefone de emergência.

CONSIDERAÇÕES FINAIS

- Endoscopia digestiva alta é excelente método para diagnóstico das afecções do TGI superior.
- Avanços tecnológicos também oferecem a oportunidade para a terapia endoluminal em doenças gástricas benignas.
- O cirurgião endoscopista tem adequado conhecimento dos achados endoscópicos normais e anormais, e é capaz de intervir e realizar biópsia, dilatação, retirada de corpo estranho e controlar sangramento digestivo.
- EDA pode ser mais difícil em pacientes com cirurgia gástrica prévia, incluindo a cirurgia bariátrica.
- O domínio da EDA e das técnicas de manipulação de tecidos gástricos é um passo em direção à cirurgia endoscópica.

REFERÊNCIAS BIBLIOGRÁFICAS

1. Nguyen VX, Le Nguyen VT, Nguyen CC. Appropriate use of endoscopy in the diagnosis and treatment of gastrointestinal diseases: up-to-date indications for primary care providers. *Int J Gen Med* 2010;3:345-57.
2. Duran A, Ocak T, Ozturk H. Emergency upper gastrointestinal endoscopy at the Emergency Department of Izzet Baysal Hospital: analysis of 263 patients. *Med Glas* 2013;10(1):144-47.
3. Shaheen NJ, Weinberg DS, Denberg TD *et al.* Upper endoscopy for gastroesophageal reflux disease: best practice advice from the clinical guidelines committee of the American College of Physicians. *Ann Intern Med* 2012;157(11):808-16.
4. Lambert R. Endoscopy in screening for digestive cancer. *World J Gastrointest Endosc* 2012;4(12):518-25.
5. Holster Il, Kuipers EJ. Management of acute nonvariceal upper gastrointestinal bleeding: current policies and future perspectives. *World J Gastroenterol* 2012;18(11):1202-7.
6. Ashkenazi E, Kovalev Y, Zuckerman E. Evaluation and treatment of esophageal varices in the cirrhotic patient. *Isr Med Assoc J* 2013;15(2):109-15.
7. Ramos AC, Murakami A, Lanzarini EG *et al.* Achalasia and laparoscopic gastric bypass. *Surg Obes Relat Dis* 2009;5(1):132-34.
8. Campos JM, Mello FS, Ferraz AA *et al.* Endoscopic dilation of gastrojejunal anastomosis after gastric bypass. *Arq Bras Cir Dig* 2012;25(4):283-89.
9. Stavropoulos SN, Friedel D, Modayil R *et al.* Endoscopic approaches to treatment of achalasia. *Therap Adv Gastroenterol* 2013;6(2):115-35.
10. Cooper GS. Indications and contraindications for upper gastrointestinal endoscopy. *Gastrointest Endosc Clin N Am* 1994;4(3):439-54.
11. Abdel Samie A, Theilmann L. Endoscopic procedures in patients under clopidogrel/dual antiplatelet therapy: to do or not to do? *J Gastrointestin Liver Dis* 2013;22(1):33-36.
12. Mullner K, Tulassay Z. Sedation and analgesia during gastrointestinal endoscopy. *Orv Hetil* 2011;152(11):428-36.
13. Amornyotin S. Sedation and monitoring for gastrointestinal endoscopy. *World J Gastrointest Endosc* 2013;5(2):47-55.
14. Lightdale Jr. Sedation and analgesia in the pediatric patient. *Gastrointest Endosc Clin N Am* 2004;14(2):385-99.
15. Ahsan M, Babaei L, Gholamrezaei A *et al.* Simethicone for the Preparation before Esophagogastroduodenoscopy. *Diagn Ther Endosc* 2011.
16. Hennessey D, Convie L, Barry M *et al.* Paraoesophageal hernia: an overview. *Br J Hosp Med* 2012;73(8):437-40.
17. Megale AB, Megale MZ, Miranda TA *et al.* Gastric trichobezoar: case report. *Rev Col Bras Cir* 2010;37(5):382-83.
18. Vazquez Lopez C, Rodriguez Lage C, Alvarez Payero M *et al.* Cellulase in the treatment of phytobezoars. *Nutr Hosp* 2011;26(6):1490.
19. Ertugrul G, Coskun M, Sevinc M *et al.* Treatment of gastric phytobezoars with Coca-Cola given via oral route: a case report. *Int J Gen Med* 2012;5:157-61.
20. Ayala Rios S, Pichilingue Prieto O, Capcha Loyola T *et al.* Dyspepsia: clinical characteristics, endoscopic and histological findings in patients of the Hospital Nacional Hipolito Unanue, Lima, Peru, during 2010. *Rev Gastroenterol Peru* 2013;33(1):28-33.
21. Marin AC, Mcnicholl AG, Gisbert JP. A review of rescue regimens after). clarithromycin-containing triple therapy failure (for Helicobacter pylori eradication *Expert Opin Pharmacother,* 2013.
22. Shertsinger AG, Zhigalova SB, Semenova TS *et al.* Portal gastropathy: diagnosis, classification. *Eksp Klin Gastroenterol* 2012;(6):62-68.

23. Fuccio L, Mussetto A, Laterza L *et al.* Diagnosis and management of gastric antral vascular ectasia. *World J Gastrointest Endosc.* 2013;5(1):6-13.
24. Svoboda P, Konecny M, Martinek A *et al.* Acute upper gastrointestinal bleeding in liver cirrhosis patients. *Biomed Pap Med Fac Univ Palacky Olomouc Czech Repub* 2012;156(3):266-70.
25. Lecleire S, Antonietti M, Ducrotte P. Mallory-Weiss syndrome: diagnosis and treatment. *Presse Med* 2010;39(6):640-44.
26. Spirt MJ. Stress-related mucosal disease: risk factors and prophylactic therapy. *Clin Ther* 2004;26(2):197-213.
27. Linhares MM, Filho BH, Schraibman V *et al.* Dieulafoy lesion: endoscopic and surgical management. *Surg Laparosc Endosc Percutan Tech* 2006;16(1):1-3.
28. Kocaman O, Alponat A, Aygun C *et al.* Lower gastrointestinal bleeding, hematuria and splenic hemangiomas in Klippel-Trenaunay syndrome: a case report and literature review. *Turk J Gastroenterol* 2009;20(1):62-66.
29. Zong L, Chen P, Shi GH *et al.* Gastric cavernous hemangioma: A rare case with upper gastrointestinal bleeding. *Oncol Lett* 2011;2(6):1073-75.
30. Koch S, Holstege A. An unusual colonic lesion associated with chronic gastrointestinal bleeding. *Z Gastroenterol* 2013;51(2):213-15.
31. Carvalho R, Almeida N, Ferreira M *et al.* An unusual endoscopic image of a submucosal angiodysplasia. *Case Rep Gastrointest Med* 2012;1860-65.
32. Rasmussen JJ, Fuller W, Ali MR. Marginal ulceration after laparoscopic gastric bypass: an analysis of predisposing factors in 260 patients. *Surg Endosc* 2007;21(7):1090-94.
33. Garrido Jr AB, Rossi M, Lima Jr SE *et al.* Early marginal ulcer following Roux-en-Y gastric bypass under proton pump inhibitor treatment: prospective multicentric study. *Arq Gastroenterol* 2010;47(2):130-34.
34. Kate V, Ananthakrishnan N, Tovey FI. Is Helicobacter pylori infection the primary cause of duodenal ulceration or a secondary factor? A review of the evidence. *Gastroenterol Res Pract* 2013;2013:425840.
35. Krysiak R, Okopien B, Herman ZS. Advances in the diagnosis and treatment of Zollinger-Ellison syndrome. *Pol Merkur Lekarski* 2012;33(193):5-12.
36. Chauvin A, Viala J, Marteau P *et al.* Management and endoscopic techniques for digestive foreign body and food bolus impaction. *Dig Liver Dis* 2013 July;45(7):529-42.
37. Katsinelos P, Kountouras J, Paroutoglou G *et al.* Endoscopic techniques and management of foreign body ingestion and food bolus impaction in the upper gastrointestinal tract: a retrospective analysis of 139 cases. *J Clin Gastroenterol* 2006;40(9):784-89.
38. Antoniou D, Christopoulos-Geroulanos G. Management of foreign body ingestion and food bolus impaction in children: a retrospective analysis of 675 cases. *Turk J Pediatr* 2011;53(4):381-87.
39. Michaud L, Bellaiche M, Olives JP. Ingestion of foreign bodies in children. Recommendations of the french-speaking group of pediatric hepatology, gastroenterology and nutrition. *Arch Pediatr* 2009;16(1):54-61.
40. Triadafilopoulos G, Roorda A, Akiyama J. Update on foreign bodies in the esophagus: diagnosis and management. *Curr Gastroenterol Rep* 2013;15(4):317.
41. Gundling F, Seidl H, Stark T *et al.* Management of impacted foreign bodies in the upper gastrointestinal tract in adult patients - results of a retrospective case series. *Z Gastroenterol* 2012;50(12):1287-91.
42. Pinto A, Muzj C, Gagliardi N *et al.* Role of imaging in the assessment of impacted foreign bodies in the hypopharynx and cervical esophagus. *Semin Ultrasound CT MR* 2012;33(5):463-70.
43. Lee JH, Kim HC, Yang DM *et al.* What is the role of plain radiography in patients with foreign bodies in the gastrointestinal tract? *Clin Imaging* 2012;36(5):447-54.
44. Fernandez-Esparrach G, Cordova H, Bordas JM *et al.* Endoscopic management of the complications of bariatric surgery. Experience of more than 400 interventions. *Gastroenterol Hepatol* 2011;34(3):131-36.
45. Spinosa SR, Valezi AC. Endoscopic findings of asymptomatic patients one year after roux-en-y gastric bypass for treatment of obesity. *Obes Surg* 2013 Sept.;23(9):1431-35.
46. Gill RS, Whitlock KA, Mohamed R *et al.* The role of upper gastrointestinal endoscopy in treating postoperative complications in bariatric surgery. *J Interv Gastroenterol* 2012;2(1):37-41.
47. Simon EG, Chacko A, Dutta AK *et al.* Acute nonvariceal upper gastrointestinal bleeding-experience of a tertiary care center in southern India. *Indian J Gastroenterol* 2013 July;32(4):236-41.
48. Rotondano G. Reducing complications in upper gastrointestinal endoscopy. *Expert Rev Gastroenterol Hepatol* 2012;6(3):271-90.
49. Kim SY, Han SH, Kim KH *et al.* Gastric ischemia after epinephrine injection in a patient with liver cirrhosis. *World J Gastroenterol* 2013;19(3):411-14.

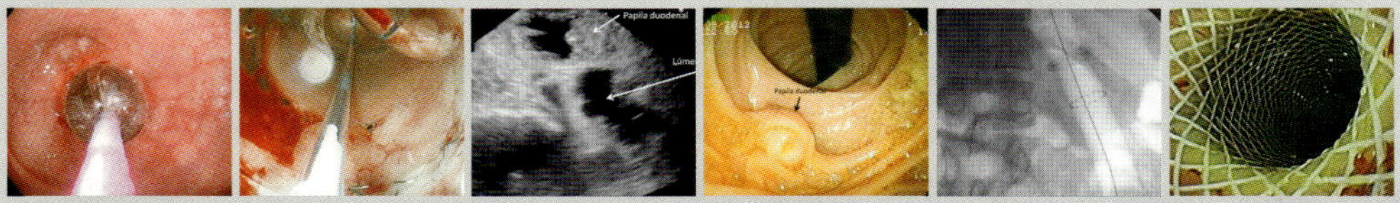

Capítulo 4

Endoscopia de Rotina em Pós-Operatório Tardio de *Bypass* – Há Indicação em Assintomáticos?

Sergio Ricardo Spinosa ▪ Helga Alhinho
Josemberg Campos ▪ Antonio Carlos Valezi

INTRODUÇÃO

Apesar do sucesso cirúrgico no controle da obesidade, existem alterações pós-operatórias precoces e tardias. As últimas são menos frequentes e de menor gravidade, porém algumas complicações precoces, como úlcera de boca anastomótica, habitualmente surgem no primeiro ano e podem ser diagnosticadas por endoscopia digestiva alta (EDA).[1-5]

Todavia, os achados endoscópicos podem não apresentar correlação com os sintomas pós-operatórios tardios, os quais têm valor preditivo de apenas 40% para as alterações da EDA.[6,7] Também há alterações em pacientes assintomáticos, o que torna controversa a indicação de EDA nesta fase tardia.[5,8] Pesquisadores recomendam a realização de maneira seletiva para aqueles que persistem sintomáticos após aconselhamento e mudança de hábitos.[9]

Este capítulo objetiva apresentar os achados da endoscopia realizada de rotina em assintomáticos após 1 ano do BGYR, buscando relacionar achados endoscópicos e dados demográficos.[10]

ESTUDO PROSPECTIVO

Foram estudados 715 pacientes submetidos ao BGYR com anel por laparotomia no Hospital Universitário da Universidade Estadual de Londrina.[10] Todos foram submetidos, a EDA pré-operatória e tratamento de *Helicobacter pylori*, usando amoxacilina e claritromicina por 1 semana, quando necessário, sem controle de erradicação.

No pós-operatório foi usado omeprazol nos primeiros 2 meses. Foi realizado acompanhamento de ano através de EDA e avaliação dos seguintes sintomas: náuseas, vômitos, disfagia, dor abdominal.

Dos 715 pacientes assintomáticos submetidos à endoscopia, 526 (73,5%) foram normais e 189 (26,5%) apresentaram algum tipo de alteração: esofágicas, do estômago, da anastomose e do jejuno (Figs. 4-1 e 4-2).

Dos pacientes que apresentaram alteração, a conduta foi modificada, com manutenção do retorno mensal (189 ou 26,5%), tratamento medicamentoso frente à esofagite (72 ou 10,1%), úlcera (26 ou 3,6%) ou jejunite (72 ou 10,1%). Houve remoção de anel com erosão em dois pacientes, por via endoscópica, para evitar a formação de bezoar. Fios de sutura visualizados foram considerados normais.

A análise da correlação entre os dados demográficos, *H. pylori* e alterações endoscópicas está apresentada no Quadro 4-1. Houve significância estatística apenas entre IMC e erosão de anel ($p = 0{,}027$).

DISCUSSÃO

Os achados endoscópicos são variáveis após cirurgia bariátrica. Isso pode ser explicado pelas diferentes técnicas, possíveis complicações precoces ou tardias e presença ou não de sintomas.[11]

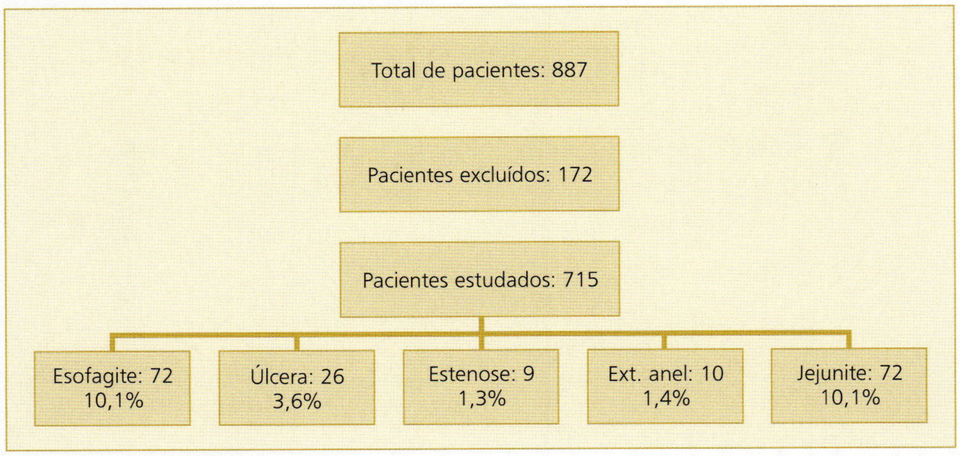

Fig. 4-1. Achados da endoscopia digestiva alta em pacientes assintomáticos 1 ano após a derivação gástrica em Y de Roux com anel.

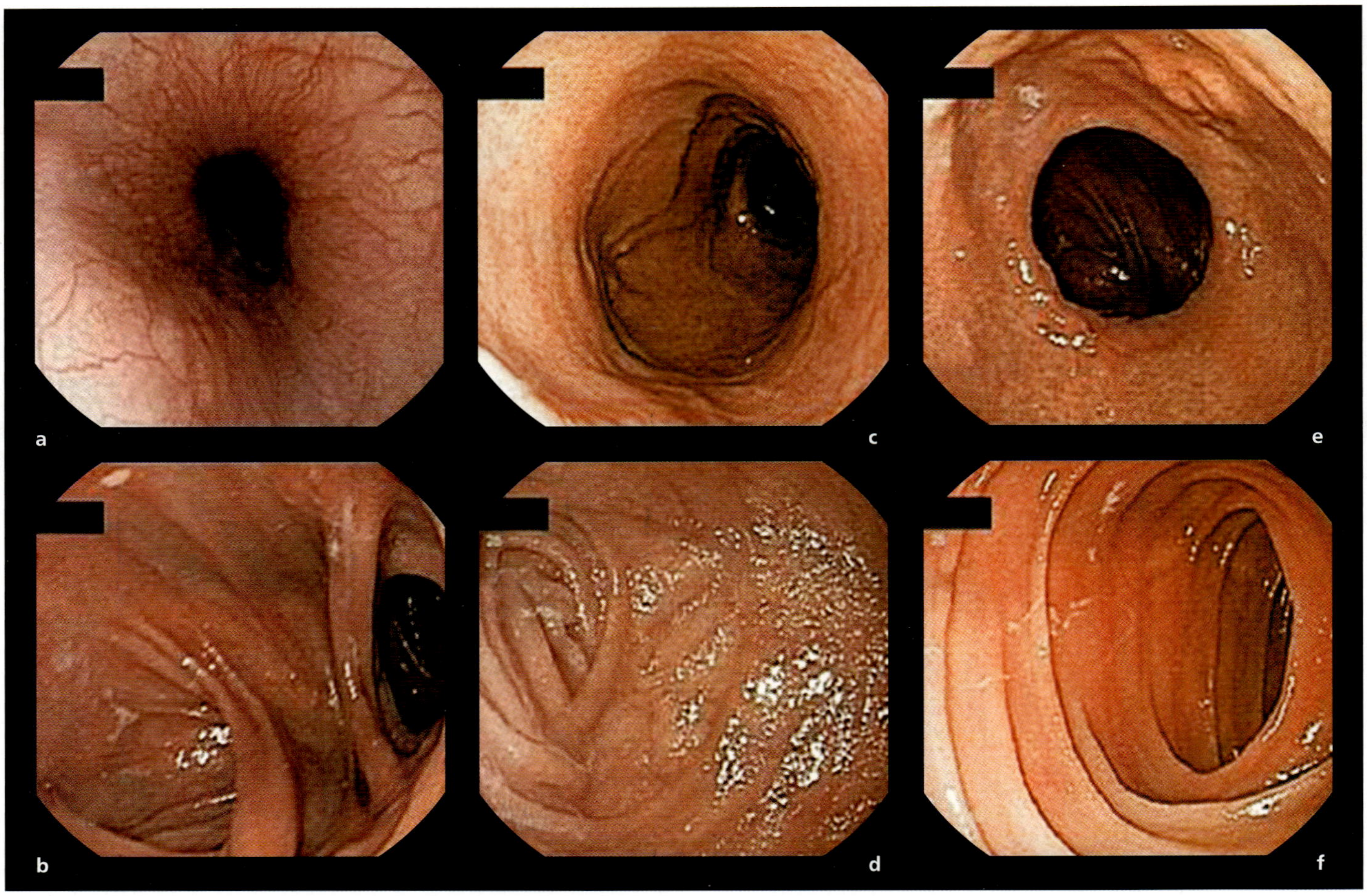

Fig. 4-2. Imagens do esôfago até a alça alimentar. **a** Esôfago distal com mucosa íntegra. **b** Visão das duas bocas da alça alimentar e interposta a partir da anastomose GJ. **c** TEG com *pouch* sem anel. **d** Alça interposta "cega". **e** Anastomose GJ ampla. **f** Alça alimentar.

A realização de EDA de rotina no final do primeiro ano, em pacientes exclusivamente assintomáticos, submetidos à BGYR, ainda é controversa.[12-14]

Há divergências nos resultados publicados sobre a correlação entre tratamento de *H. pylori* e a ocorrência de complicações pós-operatórias, como úlcera de boca anastomótica.[15-18] Entretanto, a erradicação pré-operatória pode ser fator contribuinte para a menor incidência dessa complicação. No estudo atual, a presença de *H. pylori* não estava relacionada com a ocorrência de úlcera.

Metanálise, publicada por Hampel *et al.*, demonstra que a obesidade está associada a aumento de doença do refluxo e esofagite erosiva. Além disso, intervenções bariátricas apresentam efeitos variáveis no controle da doença do refluxo, e o BGYR promove redução dos sintomas. A esofagite pode ser um achado endoscópico em pacientes assintomáticos, apesar de não ser considerada complicação pós-operatória.[19-21]

O tamanho da bolsa gástrica pode determinar resultados variáveis, considerando que o aumento da secreção ácida e o retardo do esvaziamento gástrico influenciam a incidência e a gravidade dos sintomas de refluxo.[9] Setenta e dois pacientes assintomáticos apresentaram jejunite, que representa uma alteração endoscópica sem relevância na literatura.

Quadro 4-1. Correlação estatística entre os dados demográficos e a presença de *Helicobacter pylori* e os achados endoscópicos em pacientes assintomáticos 1 ano após a derivação gástrica em Y de Roux com anel

Alterações endoscópicas	Gênero		Idade		IMC (kg/m^2)		PEP (%)		HP	
	F	M	< 60	≥ 60	< 50	≥ 50	< 50	≥ 50	Pós	Neg
	(n:513)	(n:202)	(n:675)	(n:40)	(n:578)	(n:137)	(n:59)	(n:655)	(n:429)	(n:286)
	p		*p*		*p*		*p*		*p*	
Com alteração	0,667		0,325		0,736		0,82		0,601	
Esofagite	0,14		0,416*		0,231		0,075		0,417	
H. hiato	0,369		1,000*		0,709*		1,000*		0,379*	
Úlcera	0,463		0,652*		0,311*		0,261*		0,87	
Estenose	0,733		0,406*		0,685*		1,000*		0,328*	
Extrusão de anel	0,902		0,440*		0,027*		0,580*		0,532*	
Jejunite	0,066		0,278*		0,571		0,352		0,761	

* Valor de p do teste exato de Fisher, demais valores: qui-quadrado.
IMC = índice de massa corpórea; PEP = perda do excesso de peso; POS = positivo; NEG = negativo; HP = *Helicobacter pylori*.

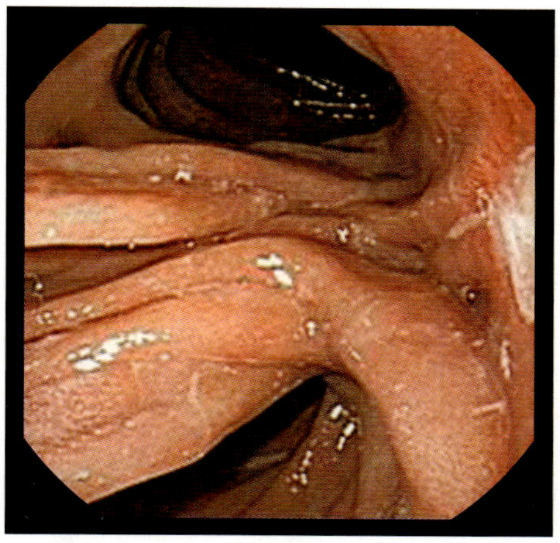

Fig. 4-3. Imagem de anastomose GJ com úlcera e fibrina.

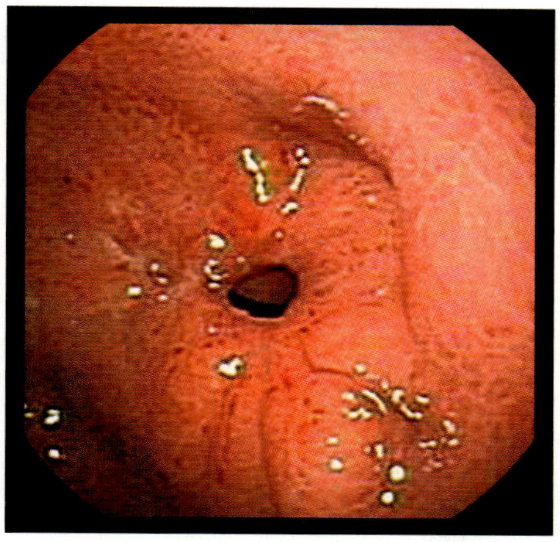

Fig. 4-4. Imagem de estenose da anastomose gastrojejunal.

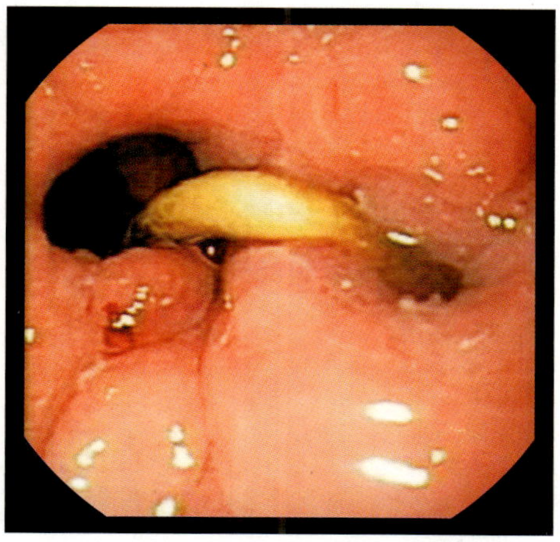

Fig. 4-5. Imagem de erosão de anel em bolsa gástrica.

Úlcera de boca anastomótica pode ocorrer mesmo em assintomáticos, sendo diagnosticada somente por exame de imagem. Úlcera marginal apresenta risco potencial de sangramento e perfuração, com incidência variável entre 0 e 16%. Vinte e seis pacientes (3,6%) apresentaram úlcera de boca anastomótica, no final do primeiro ano (Fig. 4-3). Nesta casuística, não houve perfuração, possivelmente pelo diagnóstico e tratamento de úlcera na ausência de sintomas.

Essa condição parece estar associada aos seguintes fatores: variações anatômicas do *pouch*, presença de conteúdo ácido, técnica de confecção da anastomose entre outros.[8,22,23] A apresentação clínica pode ser caracterizada por dor, disfagia e vômitos. Em algumas situações, são assintomáticas, e o uso de inibidores da bomba de prótons protege o surgimento de úlcera na anastomose.[24]

Em nove pacientes (1,3%) houve estenose de anastomose gastrojejunal, que é definida na literatura como uma estrutura circular com diâmetro menor que 10 mm (Fig. 4-4). Essa complicação ocorre em uma frequência entre 3 e 28%. No entanto, Fobi *et al.* relatam quatro casos de estenose de anastomose, em decorrência de cicatriz hipertrófica, na casuística de 734 (0,5%) pacientes. Enquanto isso, Capella *et al.* não descrevem ocorrência na série de 652 pacientes.[9,11,25]

A estenose pode estar relacionada com a úlcera de boca anastomótica e, geralmente, ocorre no primeiro ano, com sintomas associados.[7] Em estudo prospectivo, Csendes *et al.* realizaram avaliações endoscópicas de rotina no final do primeiro mês; aproximadamente 60% dos pacientes apresentavam estenose leve, com diâmetro entre 7 e 9 mm, sendo 29% assintomáticos.[26]

Erosão de anel é possível complicação após o BGYR. Em 2001, Fobi *et al.*, relatam prevalência de 1,6%, sendo cinco pacientes assintomáticos.[11,27] No estudo apresentado, houve erosão de anel em 10 (1,4%) (Fig. 4-5). A provável causa foi o deslocamento em direção à anastomose (deslizamento distal de anel).

CONSIDERAÇÕES FINAIS

No recente estudo prospectivo publicado, foram realizadas 715 endoscopias, das quais 189 (26,5%) apresentaram alterações. Complicações potencialmente graves, como úlcera, foram encontradas em 3,6%, o que poderia justificar a realização do exame de rotina um ano após BGYR, mesmo em assintomáticos:

- EDA deve ser realizada anualmente para evitar perfuração e sangramento diante dos seguintes fatores de risco para úlcera marginal: *pouch* longo, uso de anti-inflamatórios, diabetes, hipertensão arterial e tabagismo.
- EDA pós-operatória é normal em 75% dos assintomáticos; nos demais pode haver alterações, como: esofagite, úlcera de boca anastomótica, estenose e erosão de anel, sem correlação com dados demográficos, o que motiva mudança no padrão de acompanhamento e conduta.

REFERÊNCIAS BIBLIOGRÁFICAS

1. Valezi AC, Mali Jr J, Brito EMD *et al.* Gastroplastia vertical com bandagem em Y-de-Roux: análise de resultados. *Rev Col Bras Cir* 2004;31:49-56.
2. Lublin M, McCoy M, Waldrep DJ. Perforating marginal ulcers after laparoscopic gastric bypass. *Surg Endosc* 2006;20(1):51-54.
3. Felix EL, Kettelle J, Mobley E *et al.* Perforated marginal ulcers after laparoscopic gastric bypass. *Surg Endosc* 2008;22(10):2128-32.
4. Mathus-Vliegen EM. The role of endoscopy in bariatric surgery. *Best Pract Res Clin Gastroenterol* 2008;22(5):839-64.
5. Csendes A, Burgos AM, Altuve J *et al.* Incidence of marginal ulcer 1 month and 1 to 2 years after gastric bypass: a prospective consecutive endoscopic evaluation of 442 patients with morbid obesity. *Obes Surg* 2009;19(2):135-38.
6. Marano Jr BJ. Endoscopy after Roux-en-Y gastric bypass: a community hospital experience. *Obes Surg* 2005;15(3):342-45.
7. Huang CS, Forse RA, Jacobson BC *et al.* Endoscopic findings and their clinical correlations in patients with symptoms after gastric bypass surgery. *Gastrointest Endosc* 2003;58(6):859-66.
8. Sapala JA, Wood MH, Sapala MA *et al.* Marginal ulcer after gastric bypass: a prospective 3-year study of 173 patients. *Obes Surg* 1998;8(5):505-16.
9. Anderson MA, Gan SI, Fanelli RD *et al.* Role of endoscopy in the bariatric surgery patient. *Gastrointest Endosc* 2008;68(1):1-10.
10. Spinosa SR, Valezi AC. Endoscopic findings of asymptomatic patients one year after roux-en-y gastric bypass for treatment of obesity. *Obes Surg* 2013 Sept.;23(9):1431-35.
11. Fobi MA, Lee H, Holness R *et al.* Gastric bypass operation for obesity. *World J Surg* 1998;22(9):925-35.
12. Capella RF, Capella JF, Mandec H *et al.* Vertical Banded Gastroplasty-Gastric Bypass: preliminary report. *Obes Surg* 1991;1(4):389-95.
13. Fobi MA, Lee H. SILASTIC ring vertical banded gastric bypass for the treatment of obesity: two years of follow-up in 84 patients. *J Natl Med Assoc* 1994;86(2):125-28.
14. Levitzky BE, Wassef WY. Endoscopic management in the bariatric surgical patient. *Curr Opin Gastroenterol* 2010;26(6):632-39.
15. Lee JK, van Dam J, Morton JM *et al.* Endoscopy is accurate, safe, and effective in the assessment and management of complications following gastric bypass surgery. *Am J Gastroenterol* 2009;104(3):575-82.
16. Wilson JA, Romagnuolo J, Byrne TK *et al.* Predictors of endoscopic findings after Roux-en-Y gastric bypass. *Am J Gastroenterol* 2006;101(10):2194-99.
17. Schirmer B, Erenoglu C, Miller A. Flexible endoscopy in the management of patients undergoing Roux-en-Y gastric bypass. *Obes Surg* 2002;12(5):634-38.

18. Papasavas PK, Gagne DJ, Donnelly PE *et al.* Prevalence of Helicobacter pylori infection and value of preoperative testing and treatment in patients undergoing laparoscopic Roux-en-Y gastric bypass. *Surg Obes Relat Dis* 2008;4(3):383-88.
19. Rasmussen JJ, Fuller W, Ali MR. Marginal ulceration after laparoscopic gastric bypass: an analysis of predisposing factors in 260 patients. *Surg Endosc* 2007;21(7):1090-94.
20. Hartin Jr CW, ReMine DS, Lucktong TA. Preoperative bariatric screening and treatment of Helicobacter pylori. *Surg Endosc* 2009;23(11):2531-34.
21. Eisig JN, Silva FM, Barbuti RC *et al.* Helicobacter pylori antibiotic resistance in Brazil: clarithromycin is still a good option. *Arq Gastroenterol* 2011;48:261-64.
22. Hampel H, Abraham NS, El-Serag HB. Meta-analysis: obesity and the risk for gastroesophageal reflux disease and its complications. *Ann Intern Med* 2005;143(3):199-211.
23. Nelson LG, Gonzalez R, Haines K *et al.* Amelioration of gastroesophageal reflux symptoms following Roux-en-Y gastric bypass for clinically significant obesity. *Am Surg* 2005;71(11):950-53.
24. Nguyen NT, Varela JE, Sabio A *et al.* Reduction in prescription medication costs after laparoscopic gastric bypass. *Am Surg* 2006;72(10):853-56.
25. Capella JF, Capella RF. Staple disruption and marginal ulceration in gastric bypass procedures for weight reduction. *Obes Surg* 1996;6(1):44-49.
26. Csendes A, Burgos AM, Burdiles P. Incidence of anastomotic strictures after gastric bypass: a prospective consecutive routine endoscopic study 1 month and 17 months after surgery in 441 patients with morbid obesity. *Obes Surg* 2009;19(3):269-73.
27. Capella JF, Capella RF. An assessment of vertical banded gastroplasty-Roux-en-Y gastric bypass for the treatment of morbid obesity. *Am J Surg* 2002;183(2):117-23.

Seção II

Interface – Gastroenterologia e Endoscopia Bariátrica

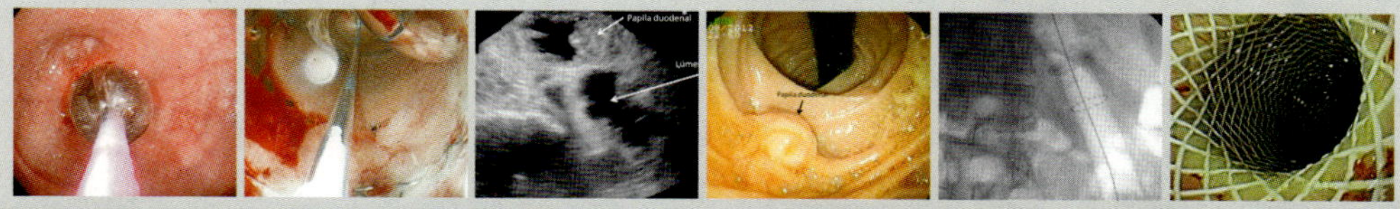

Capítulo 5

Úlcera Marginal em *Bypass* – Achados Endoscópicos e Terapêutica Clínica

Ana Botler ▪ Cinthia Andrade ▪ Marilia Lima ▪ Carlos Gantois ▪ Ricardo Dib

INTRODUÇÃO

O aumento da frequência de procedimentos bariátricos implica em maior incidência de complicações pós-operatórias, como a úlcera marginal ou de boca anastomótica. Isso pode ocorrer desde os primeiros dias até alguns anos após a cirurgia. Considerando que ainda não é uma condição completamente compreendida, não há protocolo de tratamento bem estabelecido.[1,2] Em pacientes sintomáticos, a incidência varia de 27 a 36%, sendo menos frequente na ausência de queixas (0 e 6%).[3-5]

Fatores etiológicos vêm sendo amplamente estudados. A presença de anastomose gastrojejunal após *bypass* gástrico em Y de Roux (BGYR) é um modelo clássico para o desenvolvimento de úlcera marginal; isso pode ser explicado pela preservação do nervo vago e do antro, causando hipergastrinemia e elevação da acidez gástrica. Geralmente, a úlcera está situada na mucosa jejunal, abaixo da gastrojejunoanastomose, com tamanho variável e que pode envolver todo o diâmetro da mesma.[1]

Este capítulo tem como objetivo apresentar um caso clínico de úlcera anastomótica após BGYR, de um paciente submetido à endoscopia digestiva alta (EDA) e tratamento clínico prolongado. Também serão discutidos aspectos relacionados com a etiologia e a possível prevenção.

CASO CLÍNICO

Homem de 58 anos de idade, IMC = 51,73 kg/m^2 e circunferência abdominal = 146 cm. Apresentava antecedentes de trauma em abdome e laparotomia exploradora com esplenectomia há 40 anos. Também era portador de artrite reumatoide e três hérnias incisionais.

Cirurgia bariátrica

BGYR por videolaparoscopia.

Achado cirúrgico

Grande quantidade de aderências entre alças e a parede abdominal anterior, que foram liberadas sem intercorrências, havendo aumento do tempo cirúrgico. Foi administrado inibidor de bomba de prótons (IBP) por 30 dias no pós-operatório.

Cronologia dos eventos (Quadro 5-1)

Quadro 5-1. Cronologia

	Quadro clínico	Tratamento
Dia 0	Obesidade mórbida	BGYR
3º mês PO	Úlcera profunda, fundo com fibrina Sem sangramento (Uso de AINES)	IBP 80 mg/dia (30 dias) + sucralfato (10 dias)
6º mês PO	Persistência da úlcera (Novo uso de AINES)	Sucralfato (10 dias) + IBP 80 mg/dia (contínuo)
10º mês PO	Assintomático, sem AINES, com IBP Úlcera cicatrizando	Acompanhamento

Evolução clínica 30 dias

Peso = 112 kg, assintomático.

Achado endoscópico (1ª EDA)

- *Pouch* medindo cerca de 10 cm de extensão pela pequena curvatura.
- Anel bem posicionado, distando 5 cm da transição esofagogástrica, medindo 12 mm de diâmetro.
- Anastomose gastrojejunal pérvia com diâmetro em torno de 12 mm, apresentando úlcera profunda que se estende até a face jejunal da anastomose, envolvendo menos de 50% da circunferência; lesão com fundo sujo e recoberta por fibrina espessa, áreas de necrose e *debris,* sem coto vascular evidente ou pontos hematínicos, de bordas edemaciadas, medindo cerca de 10 mm, a qual foi classificada como classe A1 de Sakita, Forrest III (Fig. 5-1).

Nessa ocasião, foi relatado uso de anti-inflamatório não esteroidal (AINES) para tratamento de crises de artrite reumatoide, no período entre a cirurgia e a endoscopia digestiva alta (EDA).

Tratamento clínico

Uso de IBP 80 mg/dia, durante 30 dias e sucralfato 2 g, um flaconete por via oral, de 8/8 h, durante 10 dias.

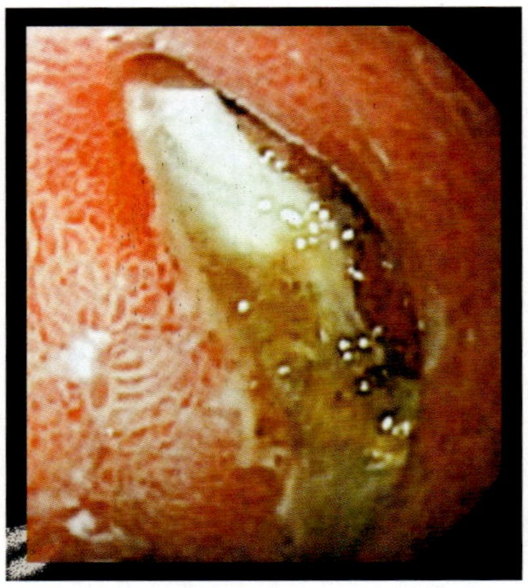

Fig. 5-1. Imagem endoscópica mostrando úlcera marginal aguda, profunda, com fundo recoberto por fibrina espessa com áreas de necrose e *debris*, medindo cerca de 10 mm, de bordas edemaciadas.

Evolução clínica 60 dias

Peso = 104 kg, assintomático.

Achado endoscópico (2ª EDA)

Presença de úlcera marginal profunda que se estende até a face jejunal da anastomose, de mesmas dimensões, porém apresentando bordas menos edemaciadas, redução do eritema local, com fundo recoberto por fibrina espessa, porém com menor quantidade de *debris*, sem sinais de sangramento ativo ou recente, sendo classificada como A2 de Sakita, Forrest III (Fig. 5-2).

Houve uso de AINES para controle de outro episódio de artrite reumatoide, sendo suspenso um mês antes da EDA.

Tratamento clínico

Foi iniciado sucralfato e repetido tratamento com IBP 80 mg/dia, uso contínuo.

Evolução clínica 90 dias

Assintomático, sem uso de AINES.

Achado endoscópico (3ª EDA)

- *Pouch* sem enantema ou erosões.
- Anel bem posicionado.
- Anastomose gastrojejunal pérvia, com úlcera rasa, linear, recoberta por parcas áreas de fibrina, semicircunferencial, que apresenta reepitelização em alguns pontos, interrompendo a extensão prévia. Também há área de retração cicatricial na anastomose, sem redução do diâmetro (Fig. 5-3).

DISCUSSÃO

Etiopatogenia

Apesar de esse mecanismo ainda ser pouco conhecido, alguns fatores são considerados predisponentes para o surgimento de úlcera marginal, como: fístula gastrogástrica, isquemia da mucosa, aumento da acidez gástrica, diabetes, corpo estranho na anastomose, anatomia do *pouch* entre outros.[3,6] A infecção pelo *Helicobacter pylori* e o uso de AINES também são fatores predisponentes, embora o papel dessa bactéria ainda permaneça incerto.[7-9] No mesmo contexto es-

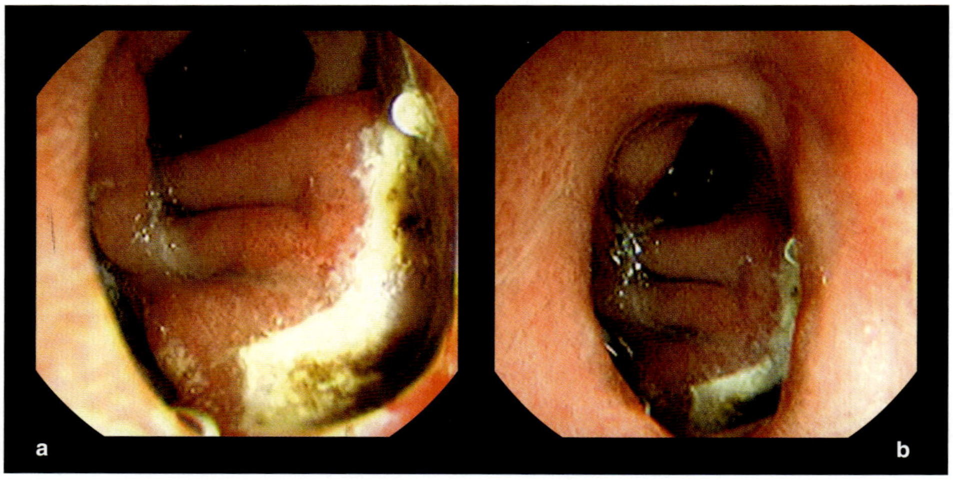

Fig. 5-2. Imagem endoscópica. **a**, **b** Úlcera marginal persistente, profunda, com fundo recoberto por fibrina, com menor *debris* e edema.

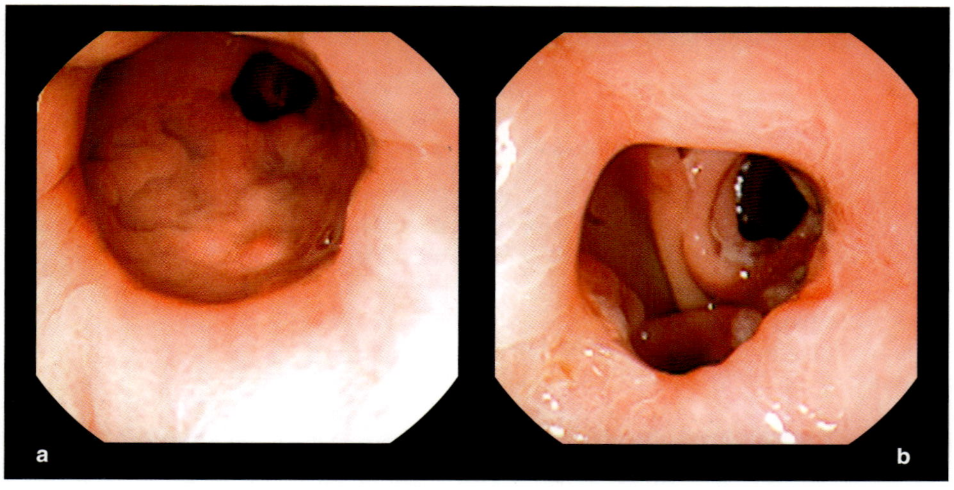

Fig. 5-3. Imagem endoscópica. **a** Compressão extrínseca do anel e *pouch* gástrico longo (10 cm). **b** Anastomose gastrojejunal pérvia com área de retração cicatricial, úlcera rasa, linear, com reepitelização.

tão tabagismo e etilismo, principalmente após derivação biliopancreática.[1]

A fístula gastrogástrica, decorrente de deiscência da sutura mecânica da bolsa gástrica, é um dos principais fatores causais. O estabelecimento da comunicação entre o *pouch* gástrico e o estômago excluso leva à maior exposição da bolsa gástrica ao conteúdo ácido, favorecendo o desenvolvimento de úlcera, sobretudo de evolução crônica.[10]

Anatomicamente, o excesso de células parietais e o aumento da atuação ácido-péptica sobre a mucosa jejunal também levam à formação desse tipo de úlcera. Estes dois fatores podem ser decorrentes de algumas características do *pouch* gástrico, como maior comprimento e diâmetro, além da existência de excesso de fundo gástrico, em decorrência de grampeamento inadequado durante a cirurgia.

Diagnóstico clínico

Habitualmente, os sintomas surgem entre 2 e 4 meses de pós-operatório.[9] Todavia, o paciente pode permanecer assintomático como ocorreu no caso relatado. Os sintomas que surgem nos primeiros dias de pós-operatório decorrem de úlcera isquêmica. Dor epigástrica, disfagia, náusea e vômito habitualmente levam à realização de EDA, com consequente diagnóstico de úlcera.[4,11]

No caso apresentado, o uso de AINES para controle de artrite reumatoide foi um importante fator predisponente. Apesar da grande extensão da úlcera, o paciente se apresentava assintomático. Isso justifica a indicação de endoscopia pós-operatória de rotina na presença de alguns fatores de risco para úlcera marginal, como: uso de AINES, diabetes, reganho ponderal (fístula gastrogástrica) e antecedente de doença ulcerosa péptica.

Perfuração de úlcera, apesar de rara complicação, já foi reportada na literatura, cuja ocorrência parece estar relacionada com a posição antecólica da alça do Y de Roux, que aumenta a estase de secreção ácida na bolsa gástrica. Outra explicação seria a isquemia dessa alça decorrente do peso do cólon sobre o mesentério.[12-13]

Diagnóstico endoscópico

Esse é o método mais adequado para o diagnóstico de úlcera anastomótica, correspondendo a uma lesão na face intestinal da anastomose gastrojejunal, de tamanho e profundidade variáveis, situada geralmente no lado da pequena curvatura gástrica e com fundo fibrinoso. Essa úlcera pode ser diagnosticada precocemente durante exame de rotina, quando há fatores de risco, principalmente nos dois primeiros meses.[14]

Em estudo publicado por Csendes *et al.,* 130 pacientes foram submetidos a várias avaliações sequenciais endoscópica (até 120 meses) e histológica de rotina da bolsa gástrica após BGYR. Sete úlceras marginais foram diagnosticadas, sendo dor abdominal o principal sintoma (cinco), um caso associado à hemorragia digestiva, e um assintomático. O fator de risco para úlcera de boca anastomótica mais prevalente foi tabagismo (cinco).[11]

Tratamento clínico

Existem medidas profiláticas e terapêuticas para a úlcera marginal após BGYR. Algumas instituições advogam o uso de bloqueador H_2 ou de IBP após a cirurgia em fase pós-operatória precoce, em média 30 dias, visando à prevenção de úlcera marginal. Esse período pode ser estendido por 60 dias ou mais, de acordo com existência de sintomas.[15]

O uso de IBP nos primeiros meses após a cirurgia parece ser útil para reduzir a ocorrência e a gravidade de úlcera e sintomas dispépticos.[16] Em úlcera marginal precoce, de maior incidência, esquema profilático de IBP, iniciado já no terceiro dia, parece trazer benefícios na prevenção da gravidade das lesões e sintomatologia. Após o primeiro ano, a úlcera é considerada tardia e apresenta fatores etiológicos, como: inervação vagal intacta, gastrinoma, uso de AINES, presença de *H. pylori*, fístula gastrogástrica ou tabagismo. Pacientes com úlcera tardia foram submetidos a uma ou mais EDA em uso de IBP por 12 meses, e essas lesões apresentaram cicatrização em tempo médio de 7 meses.[14]

Além disso, esse tipo de úlcera pode estar associado à hipertensão arterial sistêmica, cujo grupo é candidato à profilaxia através da supressão ácida mais prolongada após BGYR.[17]

Entretanto, ainda não há na literatura consenso sobre os aspectos relacionados com o uso de IBP, como: dosagem, tempo de administração, indicação profilática e critérios de seleção para uso em pacientes com maior risco de desenvolver úlcera marginal.

CONSIDERAÇÕES FINAIS

- Os principais fatores predisponentes estão relacionados com a fístula gastrogástrica, isquemia da mucosa, aumento da acidez gástrica, diabetes, corpo estranho na anastomose, anatomia do *pouch* e uso de AINES.
- Dor abdominal é a principal queixa, podendo haver sintomas obstrutivos além de situações assintomáticas.
- A endoscopia é o melhor método diagnóstico.
- Após *bypass* gástrico, está indicado o uso de IBP por 30 a 60 dias.
- A úlcera geralmente cicatriza após uso de IBP e sucralfato.

REFERÊNCIAS BIBLIOGRÁFICAS

1. Sapala JA, Wood M H, Sapala MA *et al.* Marginal ulcer after gastric bypass: a prospective 3-year study of 173 patients. *Obes Surg* 1998;8(5):505-16.
2. El-Hayek K, Timratana P, Shimizu H *et al.* Marginal ulcer after Roux-en-Y gastric bypass: what have we really learned? *Surg Endosc* 2012;26(10):2789-96.
3. MacLean LD, Rhode BM, Nohr C *et al.* Stomal ulcer after gastric bypass. *J Am Coll Surg* 1997;185(1):1-7.
4. Huang CS, Forse RA, Jacobson BC *et al.* Endoscopic findings and their clinical correlations in patients with symptoms after gastric bypass surgery. *Gastrointest Endosc* 2003;58(6):859-66.
5. Wilson JA, Romagnuolo J, Byrne TK *et al.* Predictors of endoscopic findings after Roux-en-Y gastric bypass. *Am J Gastroenterol* 2006;101(10):2194-99.
6. Capella JF, Capella RF. Gastro-gastric fistulas and marginal ulcers in gastric bypass procedures for weight reduction. *Obes Surg* 1999;9(1):22-27.
7. Yang CS, Lee WJ, Wang HH *et al.* The influence of Helicobacter pylori infection on the development of gastric ulcer in symptomatic patients after bariatric surgery. *Obes Surg* 2006;16(6):735-39.
8. Cordeiro F, Ferraz EH. pylori and gastroplasty in the treatment of morbid obesity. *Am J Gastroenterol* 2001;96(2):605-6.
9. Ramaswamy A, Lin E, Ramshaw BJ *et al.* Early effects of Helicobacter pylori infection in patients undergoing bariatric surgery. *Arch Surg* 2004;139(10):1094-96.
10. Campos JM, Conrado AC, Galvao NM. Tratamento endoscópico das complicações das cirurgias para obesidade – Fístulas gastrogástricas e gastrojejunais. Sociedade Brasileira de Endoscopia Digestiva SOBED. (Ed.). *Endoscopia gastrointestinal terapêutica*. São Paulo: Tecmed; 2006. p. 1124-31.
11. Csendes A, Smok G, Burgos AM *et al.* Prospective sequential endoscopic and histologic studies of the gastric pouch in 130 morbidly obese patients submitted to Roux-en-Y gastric bypass. *Arq Bras Cir Dig* 2012;25(4):245-49.
12. Lublin M, McCoy M, Waldrep DJ. Perforating marginal ulcers after laparoscopic gastric bypass. *Surg Endosc* 2006;20(1):51-54.
13. Wendling MR, Linn JG, Keplinger KM *et al.* Omental patch repair effectively treats perforated marginal ulcer following Roux-en-Y gastric bypass. *Surg Endosc* 2013;27(2):384-89.
14. Csendes A, Torres J, Burgos AM. Late marginal ulcers after gastric bypass for morbid obesity. Clinical and endoscopic findings and response to treatment. *Obes Surg* 2011;21(9):1319-22.
15. Campos JM, Neto MPG, Moura EGH. *Endoscopia em cirurgia da obesidade.* São Paulo: Santos, 2008. p. 435.
16. Garrido Jr AB, Rossi M, Lima Jr SE *et al.* Early marginal ulcer following Roux-en-Y gastric bypass under proton pump inhibitor treatment: prospective multicentric study. *Arq Gastroenterol* 2010;47:130-34.
17. Rasmussen JJ, Fuller W, Ali MR. Marginal ulceration after laparoscopic gastric bypass: an analysis of predisposing factors in 260 patients. *Surg Endosc* 2007;21(7):1090-94.

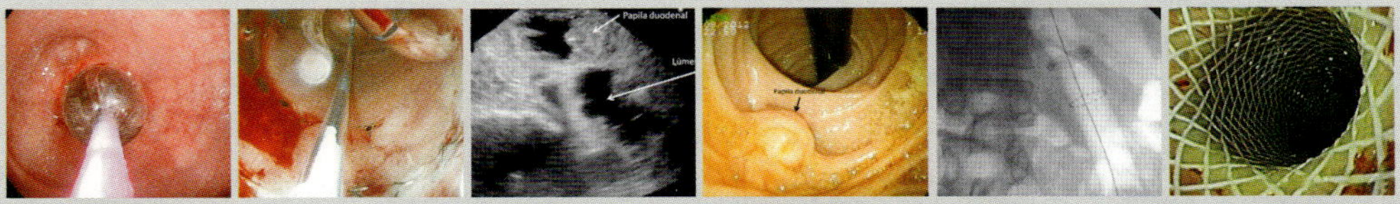

Capítulo 6

DOR ABDOMINAL APÓS *BYPASS* GÁSTRICO – DIAGNÓSTICO DIFERENCIAL

Josemberg Campos ▪ Eduardo Pachu
José Roberto de Almeida ▪ Manoel Galvão Neto

INTRODUÇÃO

O *bypass* gástrico em Y de Roux (BGYR) pode estar relacionado com o surgimento de alguns sintomas gastrointestinais; a dor abdominal no pós-operatório precoce ou tardio pode ter diagnóstico diferencial elucidado pela avaliação do quadro clínico e realização de exames de imagens e endoscopia.[1,2]

Objetiva-se neste estudo apresentar dois casos clínicos de pacientes com queixa de dor abdominal após BGYR, avaliando-se as possíveis etiologias e as abordagens diagnóstica e terapêutica, com ênfase no atendimento de urgência por equipe treinada e com experiência em cirurgia e endoscopia bariátrica.

CASO CLÍNICO 1

Mulher de 33 anos de idade, com peso inicial = 107 kg e IMC = 34,9 kg/m^2, sem comorbidades, submetida à BGYR por via laparoscópica com anel. O IMC diminuiu para 19 kg/m^2 após 11 meses de pós-operatório, quando surgiu dor epigástrica intensa, com irradiação para dorso, associada à sialorreia, após a ingestão de alimentos sólidos. Foi indicada endoscopia digestiva alta (EDA).

Achado endoscópico

- Esôfago normal.
- Bolsa gástrica com compressão extrínseca de anel > 12 mm.
- Anastomose gastrojejunal (AGJ) com diâmetro > 15 mm.

Foi instituído tratamento clínico com hidratação, medicamentos antieméticos e analgésicos. Não houve melhora significativa do quadro a despeito do tratamento instituído.

- USG abdominal e exames laboratoriais: sem alterações.
- Terapêutica endoscópica: não houve.
- Abordagem cirúrgica: videolaparoscopia diagnóstica.
- Presença de hérnia interna no espaço de Petersen.
- Tração de alça intestinal para a correta posição – redução da hérnia.
- Fechamento do espaço de Petersen com fio Ethibond® (Ethicon Endo-Surgery, Cincinnati-Ohio) (Fig. 6-1).
- Evolução pós-operatória: ingestão de líquidos e remissão dos sintomas.

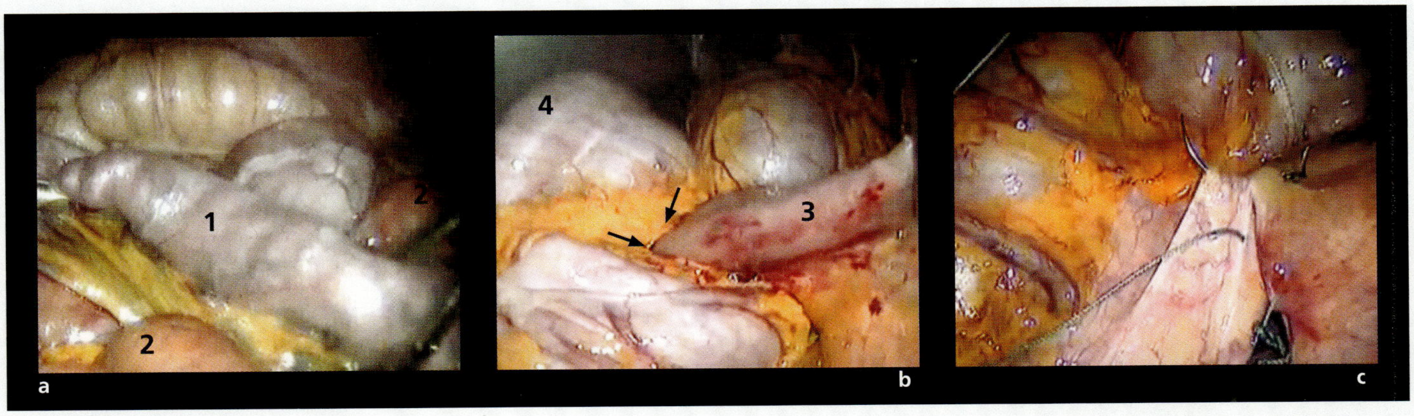

Fig. 6-1. Imagem laparoscópica (hérnia interna). **a, b** 1. Alça alimentar; 2. alça biliopancreática herniada; 3. segmento de alça biliopancreática após redução de hérnia; 4. cólon transverso; **c** fechamento do espaço de Petersen.

Cronologia dos eventos (Quadro 6-1)

Quadro 6-1. Descrição cronológica do quadro clínico e tratamento do caso 1

	Quadro clínico	Tratamento
Dia 0	Obesidade grau II	BGYR
11 meses	IMC = 19 kg/m^2 Dor epigástrica intensa + sialorreia importante EDA: compressão extrínseca de anel + AGJ > 15 mm	Hidratação + antiemético + analgésicos venosos
11 meses e 3 dias	Ausência de melhora dos sintomas Laparoscopia: hérnia interna	Laparoscopia: correção da hérnia interna + fechamento do espaço de Petersen
2º DPO laparoscopia	Remissão dos sintomas	Dieta líquida
3º DPO laparoscopia	Assintomática	Alta hospitalar Dieta branda
18 meses	Assintomática	Acompanhamento

CASO CLÍNICO 2

Mulher de 26 anos de idade, com peso inicial = 117,5 kg e IMC = 39,7 kg/m^2, sem comorbidades, submetida a BGYR por via laparoscópica com anel há 2 anos. Após acompanhamento de 1 ano, a paciente estava assintomática e realizou abdominoplastia. Seis meses após, apresentava IMC = 23,3 kg/m^2, quando surgiu quadro de dor em cólica, com episódios de grande intensidade, localizada no mesogástrio e flanco esquerdo. Houve discreta melhora clínica após hidratação, analgesia parenteral e início de dieta líquida.

TAC de abdome e exames laboratoriais: normais.

Foi prescrito omeprazol 40 mg/dia; após 1 semana havia persistência do quadro clínico, sendo indicado o seguinte tratamento:

- *Abordagem cirúrgica (videolaparoscopia):* durante a indução anestésica, houve vômitos com regurgitação de conteúdo gástrico, de odor fétido, não ocorrendo broncoaspiração.
- *Achado cirúrgico:* a visualização da bolsa gástrica apresentava deslizamento distal de anel, que estava situado abaixo da anastomose gastrojejunal e comprimia a alça alimentar, promovendo um segmento em alça fechada sem necrose (Fig. 6-2). Demais alças intestinais sem alterações.
- *Conduta:* o anel foi removido após a secção do fio, e o espaço de Petersen foi fechado com fio inabsorvível, visando à prevenção de hérnia interna.
- *Evolução*: no primeiro dia de pós-operatório (DPO), foi diagnosticada sinusite de provável origem na regurgitação que causou contaminação dos seios paranasais, sendo indicada antibioticoterapia venosa. No 4° DPO, a paciente estava assintomática, recebendo alta com prescrição de antibiótico via oral.
- *Acompanhamento (6 meses):* paciente assintomática, com adequada ingestão de alimentos sólidos. Houve reganho de 10 kg após 6 meses, sendo indicado acompanhamento com equipe multidisciplinar.

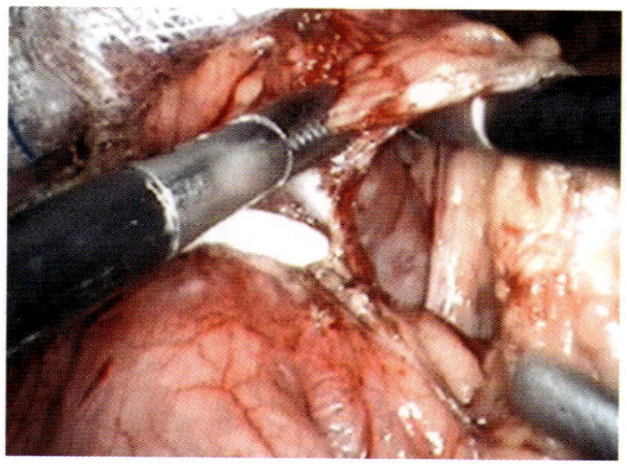

Fig. 6-2. Imagem laparoscópica de anel deslizado sobre a alça alimentar.

Cronologia dos eventos (Quadro 6-2)

Quadro 6-2. Descrição cronológica do quadro clínico e tratamento do caso 2

	Quadro clínico	Tratamento
Dia 0	Obesidade grau II	BGYR
12 meses	Assintomática Curva de perda de peso satisfatória	Abdominoplastia
18 meses	IMC = 23,3 kg/m^2 Dor abdominal intensa Exames complementares: sem alterações	IBP por 1 semana
18 meses e 1 semana	Ausência de melhora da dor Indução anestésica: regurgitação de conteúdo gástrico, de odor fétido, sem broncoaspiração Videolaparoscopia: deslizamento de anel	Laparoscopia + remoção do anel
1º DPO Reoperação	Sinusite Remissão da dor	ATB venoso + dieta líquida
4º DPO Reoperação	Ausência de sintomas	ATB oral + dieta pastosa alta hospitalar
6 meses	Assintomática + dieta sólida Ganho de 10kg	Acompanhamento

DISCUSSÃO

A dor abdominal que ocorre em pós-operatório tardio de BGYR pode ter várias causas, sendo algumas diagnosticadas por EDA, como: esofagite, úlcera, estenose, fio de sutura causando obstrução, fístula, impactação alimentar e anormalidades no anel (Quadro 6-3).

Aproximadamente 70% dos pacientes com sintomas gastrointestinais após cirurgia bariátrica têm algum achado anormal à endoscopia, relacionado com a cirurgia.[1,3] Os sintomas referidos geralmente são vagos, sendo mais frequente dor abdominal, náuseas e vômitos.[4]

No caso clínico 1, a dor abdominal estava associada a sintomas obstrutivos do trato digestório alto e assim foi indicada EDA diagnóstica, quando foi excluída uma possível etiologia de dor nesta região (bolsa gástrica e alça alimentar, a qual foi examinada até 25 cm abaixo da AGJ). Uma das prováveis causas seria o deslizamento de anel, considerando o início agudo dos sintomas obstrutivos, mas o achado endoscópico não foi compatível com este diagnóstico.[5]

Deslizamento distal de anel ocorre após BGYR e causa estenose da via de saída gástrica. Quando há obstrução em razão do deslizamento total, o quadro clínico pode ser composto por vômitos e perda de peso, podendo evoluir para desnutrição diante da demora no tratamento. A incidência dessa complicação é em torno de 1%, porém não há dados suficientes na literatura.[5] Inicialmente o anel se encontra sobreposto à anastomose gastrojejunal, e se o deslizamento distal se intensificar, pode evoluir para uma obstrução completa (deslizamento total). No deslocamento parcial ocorre

Quadro 6-3. Diagnóstico diferencial de dor abdominal

- Úlcera de boca anastomótica
- Úlcera duodenal
- Impactação alimentar
- Complicações do anel: deslizamento e erosão
- Colelitíase, coledocolitíase e pancreatite biliar
- Obstrução intestinal: bridas, hérnia interna, impactação alimentar na anastomose intestinal, invaginação jejunojejunal
- Fitobezoar na anastomose gastrojejunal ou intestinal
- Hérnia incisional
- Fístula gastrogástrica

aumento progressivo da frequência dos vômitos, eructação, aceitação restrita de dieta líquida, perda de peso, astenia e depressão.[6]

No deslizamento completo ocorrem perda excessiva de peso, vômitos de odor fétido, desidratação, desnutrição, dificuldade de deambulação e intolerância a qualquer alimento. Geralmente, há uma progressão dos sintomas da obstrução, o que torna imperioso a investigação por EDA quando há episódios eméticos frequentes, visando ao diagnóstico e tratamento precoces.[6] Isto tem sido uma justificativa usada por alguns serviços de cirurgia bariátrica do Brasil, para a realização anual de EDA de rotina no seguimento tardio após BGYR.

A EDA também deve ser indicada quando houver indício de obstrução digestiva alta, cujos sintomas podem ser principalmente: regurgitação, que deve entrar no diagnóstico diferencial de impactação alimentar ou outra causa de estenose da bolsa gástrica, que inclui estreitamento da AGJ ou complicações do anel (deslizamento, estenose ou erosão intragástrica).[3]

No caso clínico 2, não foi realizada EDA em razão da ausência de sintomas obstrutivos, apesar de ter sido confirmado deslizamento de anel no transoperatório. Provavelmente, a não ocorrência de vômitos pré-operatórios foi consequente à dieta líquida restrita por 1 semana, que permitia a passagem de secreção gástrica para a alça alimentar. Todavia, a dor persistia em virtude da compressão do anel sobre a alça.[6]

Diante de sintomas sugestivos de obstrução intestinal baixa, hérnia interna é a causa mais provável, principalmente se o procedimento bariátrico foi realizado por via laparoscópica sem fechamento do espaço de Petersen, como descrito nos dois casos. Todavia, somente no caso clínico 1 foi confirmada hérnia de Petersen na reoperação, considerando que a apresentação clínica deste tipo de obstrução é variável. Dessa forma, podem ocorrer sintomas inespecíficos ou dor abdominal aguda, difusa, em cólica, de intensidade progressiva, associada ou não a episódios de distensão abdominal pós-prandial.[7]

Em fase tardia da evolução do quadro anterior, a dor abdominal persistente e de grande intensidade pode ser secundária à isquemia e/ou necrose do intestino delgado, com ou sem perfuração. Hérnia interna após BGYR laparoscópico tem incidência em torno de 3%, cuja prevenção deve ocorrer através do fechamento dos espaços mesentéricos, de preferência durante a cirurgia bariátrica inicial ou durante uma reoperação, que habitualmente é motivada por uma colecistectomia ou por outra indicação.[7-9]

No caso clínico 2, a paciente apresentava dor abdominal intensa por 1 semana, sem resposta ao IBP. Apesar da TAC de abdome normal, sem EDA prévia, foi pensado no diagnóstico de hérnia interna e assim foi indicada videolaparoscopia, que mostrou deslizamento de anel. Provavelmente, houve uma confusão diagnóstica nesta paciente em razão da dor ter sido mais importante que os sintomas obstrutivos, aumentando a possibilidade de hérnia interna, entre os diagnósticos diferenciais de dor abdominal após BGYR.

Todavia, a indicação de videolaparoscopia deve ser procedida com cautela diante de suspeita de obstrução intestinal alta ou baixa, considerando o risco de broncoaspiração em razão da presença de secreção gástrica de estase contaminada.[9] No caso clínico 2, houve regurgitação durante a indução anestésica, contaminando a mucosa dos seios paranasais, que resultou em sinusite no pós-operatório imediato.

O diagnóstico de hérnia interna por exame de imagem abdominal nem sempre é possível, havendo maior acurácia quando os exames complementares são executados no momento do episódio álgico, flagrando a alça intestinal herniada.[10] Na maioria dos casos, apenas sinais indiretos de obstrução intestinal são mostrados em exames radiológicos, com diagnóstico confirmado durante a exploração cirúrgica. Nas duas pacientes, os exames de imagem (USG, RX e TAC de abdome) não elucidaram o diagnóstico específico.

CONSIDERAÇÕES FINAIS

- Diante de dor abdominal após BGYR, devem ser considerados vários possíveis diagnósticos, sendo os mais frequentes úlcera marginal e hérnia interna, após cirurgia por via laparoscópica.[11]
- EDA pode ser meio diagnóstico e terapêutico eficaz na maioria das alterações situadas na bolsa gástrica e nos 20 cm proximais da alça alimentar.
- Diante de suspeita de hérnia interna, os exames de imagem abdominal podem ser normais.
- Se indicada endoscopia ou cirurgia, estas devem ser executadas com cautela e adequado procedimento anestésico, para se evitar contaminação das vias aéreas superiores, além de broncoaspiração.

REFERÊNCIAS BIBLIOGRÁFICAS

1. Huang CS, Forse RA, Jacobson BC *et al.* Endoscopic findings and their clinical correlations in patients with symptoms after gastric bypass surgery. *Gastrointest Endosc* 2003;58(6):859-66.
2. Sanders CM, Neff M, Balsama L. Surgical treatment of retrograde peristalsis following laparoscopic Roux-en-Y gastric bypass. *JSLS* 2012;16(3):469-72.
3. Subhani M, Rizvon K, Mustacchia P. Endoscopic evaluation of symptomatic Patients following Bariatric Surgery: a Literature review. *Diagn Ther Endosc* 2012;2012:753472.
4. Decker GA, Dibaise JK, Leighton JA *et al.* Nausea, bloating and abdominal pain in the Roux-en-Y gastric bypass patient: more questions than answers. *Obes Surg* 2007;17(11):1529-33.
5. Evangelista LF, Campos JM, Ferraz AAB *et al.* Uso de anillo en bypass gástrico: ventajas y desventajas. *Rev Chile Cirugía* 2009;61:571-77.
6. Campos JM, Evangelista LF, Ferraz AA *et al.* Treatment of ring slippage after gastric bypass: long-term results after endoscopic dilation with an achalasia balloon (with videos). *Gastrointest Endosc* 2010;72(1):44-49.
7. Comeau E, Gagner M, Inabnet W B *et al.* Symptomatic internal hernias after laparoscopic bariatric surgery. *Surg Endosc* 2005 Jan.;19(1):34-39.
8. Iannelli A, Facchiano E, Gugenheim J. Internal hernia after laparoscopic Roux-en-Y gastric bypass for morbid obesity. *Obes Surg* 2006;16(10):1265-71.
9. Mala T, Kristinsson J. Acute internal hernia following gastric bypass for morbid obesity. *Tidsskr Nor Laegeforen* 2013;133(6):640-44.
10. De Bakker JK, van Namen YW, Bruin SC *et al.* Gastric bypass and abdominal pain: think of Petersen hernia. *JSLS* 2012;16(2):311-13.
11. Greenstein AJ, O'rourke RW. Abdominal pain after gastric bypass: suspects and solutions. *Am J Surg* 2011;201(6):819-27.

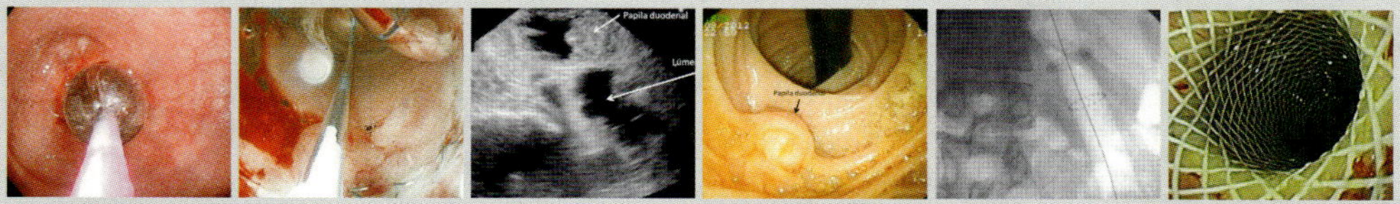

Capítulo 7

SÍNDROME DE *DUMPING* APÓS *BYPASS* GÁSTRICO – ASPECTO CLINICOENDOSCÓPICO DA REVERSÃO CIRÚRGICA

Gustavo Caldas ▪ Bruna Burkhardt Costi ▪ Carlos Brito ▪ Josemberg Campos ▪ Almino Cardoso Ramos

INTRODUÇÃO

Objetiva-se apresentar o caso clínico de um paciente com síndrome de *dumping* em pós-operatório de *bypass* gástrico em Y de Roux (BGYR). Além disso, os autores apresentam uma revisão da literatura sobre o tema, descrevendo os seguintes aspectos: diagnóstico e abordagens clínica, endoscópica e cirúrgica, bem como possíveis complicações.

CASO CLÍNICO

Homem de 27 anos de idade, com IMC inicial de 43 kg/m^2, submetido a BGYR há 3 meses, com perda de 20 kg, sem complicações até o momento. Na ocasião, uma refeição foi substituída por ingestão de sorvete em grande quantidade; 40 minutos após, surgiu o seguinte quadro clínico: plenitude gástrica, taquicardia (120 bpm), sudorese e diarreia explosiva. Sintomas semelhantes passaram a ocorrer após curto período de tempo, associados à ingestão de alimentos ricos em carboidratos de fácil absorção, além de se identificar glicemia capilar = 50 mg/dL durante um episódio de sudorese.

Conduta clínica

Orientação da dieta com predominância de alimentos ricos em proteínas e pobres em carboidratos, além do uso de medicamentos como acarbose 50 mg, de 8/8 h durante as refeições. Inicialmente houve melhora do quadro clínico, porém com recidiva dos sintomas após reintrodução de alimentos sólidos.

Achado endoscópico (antes da reversão)

- Esôfago normal.
- Bolsa gástrica: ausência de compressão extrínseca do anel (Fig. 7-1a).
- Anastomose gastrojejunal (AGJ) a 4 cm da TEG, com diâmetro > 20 mm (Fig. 7-1b).

Abordagem cirúrgica

Gastrostomia laparoscópica do estômago excluso, para administração de dieta industrializada, havendo melhora do estado nutricional, durante 5 meses.

Considerando que a reintrodução da dieta por via oral promoveu recidiva dos sintomas de *dumping*, foi indicada reversão laparoscópica do BGYR, conforme técnica descrita adiante, usando grampeador linear para a realização de enterotomia e anastomoses:

- Liberação das aderências entre o estômago excluso e a parede anterior do abdome + sutura gástrica para fechamento da gastrostomia.

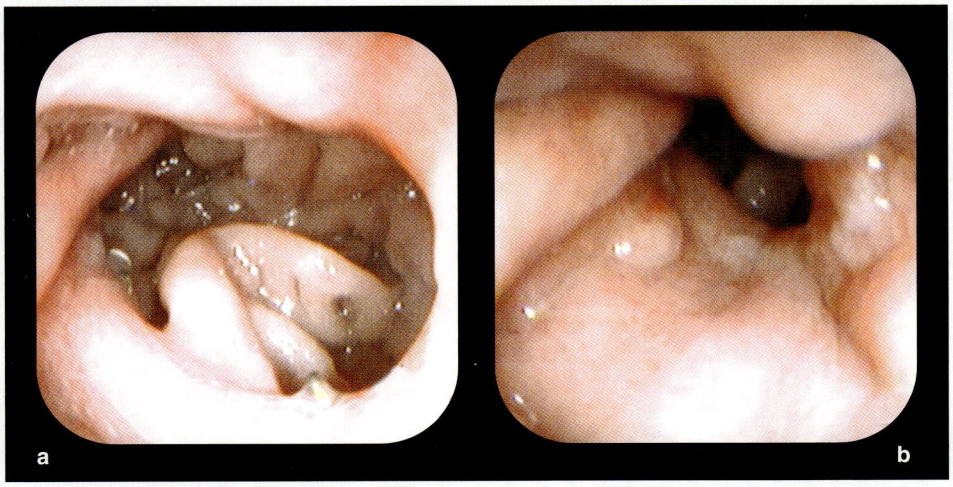

Fig. 7-1. Imagem endoscópica da bolsa gástrica. **a** Sem compressão de anel. **b** Anastomose gastrojejunal ampla.

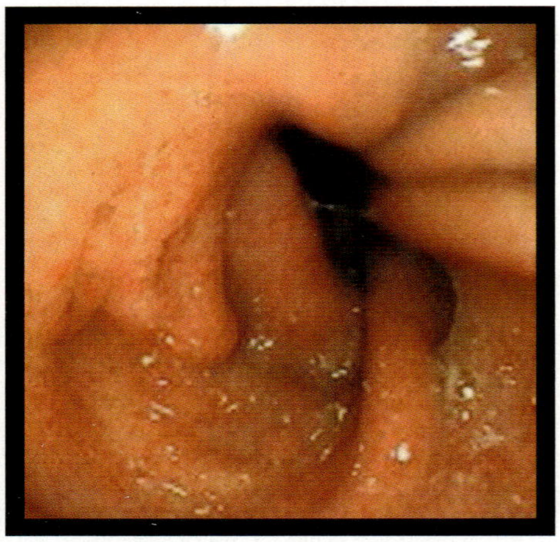

Fig. 7-2. Imagem endoscópica da bolsa gástrica, evidenciando anastomose gastrogástrica.

- Enterotomia distal da alça biliopancreática.
- Enterotomia proximal da alça alimentar, em torno de 1,5 cm abaixo da AGJ.
- Anastomose jejunojejunal laterolateral (reconexão da alça biliopancreática com a alça alimentar).
- Anastomose gastrogástrica laterolateral criando comunicação entre a parede posterior do *pouch* e a parede anterior do corpo do estômago excluso.

Evolução:

- Sem intercorrências; adequada aceitação de dieta sólida após 35 dias, sem sintomas de *dumping*.

Achado endoscópico pós-operatório de reversão de BGYR:

- Esôfago normal.
- Bolsa gástrica: ausência de compressão extrínseca de anel.
- Anastomose gastrogástrica com diâmetro > 15 mm (Fig. 7-2).

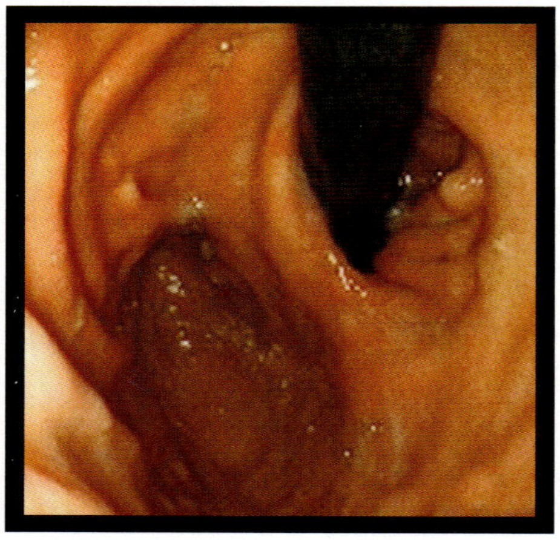

Fig. 7-3. Imagem endoscópica do estômago em retrovisão: visualização da anastomose gastrogástrica e do túnel no fundo gástrico.

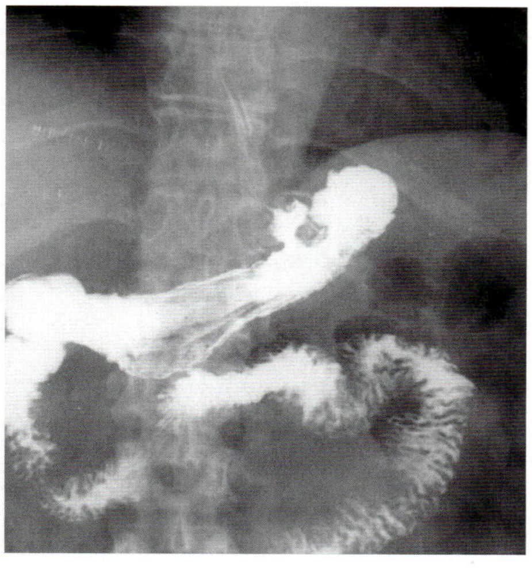

Fig. 7-4. Raio X contrastado após reversão do *bypass* gástrico: visualização da anastomose entre a bolsa gástrica e o estômago excluso.

- Corpo e antro com mucosa homogênea.
- À retrovisão, fundo e corpo gástrico com alteração anatômica em razão da anastomose gastrogástrica (Fig. 7-3).
- Piloro e duodeno normais.

RX contrastado de esôfago, estômago e duodeno após reversão (Fig. 7-4):

- Esôfago normal.
- Bolsa gástrica medindo em torno de 4 cm de comprimento com anastomose ao estômago excluso, que apresenta diâmetro diminuído difusamente graças ao BGYR prévio.
- Duodeno normal.

Acompanhamento: reganho de 10 kg após 1,5 ano, mantendo IMC = 26 kg/m^2.

Cronologia dos eventos: (Quadro 7-1).

DISCUSSÃO

A síndrome de *dumping* remete a um conjunto de sintomas pós-prandiais decorrentes da passagem rápida do conteúdo hipertônico (carboidratos simples, por exemplo) do estômago para o intestino delgado, ocasionados principalmente por gastrectomia ou qualquer interrupção do mecanismo do esfíncter pilórico.[1] Pode ocorrer após qualquer cirurgia gástrica, sendo mais comum após BGYR (> 50%).[2]

Os sintomas de *dumping* precoce são secundários à liberação de diversos agentes, como serotonina, neurotensina, glucagon entérico e substâncias semelhantes à bradicinina.[3] Geralmente é um distúrbio autolimitado, e os sintomas duram entre 7 e 12 semanas de pós-operatório.

A síndrome de *dumping* tardia resulta da ocorrência de hiperglicemia e da subsequente resposta insulínica, levando à hipoglicemia, que ocorre entre 1 e 3 horas após uma refeição.[4]

A) ***Síndrome de* dumping *precoce:*** é a forma mais frequente, ocorre entre 20 e 30 minutos após alimentação e há predominância de sintoma gastrointestinal em relação ao sistema cardiovascular.[5,6]
   - Ausência de sintomas em jejum.
   - Náuseas, vômitos e eructações.
   - Dor abdominal tipo cólica.
   - Diarreia explosiva e sensação de plenitude epigástrica.
   - Rubor, vertigem e síncope.
   - Palpitações e taquicardia.

B) ***Síndrome de* dumping *tardia:*** sintomas iniciados entre 1 e 3 horas após alimentação.[5]
   - Diaforese.
   - Irritabilidade.
   - Dificuldade de concentração.
   - Tremores.

Quadro 7-1. Descrição cronológica do diagnóstico e conduta do caso clínico

	Quadro clínico	Tratamento
Dia 0	Obesidade mórbida	BGYR
90 Dias	Plenitude gástrica Taquicardia Sudorese Diarreia explosiva EDA: pós BGYR, sem anormalidades	Acarbose 50 mg, 8/8 h Gastrostomia laparoscópica para nutrição
1,5 ano	Melhora parcial e adequada nutrição	Reversão laparoscópica do BGYR
35º DPO	Aceitação adequada de dieta sólida	Acompanhamento
3 anos	Assintomática e reganho de peso (IMC = 26 kg/m^2)	Acompanhamento

Diagnóstico diferencial:[7]

- Obstrução intestinal.
- Doença inflamatória intestinal.
- Síndrome da alça aferente.
- Insuficiência pancreática.
- Fístula gastroentérica.
- Refluxo biliar pós-operatório.

Tratamento da síndrome de *dumping*

Na maioria das vezes, a conduta pode ser por meio de mudança dietética, evitando alimentos com grande quantidade de açúcar simples, realizando pequenas e frequentes refeições ricas em proteína e gordura e separando líquido e sólido durante uma refeição.[8,9]

A acarbose é um inibidor da α-glicosidade, que é indicado no tratamento de pacientes diabéticos; tem sido administrada nas refeições na dose de 50 a 100 mg, sendo capaz de reduzir a velocidade de absorção de carboidratos, com consequente diminuição da sobrecarga de açúcar e do risco de *dumping*. Esta terapêutica vem sendo aplicada em pacientes com BGYR, havendo melhora significativa dos sintomas.[8-10]

Caso não haja resposta, a utilização de agonistas da somatostatina de longa duração (p. ex., octreotídio) têm melhorado os sintomas. Estas medicações permitem que o trânsito intestinal da refeição ingerida seja prolongado e também inibem o esvaziamento gástrico.[5]

Procedimentos cirúrgicos podem ser uma alternativa a essa cara terapia medicamentosa, como reconstrução do piloro, reversão do BGYR, conversão de *Billroth II* para *Billroth I* e uma reconstrução em Y de *Roux*.[11,12]

Procedimentos endoscópicos têm sido aventados como medida minimamente invasiva no manejo da síndrome de *dumping* intratável, como é o caso da redução do calibre da anastomose gastrojejunal, naqueles casos em que a mesma se encontra dilatada, por meio da endoscopia digestiva alta, através da coagulação com plasma de argônio.[13] Ainda assim, estudos adicionais são necessários.[14]

REFERÊNCIAS BIBLIOGRÁFICAS

1. Hammer HF. Medical complications of bariatric surgery: focus on malabsorption and dumping syndrome. *Dig Dis* 2012;30(2):182-86.
2. Loss AB, De Souza AA, Pitombo CA *et al.* Analysis of the dumping syndrome on morbid obese patients submitted to Roux en Y gastric bypass. *Rev Col Bras Cir* 2009;36(5):413-19.
3. Ukleja A. Dumping syndrome: pathophysiology and treatment. *Nutr Clin Pract* 2005;20(5):517-25.
4. Favre L, Giusti V. Management of hyperinsulinemic hypoglycemia post-gastric bypass surgery. *Rev Med Suisse* 2011;7(288):706-10.
5. Tack J, Arts J, Caenepeel P *et al.* Pathophysiology, diagnosis and management of postoperative dumping syndrome. *Nat Rev Gastroenterol Hepatol* 2009;6(10):583-90.
6. Hejazi RA, Patil H, Mccallum RW. Dumping syndrome: establishing criteria for diagnosis and identifying new etiologies. *Dig Dis Sci* 2010;55(1):117-23.
7. Abell TL, Minocha A. Gastrointestinal complications of bariatric surgery: diagnosis and therapy. *Am J Med Sci* 2006;331(4):214-18.
8. Sarwer DB, Dilks RJ, West-Smith L. Dietary intake and eating behavior after bariatric surgery: threats to weight loss maintenance and strategies for success. *Surg Obes Relat Dis* 2011;7(5):644-51.
9. Ritz P, Vaurs C, Bertrand M *et al.* Usefulness of acarbose and dietary modifications to limit glycemic variability following Roux-en-Y gastric bypass as assessed by continuous glucose monitoring. *Diabetes Technol Ther* 2012;14(8):736-40.
10. Valderas JP, Ahuad J, Rubio L *et al.* Acarbose improves hypoglycaemia following gastric bypass surgery without increasing glucagon-like peptide 1 levels. *Obes Surg* 2012;22(4):582-86.
11. Santos EGD, Luna RA, Vieira OM. Duodenojejunostomia látero-lateral: uma alternativa cirúrgica para o tratamento do "dumping" pós gastrectomia. *Rev Col Bras Cirur* 2004;31:144-46.
12. Dapri G, Cadiere GB, Himpens J. Laparoscopic reconversion of Roux-en-Y gastric bypass to original anatomy: technique and preliminary outcomes. *Obes Surg* 2011;21(8):1289-95.
13. Fernandez-Esparrach G, Lautz DB, Thompson CC. Peroral endoscopic anastomotic reduction improves intractable dumping syndrome in Roux-en-Y gastric bypass patients. *Surg Obes Relat Dis* 2010;6(1):36-40.
14. Rostas JW, Mai TT, Richards WO. Gastric motility physiology and surgical intervention. *Surg Clin North Am* 2011;91(5):983-99.

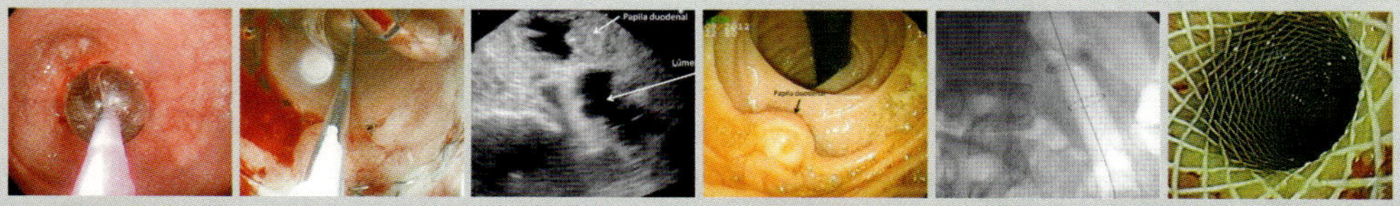

Capítulo 8

VÔMITOS APÓS *BYPASS* GÁSTRICO COM ANEL SEM ESTENOSE – DILATAÇÃO COM BALÃO

Victor R. M. Dib ▪ Álvaro Antônio Bandeira Ferraz
Patrícia de Paula ▪ Josemberg Campos ▪ Viviane Pinheiro Gomes

INTRODUÇÃO

Bypass gástrico em Y de Roux (BGYR) é um dos métodos atualmente empregados no tratamento da obesidade grave, apresentando baixa morbimortalidade.[1,2] Ainda não há consenso com relação ao benefício do uso de anel nesta técnica. Esta abordagem parece estar relacionada com a manutenção da perda ponderal a longo prazo.[3,4] Todavia, complicações, como deslizamento de anel, podem causar estenose da bolsa gástrica, levando a episódios de vômitos recorrentes.[5,6] Tais sintomas obstrutivos podem ocorrer, mesmo quando não há estenose, em razão apenas da presença da prótese.[7-9]

BGYR sem anel parece ser uma tendência mundial; entretanto, ainda há muitos pacientes que apresentam anel implantado e podem vir a apresentar vômito recorrente, sendo necessária a remoção desta prótese. A remoção cirúrgica ainda tem sido a principal abordagem.[10] Todavia, este é um método invasivo que apresenta riscos, como complicações per e pós-operatórias, desconforto pós-operatório, hospitalização e retorno tardio às atividades habituais.

Considerando os riscos operatórios, a dilatação endoscópica com balão de acalasia vem surgindo como opção minimamente invasiva, que promove ruptura ou alongamento do fio interno do anel, resolvendo a sintomatologia do paciente.[5] Assim, é uma adequada alternativa para o tratamento de vômito após BGYR.

Neste capítulo, será apresentado o tratamento endoscópico de pacientes submetidos à cirurgia com anel, que evoluíram com vômitos apesar da ausência de estenose gástrica; também será realizada discussão do diagnóstico diferencial de vômito após BGYR.

DIAGNÓSTICO DIFERENCIAL DE VÔMITO

Pacientes submetidos ao BGYR com anel podem apresentar vômitos pós-prandiais, principalmente quando o alimento é ingerido com rapidez ou em quantidade superior à capacidade do reservatório gástrico, mesmo na ausência de estenose. Neste grupo, também está incluída alteração especifica do esôfago, como distúrbio motor ou megaesôfago. Entretanto, a existência de área de estenose na bolsa gástrica ou na região proximal da alça alimentar também pode ser causa de vômito. O estreitamento decorrente do anel, *in situ* ou com deslocamento distal, tem sido um dos fatores associados a episódios eméticos. Nestas situações, a alteração anatômica pode ser avaliada por endoscopia ou radiologia com contraste.

Achados endoscópicos

Provável etiologia de vômito pós-BGYR:

- Estenose gástrica por anel.
- Estenose difusa da bolsa gástrica.
- Bolsa gástrica com anel e sem estenose – intolerância alimentar.
- Deslizamento de anel.
- Erosão intragástrica de anel.
- Estenose de anastomose gastrojejunal.
- Impactação alimentar.
- Úlcera de boca anastomótica.

Em tese realizada na UFPE, foram incluídos 63 pacientes submetidos ao BGYR em diversos Serviços de Cirurgia, e que apresentavam vômitos persistentes (frequência maior que quatro vezes por semana). Foi realizado tratamento endoscópico descrito a seguir (Fig. 8-1):[6]

Terapêutica endoscópica da disfunção do anel

Dilatação com balão 30 mm.

Técnica

- Procedimento em regime ambulatorial.
- Paciente em decúbito lateral esquerdo, sob sedação profunda com propofol e fentanil, por anestesiologista.
- Uso de endoscópio padrão de um canal.
- Passagem de fio-guia metálico (Savary®, Cook Medical Inc., Winston Salem, NC, EUA) e de balão Rigiflex® 30 mm (Boston Scientific, Natick, MA), cuja extremidade proximal foi posicionada logo abaixo da junção esofagogástrica.
- Insuflação do balão entre 15 e 19 psi, usando insuflador com pera e manômetro.
- Visualização da dilatação somente através de endoscopia, sem uso de radioscopia.
- Permanência da insuflação por cerca de 10 minutos.
- Desinsuflação e remoção do balão.
- Revisão endoscópica para diagnóstico de possíveis sinais de hemorragia ou perfuração.

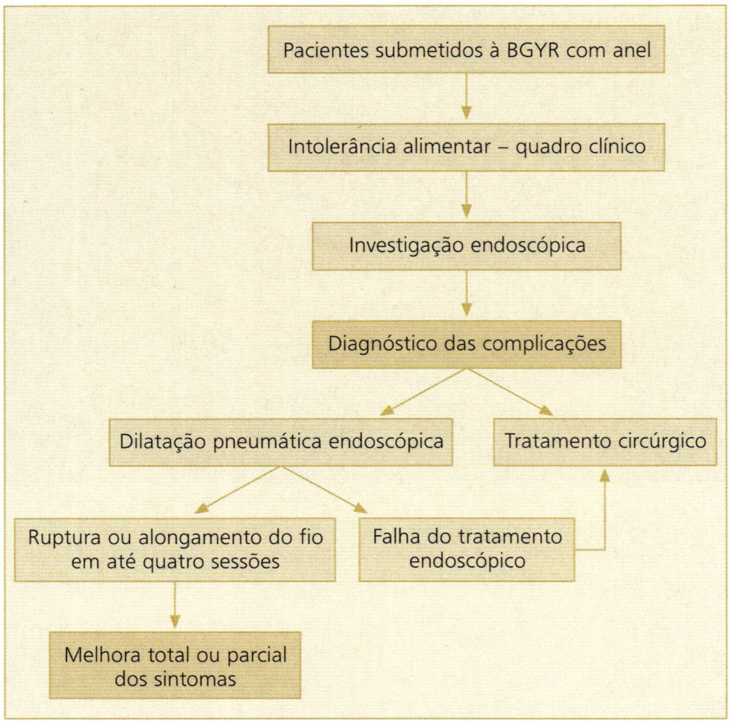

Fig. 8-1. Fluxograma descrevendo o tratamento endoscópico da intolerância alimentar por anel.

RESULTADOS

Os pacientes foram submetidos à dilatação com balão de acalasia aproximadamente 35,5 meses (11 a 156 meses) após o BGYR. No momento da primeira sessão, IMC médio era de 25,3 (17,9 a 40 kg/m^2) (Quadro 8-1).

O número de dilatações foi indicado de acordo com os sintomas de cada paciente, variando de uma a quatro. Foram necessárias quatro sessões em 12 (19%), três em 14 (22,2%), dois em 24 (38%) e uma em 13 (25,6%) pacientes.

Melhora dos sintomas foi alcançada em 61 casos: 59 (93,6%) obtiveram melhora total, e dois (3,2%) apresentaram melhora parcial dos sintomas (Quadro 8-2). Esses dois pacientes afirmaram estar satisfeitos e optaram por não mais serem submetidos a sessões de dilatação. Dois apresentaram falha do tratamento e foram, então, referidos à remoção cirúrgica do anel. Não houve recidiva dos sintomas após seguimento médio de 46,1 meses. Na ocasião, foi observado aumento do IMC de 25,3 kg/m^2 para 27,8 kg/m^2 (Quadro 8-3).

Quadro 8-1. Dados demográficos e análise descritiva

Variável	Média
Idade (anos)	42,4
Sexo (71,4% mulheres)	
IMC pré-operatório (kg/m^2)	42,4
Tempo: cirurgia – dilatação (meses)	35,5
IMC na dilatação (kg/m^2)	25,3
Acompanhamento após dilatação (meses)	46,1

Quadro 8-2. Resultados do tratamento endoscópico

Sintomatologia	nº	%
Melhora total dos sintomas	59	93,6
Melhora parcial dos sintomas	2	3,2
Remoção cirúrgica do anel	2	3,2

Complicações da dilatação

- *Sangramento digestivo (4,7%):* tratados com injeção de adrenalina, hospitalização para observação, dieta líquida, sucralfato, inibidor de bomba de prótons (IBP) 80 mg/dia e controle endoscópico. Não houve necessidade de hemotransfusão.
- *Erosão intragástrica de anel (3,2%):* que foram tratados por remoção endoscópica, utilizando tesoura e pinça de corpo estranho.[11]
- *Um caso de pneumoperitônio (1,6%):* tratado clinicamente com antibioticoterapia e dieta zero, em caráter hospitalar (Quadro 8-4).

DISCUSSÃO

Apesar de o anel estar relacionado com a manutenção da perda de peso a longo prazo,[3,10,12] esta prática ainda é controversa, uma vez que pode causar complicações, como erosão intragástrica, estenose gástrica e intolerância alimentar mesmo sem estenose.

Atualmente, a derivação gástrica sem anel parece ser uma tendência mundial,[10] mas há muitos pacientes que já apresentam o anel implantado e que podem apresentar estenose gástrica ou intolerância alimentar nos casos onde não há estenose. Essas condições podem levar a vômito, perda de peso excessiva e desnutrição, condições desfavoráveis à remoção cirúrgica do anel. Apesar disso, cirurgia tem sido o tratamento de escolha em muitas instituições do mundo.

Em 2006, Stubbs *et al.* apresentaram estudo prospectivo no qual em 5% dos 415 pacientes submetidos a BGYR foi necessária a remoção cirúrgica do anel em razão da intolerância alimentar grave.[13] A abordagem cirúrgica é muito desafiadora, uma vez que o anel está aderido à bolsa gástrica, implicando maior risco de perfuração e sangramento.[14]

Apesar da segurança do tratamento endoscópico, o deslizamento do balão pode causar pneumoperitônio e sangramento digestivo durante a dilatação pneumática. Entretanto, tais complicações podem ser evitadas pela insuflação gradual do balão, utilizando-se um manômetro, É também importante que o endoscopista segure firmemente o cateter do balão.[6]

Dilatação pneumática consiste em tentar romper ou apenas alongar o fio interno do anel, levando à resolução dos sintomas. Entretanto, se o anel estiver fechado por uma trava, como nos casos de banda ajustável, a dilatação está contraindicada. Isquemia gastrointestinal na área do anel é outra contraindicação graças ao risco de perfuração.[15]

Quando não houver a ruptura do fio, o balão causará apenas um alongamento do fio, levando ao aumento do diâmetro da bolsa gástrica na região do anel. Não é possível determinar precisamente se o fio irá romper ou não. Fios de seda apresentam uma maior tendência a romper que fios de poliéster. Por ser mais elástico, fios de polipropileno tendem a ser apenas alongados durante a dilatação pneumática.[6]

Quadro 8-3. Análise do IMC antes e após a dilatação com balão

Variável	Média	p-valor
IMC pré-operatório	42,4	
IMC na dilatação	25,3	< 0,001
IMC após acompanhamento	27,8	

Quadro 8-4. Complicações relacionadas com o procedimento

Complicação	nº	%
Sangramento	3	4,7
Erosão intragástrica	2	3,2
Pneumoperitônio	1	1,6

O procedimento é realizado com o paciente sob sedação profunda, uma vez que a insuflação do balão de 30 mm causa dor abdominal, podendo persistir por alguns minutos após a desinsuflação. Quando o paciente apresenta dor em ombro e costas, pneumoperitônio deve ser considerado diagnóstico diferencial. Os procedimentos podem ser guiados por radioscopia ou apenas endoscopia, de acordo com a escolha e experiência da equipe. A dilatação endoscópica quando não guiada por fluoroscopia é igualmente segura, além de evitar exposição radiológica e permitir que o procedimento seja realizado em caráter ambulatorial.[16]

Visualização endoscópica revela ruptura do fio no momento em que a compressão extrínseca do anel não é mais observada. O alongamento ou ruptura do fio podem ser caracterizados imediatamente após a desinsuflação do balão, quando aumento no diâmetro da bolsa gástrica é observado. Como efeito colateral, a anastomose gastrojejunal é também dilatada. Isso pode ser explicado pelo fato de o balão ter 10 cm de comprimento, e a bolsa gástrica, 5 a 7 cm. Síndrome de *dumping* pode ocorrer em alguns desses casos que devem ser tratados clinicamente.

Reganho de peso em pacientes que apresentam erosão intraluminal foi descrito na literatura.[11] Assim, seria esperado reganho ponderal similar após dilatação pneumática ou remoção cirúrgica do anel,[11,14] em razão da interrupção da função restritiva dessa prótese. Entretanto, aumento significativo do IMC não é, em geral, observado. Isso indica que o BGYR sem anel também alcança bons resultados, e que a restrição causada pelo anel não é fator determinante exclusivo para a manutenção da perda de peso.

Por ser procedimento ambulatorial, a dilatação pneumática apresenta vantagens quando comparada ao procedimento cirúrgico (paciente internado): redução de custos, ambiente menos estressante, alta hospitalar no mesmo dia. Esse procedimento apresenta alta taxa de sucesso, baixa morbidade e nenhuma mortalidade. Complicações são pouco frequentes e podem ser tratadas sem necessidade de reintervenção cirúrgica.

CONSIDERAÇÕES FINAIS

- Apenas a presença do anel sem estenose no BGYR pode causar intolerância alimentar.
- A dilatação endoscópica para o tratamento da intolerância alimentar após BGYR é procedimento viável, seguro e minimamente invasivo, com baixa taxa de reganho de peso e de complicações.

REFERÊNCIAS BIBLIOGRÁFICAS

1. Capella JF, Capella RF. An assessment of vertical banded gastroplasty-Roux-en-Y gastric bypass for the treatment of morbid obesity. *Am J Surg* 2002;183(2):117-23.
2. Buchwald H, Avidor Y, Braunwald E *et al.* Bariatric surgery: a systematic review and meta-analysis. *JAMA* 2004;292(14):1724-37.
3. Arceo-Olaiz R, Espana-Gomez MN, Montalvo-Hernandez J *et al.* Maximal weight loss after banded and unbanded laparoscopic Roux-en-Y gastric bypass: a randomized controlled trial. *Surg Obes Relat Dis* 2008;4(4):507-11.
4. Valezi AC, Mali Jr J, de Menezes MA *et al.* Weight loss outcome after silastic ring Roux-en-Y gastric bypass: 8 years of follow-up. *Obes Surg* 2010;20(11):1491-95.
5. Campos JM, Evangelista LF, Ferraz AA *et al.* Treatment of ring slippage after gastric bypass: long-term results after endoscopic dilation with an achalasia balloon (with videos). *Gastrointest Endosc* 2010;72(1):44-49.
6. Evangelista LF, Campos JM, Ferraz AAB *et al.* Uso de anillo en bypass gástrico: Ventajas y desventajas. *Rev Chile Cirugía* 2009;61:571-77.
7. Crampton NA, Izvornikov V, Stubbs RS. Silastic ring gastric bypass: a comparison of two ring sizes: a preliminary report. *Obes Surg* 1997;7(6):495-99.
8. Arasaki CH, Del Grande JC, Yanagita ET *et al.* Incidence of regurgitation after the banded gastric bypass. *Obes Surg* 2005;15(10):1408-17.
9. Ferraz A, Campos J, Dib V *et al.* Food intolerance after banded gastric bypass without stenosis: aggressive endoscopic dilation avoids reoperation. *Obes Surg* 2013;23(7):959-64.
10. Awad W, Garay A, Martinez C. Ten years experience of banded gastric bypass: does it make a difference? *Obes Surg* 2012;22(2):271-78.
11. Fobi M, Lee H, Igwe D *et al.* Band erosion: incidence, etiology, management and outcome after banded vertical gastric bypass. *Obes Surg* 2001;11(6):699-707.
12. Bessler M, Daud A, Kim T *et al.* Prospective randomized trial of banded versus nonbanded gastric bypass for the super obese: early results. *Surg Obes Relat Dis* 2007;3(4):480-84.
13. Stubbs RS, O'Brien I, Jurikova L. What ring size should be used in association with vertical gastric bypass? *Obes Surg* 2006;16(10):1298-303.
14. Taddeucci RJ, Madan AK, Ternovits CA *et al.* Laparoscopic re-operations for band removal after open banded gastric bypass. *Obes Surg* 2007;17(1):35-38.
15. Tang SJ, Provost DA, Livingston E *et al.* Management of transmesenteric tunnel jejunal strictures with endoscopic dilation by using achalasia balloons (with videos). *Gastrointest Endosc* 2009;70(1):154-58.
16. Rai RR, Shende A, Joshi A *et al.* Rigiflex pneumatic dilation of achalasia without fluoroscopy: a novel office procedure. *Gastrointest Endosc* 2005;62(3):427-31.

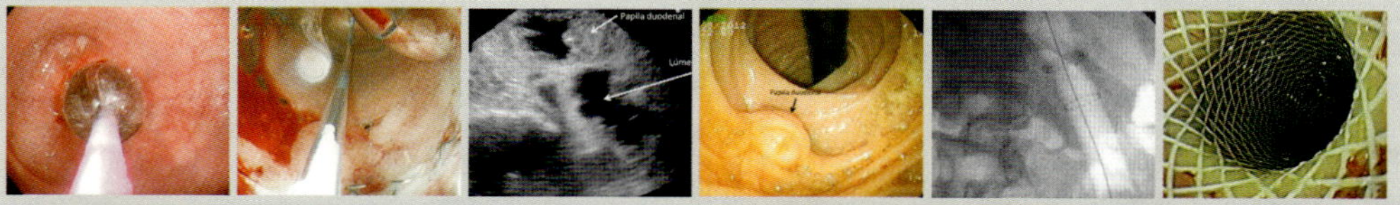

Capítulo 9

Endoscopia Digestiva Alta Pré-Operatória – Indicação de Rotina

Marcelo Falcão ▪ Eduardo Franca
Manoel Galvão Neto ▪ Almino Cardoso Ramos

INTRODUÇÃO

O papel da endoscopia digestiva alta (EDA) no pré-operatório da cirurgia bariátrica pode ter como base a presença ou ausência de sintomas. A importância de uma EDA na vigência de sintomas de refluxo, disfagia e/ou dispepsia tem valor clínico em recentes orientações (*guidelines*) e é igualmente relevante no pré-operatório desses pacientes.[1-3]

A EDA em assintomáticos tem a possibilidade de identificar lesões que alteram o tratamento cirúrgico, uma alternativa associada aos estudos de contraste que podem fornecer informações complementares na endoscopia.[4] A infecção por *Helicobacter pylori* está presente em 30 a 40% dos pacientes em pré-operatório de cirurgia bariátrica, sendo necessária uma avaliação prévia para diagnóstico e terapêutico, se necessário.[5]

Este capítulo tem como objetivo apresentar caso clínico sobre realização de EDA pré-operatória, diagnosticando neoplasia gástrica avançada.

CASO CLÍNICO

Mulher, de 51 anos de idade, peso = 103,6 kg e altura = 1,65 m (IMC = 38 kg/m^2), portadora de apneia do sono, esteatose hepática, dislipidemia e hipertensão arterial sistêmica, sendo indicado tratamento cirúrgico para obesidade. Apresentava pirose noturna com piora nos últimos 15 dias, associada à disfagia leve; havia realizado endoscopia há 5 anos. Nova EDA foi indicada.

Diagnóstico endoscópico

Extensa lesão ulceroinfiltrativa em pequena curvatura gástrica, hiperemiada, recoberta por fibrina amarela e alguns pontos de hematina, raros pontos necróticos, endurecida ao toque da pinça, com início logo abaixo da cárdia e seguindo até o antro (Fig. 9-1). Realizada biópsia, com vários fragmentos.

Laudo histopatológico

- Fragmentos de mucosa gástrica de antro, com área de ulceração do epitélio de revestimento, recoberta por crosta fibrinoleucocitária.
- Na lâmina própria há neoplasia infiltrativa, constituída por células epiteliais isoladas, exibindo citoplasma amplo e vacuolizado, com núcleos hipercromáticos e rechaçados para periferia celular (aspecto de "anel de sinete").[6]
- As glândulas adjacentes mostram alterações regenerativas e moderada metaplasia intestinal.

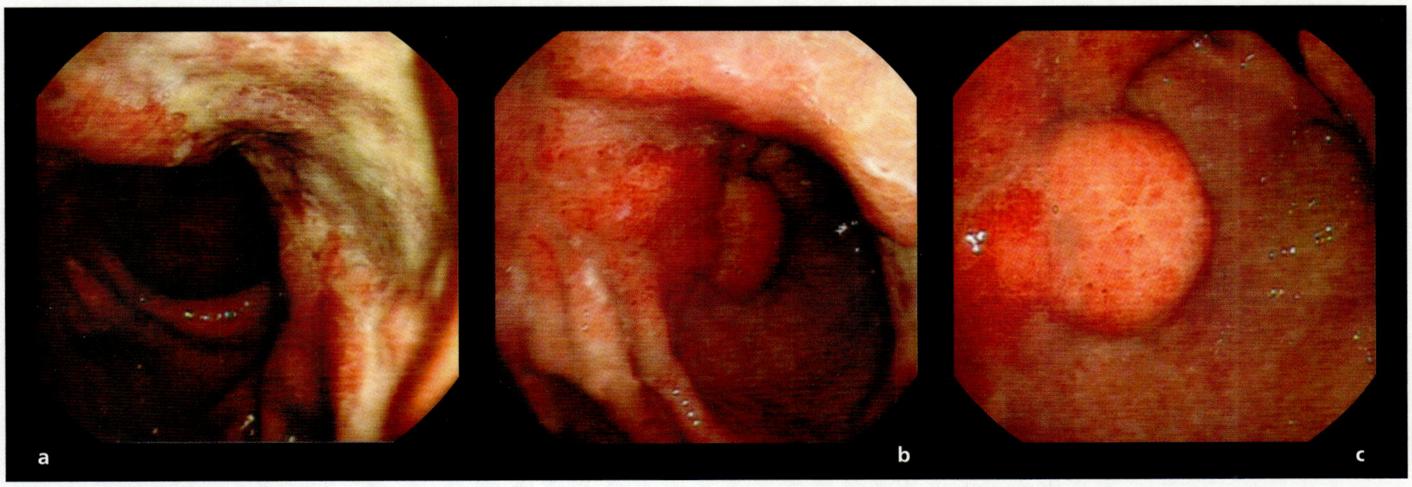

Fig. 9-1. Imagem endoscópica de neoplasia em pequena curvatura gástrica. **a** Lesão ulcerada. **b** Lesão ulceroinfiltrativa. **c** Lesão elevada e endurecida em antro.

- Moderado infiltrado linfoplasmocitário na lâmina própria, além de neutrófilos que permeiam o epitélio glandular.
- *H. pylori* negativo.

Conduta

Encaminhada para tratamento cirúrgico, oncológico, especializado da neoplasia gástrica avançada.

Cronologia dos eventos

Quadro 9-1. Descrição cronológica do quadro clínico e tratamento

	Quadro clínico	Tratamento
Dia 0	Obesidade grau II (IMC = 38)	Pré-op. de BGYR
20 dias	Pirose e disfagia EDA: lesão ulceroinfiltrativa	EDA + biópsia da lesão IBP
25 dias	Assintomática Histopatológico: adenocarcinoma em "Anel de Sinete"	IBP Encaminhada para oncologia clínica

DISCUSSÃO

A justificativa para a realização da EDA antes da cirurgia bariátrica é pautada na investigação e no tratamento de lesões que potencialmente podem alterar o tipo de técnica cirúrgica, causando complicações no pós-operatório imediato ou determinando sintomas. Uma recente metanálise mostrou que a obesidade foi associada a significativo aumento do risco de DRGE, esofagite erosiva e adenocarcinoma de esôfago.[7-9]

Mesmo na ausência de queixas, a EDA mostrou ser uma valiosa ferramenta, mudando a estratégia cirúrgica ou demandando um tratamento clínico antes do procedimento em até 61,5% do total de pacientes do estudo de Sharaf *et al.*[7] Estudos publicados demonstram que a EDA de rotina antes da banda gástrica ajustável, gastroplastia vertical e do BGYR pode identificar uma variedade de doenças incluindo hérnia hiatal, esofagites e úlceras gástricas.[10-12]

Campos *et al.* descrevem a endoscopia como um exame primordial na avaliação pré-operatória da cirurgia bariátrica, corroborando com outras publicações, como Frigg *et al.*, Verset *et al.* e Cowan *et al.*[4,13-15] Zeni *et al.* revelaram que a EDA pré-operatória alterou ou adiou tratamento cirúrgico em 9,4% da sua série, identificando um carcinoide de duodeno.[12]

A literatura evidencia importantes publicações com valores dos achados endoscópios como Sharaf *et al.* que obtiveram: hérnia hiatal em 40%, gastrite em 28,7%, esofagite em 9,2%, úlcera gástrica em 3,6%, esôfago de Barrett em 3,6% e úlcera de esôfago em 3,1%.[7] Shirmer *et al.* avaliaram 560 pacientes havendo mudança do tratamento em 4,9% em razão de achados endoscópicos, sendo o *H. pylori* positivo em 30,1%.[16]

CONSIDERAÇÕES FINAIS

A *American Society for Gastrointestinal Endoscopy* (ASGE), tendo como base evidências, recomenda:

- EDA deve ser realizada em todos os pacientes com sintomas que serão submetidos à cirurgia bariátrica (Nível 2C).
- EDA deve ser considerada em todos os pacientes que serão submetidos ao BGYR, independente da presença de sintomas (Nível 3).
- Nos pacientes assintomáticos e que não fizeram EDA, é recomendado um teste não invasivo para pesquisa do *H. pylori* (Nível 3).
- Nos pacientes assintomáticos e que farão Banda Gástrica Ajustável, EDA deve ser considerada para excluir hérnia de grande tamanho que pode modificar a técnica (Nível 2C).

A endoscopia em cirurgia bariátrica é um novo campo de atuação, em que o conhecimento ainda está sendo definido. São necessários ensaios clínicos randomizados e controlados na área, restando como fonte de informação os relatos e série de casos e opinião de *experts*.

REFERÊNCIAS BIBLIOGRÁFICAS

1. Ikenberry SO, Harrison ME, Lichtenstein D *et al.* The role of endoscopy in dyspepsia. *Gastrointest Endosc* 2007;66(6):1071-75.
2. Lichtenstein DR, Cash BD, Davila R *et al.* Role of endoscopy in the management of GERD. *Gastrointest Endosc* 2007;66(2):219-24.
3. Anderson MA, Gan SI, Fanelli RD *et al.* Role of endoscopy in the bariatric surgery patient. *Gastrointest Endosc* 2008;68(1):1-10.
4. Frigg A, Peterli R, Zynamon A *et al.* Radiologic and endoscopic evaluation for laparoscopic adjustable gastric banding: preoperative and follow-up. *Obes Surg* 2001;11(5):594-99.
5. De Moura Almeida A, Cotrim HP, Santos AS *et al.* Preoperative upper gastrointestinal endoscopy in obese patients undergoing bariatric surgery: is it necessary? *Surg Obes Relat Dis* 2008;4(2):144-49.
6. Huh CW, Jung DAH, Kim JH *et al.* Signet ring cell mixed histology may show more aggressive behavior than other histologies in early gastric cancer. *J Surg Oncol* 2013;107(2):124-29.
7. Sharaf RN, Weinshel EH, Bini EJ *et al.* Endoscopy plays an important preoperative role in bariatric surgery. *Obes Surg* 2004;14(10):1367-72.
8. Projeto Diretrizes – Sociedade Brasileira de Endoscopia, gestão 2007-2008 Endoscopia em cirurgia bariátrica. Acesso em: 24 Jun. 2013. Disponível em: <http://www.sobed.org.br/web/arquivos_antigos/pdf/diretrizes/Endoscopia_e_cirurgia_bariatrica.pdf>
9. Hampel H, Abraham NS, El-Serag HB. Meta-analysis: obesity and the risk for gastroesophageal reflux disease and its complications. *Ann Intern Med* 2005;143(3):199-211.
10. Smigielski JA, Szewczyk T, Modzelewski B *et al.* Gastric perforation as a complication after BioEnterics intragastric balloon bariatric treatment in obese patients-synergy of endoscopy and videosurgery. *Obes Surg* 2010;20(11):1597-99.
11. Korenkov M, Sauerland S, Shah S *et al.* Is routine preoperative upper endoscopy in gastric banding patients really necessary? *Obes Surg* 2006;16(1):45-47.
12. Zeni TM, Frantzides CT, Mahr C *et al.* Value of preoperative upper endoscopy in patients undergoing laparoscopic gastric bypass. *Obes Surg* 2006;16(2):142-46.
13. Verset D, Houben JJ, Gay F *et al.* The place of upper gastrointestinal tract endoscopy before and after vertical banded gastroplasty for morbid obesity. *Dig Dis Sci* 1997;42(11):2333-37.
14. Cowan Jr GS, Hiler ML, Buffington C. Criteria for selection of patients for bariatric surgery. *Eur J Gastroenterol Hepatol* 1999;11(2):69-75.
15. Campos JM, Pereira EF, Evangelista LF *et al.* Gastrobronchial fistula after sleeve gastrectomy and gastric bypass: endoscopic management and prevention. *Obes Surg* 2011;21(10):1520-29.
16. Schirmer B, Erenoglu C, Miller A. Flexible endoscopy in the management of patients undergoing Roux-en-Y gastric bypass. *Obes Surg* 2002;12(5):634-38.

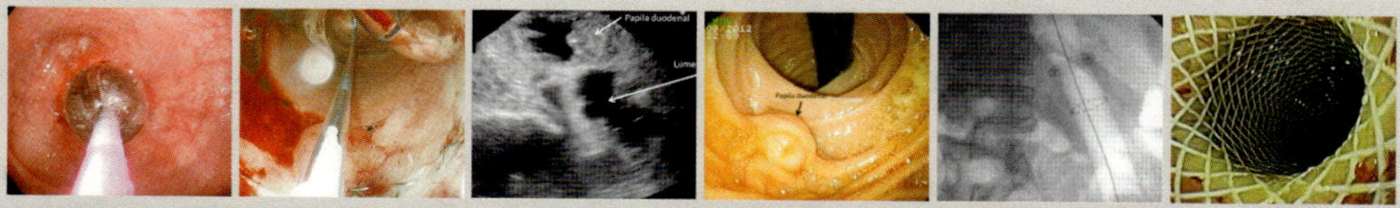

Capítulo 10

ENDOSCOPIA PREOPERATORIA – INDICACIÓN SELECTIVA

Amador G. Gordejuela ■ Jordi Pujol Gebelli

INTRODUCCIÓN

En todos los procedimientos disponibles actualmente en el armamentario de la cirugía bariátrica siempre se actúa o se modifica la anatomía del estómago.[1] Según el procedimiento, esta modificación puede ser temporal o definitiva, y puede dejar partes del mismo excluidas para futuras evaluaciones endoscópicas. Por otro lado, estas modificaciones anatómicas suelen conllevar alteraciones en la fisiología de la ingesta o del tránsito esofagogástrico que pueden ocasionar mejoría o empeoramiento de procesos esofagogástricos subyacentes previos a la cirugía.[2]

Con todo esto, a la hora de realizar el estudio preoperatorio es necesario conocer las implicaciones que puedan ocasionar los procedimientos a realizar sobre el futuro a corto, medio y largo plazo en la fisiología y anatomía esofagogástrica de los pacientes obesos mórbidos.[3,4]

Es conocido que la obesidad mórbida se correlaciona con clínica de reflujo gastroesofágico, así como con alteraciones anatómicas en la unión esofagogástrica hasta en un 20% de los pacientes. Por otro lado, la prevalencia de infección por *Helicobacter pylori* afecta a cerca del 10% de la población adulta sana. Y finalmente, es preciso reconocer también que existen múltiples formas de gastritis de diferentes orígenes (infecciosas, medicamentosas, ambientales,...) que afectan a diferentes proporciones de la población.[5]

ENDOSCOPIA DIGESTIVA ALTA PREOPERATORIA

El papel de la endoscopia en el estudio preoperatorio de los pacientes candidatos a cirugía bariátrica a priori parece claro y debería ser una exploración sistemática en todos los preoperatorios, pero en la literatura no existe un nivel de evidencia alto que lo justifique.[6]

Existen numerosas publicaciones que exponen series de casos prospectivas o retrospectivas de endoscopias preoperatorias, con hallazgos entren un 18 y 54% de los casos. De todos estos solo el 1 a 3% suponían hallazgos que debieran modificar la técnica quirúrgica a realizar. Entre un 10 y 20% de los casos se debía realizar algún tipo de terapéutica médica previa a la cirugía (Cuadro 10-1).[3, 5-11]

Pese a que las cifras no son muy llamativas a primera vista, todos los trabajos recomiendan realizar endoscopia preoperatoria sea cual sea la técnica a realizar.

ENDOSCOPIA DIGESTIVA ALTA PREOPERATORIA, ¿SIEMPRE?

Pese a que la endoscopia digestiva alta es un procedimiento con reducida morbilidad y escasa o nula mortalidad asociadas, con una buena tolerancia y escasas secuelas, su realización en pacientes obesos mórbidos no está exenta de complicaciones. Muchas de ellas vienen relacionadas con la tolerancia a la misma y con problemas

Cuadro 10-1. Publicaciones de series de casos de endoscopias preoperatorias

	EDA	Pacientes con hallazgos		Esofagitis		Gastritis		Hernia hiato		Pólipos/Tumores	
Autor (ano)	**nº**	**nº**	**%**	**nº**	**%**	**nº**	**%**	**nº**	**%**	**nº**	**%**
Verset[6] (1997)	147	99	67,0	45	31,0	25	17,0	92	63,0	–	–
Shirmer[8] (2002)	536	26	5,0	16	2,9	–	–	3	0,54	3	0,54
Sharaf[3] (2004)	195	40	20,5	21	11,0	10	5,1	78	40,0	–	–
Madan[5] (2004)	102	92	90,0	–	–	–	–	92	90,0	3	2,9
Korenkov[9] (2006)	145	15	10,0	4	3,0	1	0,7	8	5,5	1	0,7
Zeni[7] (2006)	159	16	9,5	30	18,3	43	27,0	9	16,1	10	6,4
Loewen[10] (2008)	447	137	29,3	5	1,1	61	13,6	40	9,0	20	4,4
Mong[11] (2008)	272	33	12,0	20	7,4	5	1,8	–	–	1	0,3

ventilatorios relacionados con la sedación o el paso del tubo.[12] Aunque son muy pocos los casos conocidos de complicaciones es necesario realizar una valoración adecuada sobre la idoneidad de la aplicación sistemática.

Por otro lado, también es posible plantear argumentos económicos. La endoscopia digestiva alta esta cargada con un coste económico bajo-moderado en función del entorno en el que se realice.[13] Dado que la obesidad mórbida es un problema creciente que afecta al 15 a 25% de la población según los países, y que cada vez son más los casos de cirugía bariátrica que se realizan, los costes asociados a los procedimientos son también crecientes.

Revisando exhaustivamente los datos publicados sobre hallazgos preoperatorios se pueden extraer dos conclusiones. La primera es que la prevalencia de lesiones que puedan comprometer la decisión quirúrgica es baja o muy baja; y la segunda es que en la mayoría de los casos existe una elevada correlación entre sintomatología previa y los hallazgos observados. En menos de un tercio de los casos la patología subyacente cursaba de forma asintomática.[6]

Analizando el coste-beneficio de la endoscopia preoperatoria, podemos encontrar que aproximadamente sólo un 40% de los pacientes se pueden beneficiar los hallazgos de las mismas, y que en un 1-3% de los casos estos hallazgos puedan llegar a modificar la cirugía a realizar.[6]

Ante estos hallazgos es posible plantear que la necesidad de una endoscopia preoperatoria puede quedar limitada a los siguientes supuestos:

- Patología y/o cirugía esofagogástrica previa.
- Clínica sugestiva de patología esofagogástrica.
- Cirugía que impida futuros exámenes de todo el tracto esofagogastroduodenal.
- Condiciones ambientales/familiares que impliquen mayor riesgo de patología maligna esofagogástrica.

ENDOSCOPIA DIGESTIVA ALTA PREOPERATORIA, DEPENDE

La justificación a este planteamiento se debe a las razones previamente expuestas.

En el caso de los pacientes con patología ya conocida o bien que han presentado algún tipo de cirugía esofagogástrica es necesario evaluar de forma exhaustiva el estado actual de cara a la planificación cirúrgica. Cuando hay modificaciones anatómicas previas (cirugías antirreflujo, resecciones atípicas,...) el estado actual de la unión esofagogástrica y de la cámara gástrica permite complentar los argumentos para la elección de la técnica.[14]

Igualmente, en los casos de patología ya conocida, la técnica bariátrica a realizar puede mejorar o empeorar la sintomatología y el desarrollo natural. Los hallazgos endoscópicos permitirán orientar al cirujano en cuanto a la técnica a realizar.[14]

Uno de los aspectos más importantes a la hora de indicar una endoscopia preoperatoria se basa en la historia clínica y el examen físico de los pacientes en las primeras visitas. Con estas potentes herramientas del juicio clínico se puede orientar mejor el procedimiento a realizar para conseguir los mejores resultados en pérdida ponderal, mejoría de calidad de vida y resolución de comorbilidades. El interrogatorio centrado en la patología digestiva debe incluir despistaje de patología motora y péptica de esófago y estómago, ya que su presencia puede modificar claramente la cirugía a realizar[5]. En casos de sospecha clínica, la confirmación diagnóstica vendrá de la mano de estudios radiológicos y de la endoscopia digestiva alta.

En aquellos casos en los que se vaya dejar un estómago excluido, haya o no sospecha clínica, puede ser importante la realización de estudio endoscópico previo para el despistaje de *Helicobacter pylori* o de lesiones mucosas. Su adecuado tratamiento preoperatorio prevendrán de futuras complicaciones.[15]

En aquellos casos o entornos en los que la incidencia de patología esofago gástrica maligna sea más elevada, los estudios preoperatorios pueden ser obligados para descartar la presencia de estas patologías antes de la cirugía.[16]

CONSIDERACIONES FINALES

Pese a que la endoscopia digestiva alta es una herramienta diagnóstica con baja morbilidad y mortalidad, bajo-moderado coste y con una elevada efectividad diagnóstica, no todos los pacientes candidatos a cirugía bariátrica precisan de estudios endoscópicos antes de la intervención. Examinando la literatura observamos que no existe evidencia suficiente que justifique su uso sistemático. Viendo los perfiles diagnósticos publicados en la literatura, se puede justificar la aplicación selectiva de esta prueba en el estudio preoperatorio de los pacientes bariátricos.

REFERENCIAS BIBLIOGRÁFICAS

1. Gilbert EW, Wolfe BM. Bariatric surgery for the management of obesity: state of the field. *Plast Reconstr Surg* 2012;130(4):948-54.
2. Triadafilopoulos G. Endotherapy and surgery for GERD. *J Clin Gastroenterol* 2007;41(Suppl 2):S87-96.
3. Sharaf RN, Weinshel EH, Bini EJ *et al.* Endoscopy plays an important preoperative role in bariatric surgery. *Obes Surg* 2004;14(10):1367-72.
4. Levitzky BE, Wassef WY. Endoscopic management in the bariatric surgical patient. *Curr Opin Gastroenterol* 2010;26(6):632-39.
5. Madan AK, Speck KE, Hiler ML. Routine preoperative upper endoscopy for laparoscopic gastric bypass: is it necessary? *Am Surg* 2004;70(8):684-86.
6. Verset D, Houben JJ, Gay F *et al.* The place of upper gastrointestinal tract endoscopy before and after vertical banded gastroplasty for morbid obesity. *Dig Dis Sci* 1997;42(11):2333-37.
7. Zeni TM, Frantzides CT, Mahr C *et al.* Value of preoperative upper endoscopy in patients undergoing laparoscopic gastric bypass. *Obes Surg* 2006;16(2):142-46.
8. Schirmer B, Erenoglu C, Miller A. Flexible endoscopy in the management of patients undergoing Roux-en-Y gastric bypass. *Obes Surg* 2002;12(5):634-38.
9. Korenkov M, Sauerland S, Shah S *et al.* Is routine preoperative upper endoscopy in gastric banding patients really necessary? *Obes Surg* 2006;16(1):45-47.
10. Loewen M, Giovanni J, Barba C. Screening endoscopy before bariatric surgery: a series of 448 patients. *Surg Obes Relat Dis* 2008;4(6):709-12.
11. Mong C, van Dam J, Morton J *et al.* Preoperative endoscopic screening for laparoscopic Roux-en-Y gastric bypass has a low yield for anatomic findings. *Obes Surg* 2008;18(9):1067-73.
12. deRoux SJ, Sgarlato A. Upper and lower gastrointestinal endoscopy mortality: the medical examiner's perspective. *Forensic Sci Med Pathol* 2012;8(1):4-12.
13. Peery AF, Dellon ES, Lund J *et al.* Burden of gastrointestinal disease in the United States: 2012 update. *Gastroenterology* 2012;143(5):1179-87 e1-3.
14. Clapp B, Yu S, Sands T *et al.* Preoperative upper endoscopy is useful before revisional bariatric surgery. *JSLS* 2007;11(1):94-96.
15. Giuliani A, Galati G, Demoro M *et al.* Screening of Helicobacter pylori infection after gastrectomy for cancer or peptic ulcer: results of a cohort study. *Arch Surg* 2010;145(10):962-67.
16. Humphreys LM, Meredith H, Morgan J *et al.* Detection of asymptomatic adenocarcinoma at endoscopy prior to gastric banding justifies routine endoscopy. *Obes Surg* 2012;22(4):594-96.

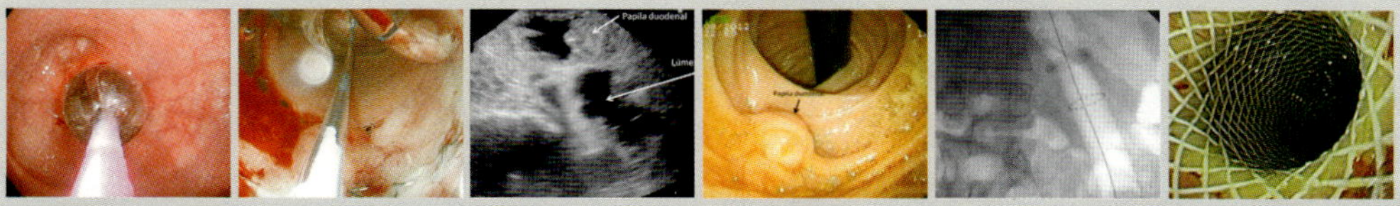

Capítulo 11

Melanoma Metastático em *Pouch* de *Bypass* Gástrico

Horus Antony Brasil ▪ Alexandre Benedito Neves Rodrigues

INTRODUÇÃO

O presente capítulo tem como objetivo apresentar um caso clínico de paciente com câncer metastático situado no *pouch*, em pós-operatório tardio de *bypass* gástrico em Y de Roux (BGYR).

CASO CLÍNICO

Mulher de 37 anos de idade, submetida a BGYR há 6 anos, com perda ponderal de 70 kg; houve perda de 3 kg no último mês.

Antecedentes

Leucemia mieloide aguda, 3 anos após o BGYR, com remissão após quimioterapia; também apresentou melanoma na região do dorso, que foi ressecado 5 anos após a cirurgia bariátrica.

Durante admissão nesse Serviço Médico, foi identificado orifício na região epigástrica, em cicatriz de cirurgia bariátrica, com saída de secreção escura, há cerca de 10 dias. Evoluiu com queda do estado geral, vômitos e febre há 3 dias.

Exame físico

Emagrecida, 47 kg, hipocorada ++/4+, anictérica, desidratada, hemodinamicamente estável, PA = 110 × 60 mmHg e FC = 118 bpm. Abdome flácido, sem sinais de irritação peritoneal e sem massas palpáveis. Na região epigástrica, havia incisão supraumbilical mediana, com orifício fistuloso.

Exames complementares

Hb = 4,9 mg/dL e PCR > 37 mg/dL.

Diante do quadro, foi realizada internação para reposição volêmica com cristaloides e hemoderivados, além da execução de outros exames complementares.

Diagnóstico endoscópico

- Bolsa gástrica: presença de lesões elevadas, polipoides, friáveis e de coloração vinhosa; uma delas estava localizada na anastomose gastrojejunal (Fig. 11-1), outras duas lesões semelhantes eram situadas na alça jejunal eferente (Fig. 11-2) e uma na alça exclusa (cega).
- Saída de ar com formação de bolhas no orifício da fístula na cicatriz cirúrgica (Fig. 11-3).
- Instilação de azul de metileno pelo canal do endoscópio, o qual não foi exteriorizado, sendo visto no curativo que cobria o trajeto fistuloso após 1 hora.
- Foram realizadas biópsias das lesões.

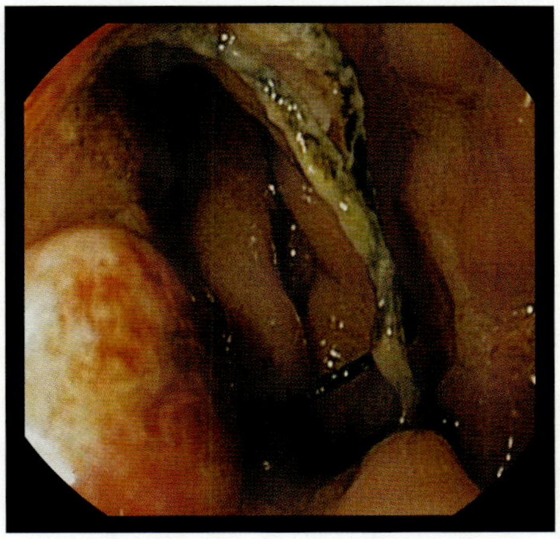

Fig. 11-1. Imagem endoscópica de lesão elevada, de coloração vinhosa e localizada na anastomose gastrojejunal.

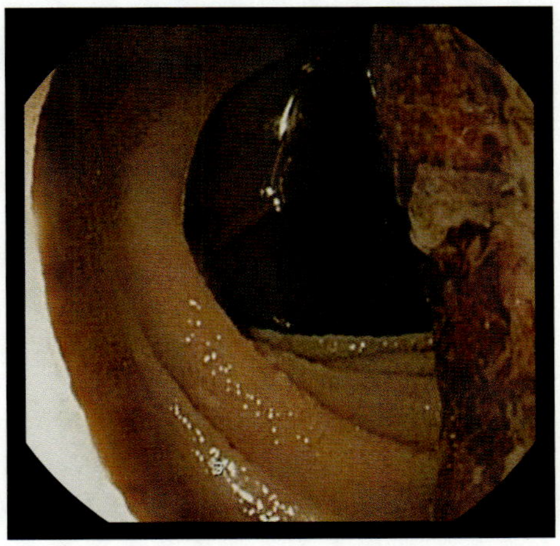

Fig. 11-2. Imagem endoscópica de lesão elevada situada na alça eferente.

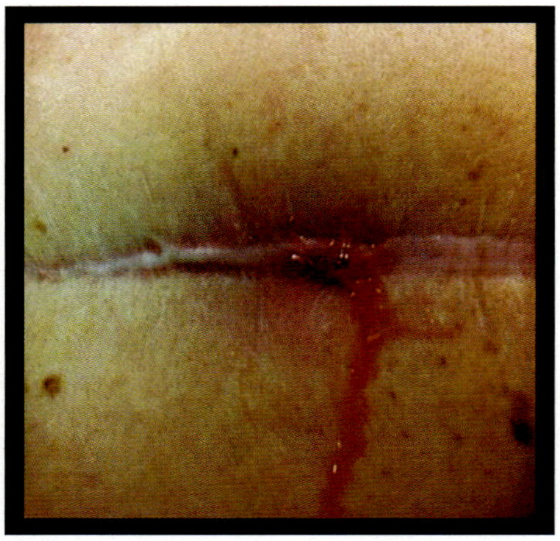

Fig. 11-3. Orifício fistuloso na cicatriz cirúrgica abdominal.

Diagnóstico histopatológico

- *Biópsia de lesão da anastomose gastrojejunal (AGJ):* neoplasia indiferenciada infiltrando mucosa e submucosa, com ulceração superficial do epitélio. Tumor compatível com melanoma metastático.
- *Biópsia de lesão de alça jejunal eferente:* neoplasia indiferenciada infiltrando mucosa e submucosa, com ulceração superficial do epitélio. Tumor compatível com melanoma metastático.
- *Biópsia de lesão de alça aferente:* neoplasia indiferenciada infiltrando mucosa e submucosa, com ulceração superficial do epitélio. Tumor compatível com melanoma metastático.

Diagnóstico imuno-histoquímico

Utilizado marcador S100:

- Melanoma metastático.

Diagnóstico tomográfico

Tórax, abdome e crânio:

- Foram descritas as lesões observadas pela endoscopia.
- Presença de pequena coleção adjacente à AGJ.
- Lesão no sistema nervoso central no estudo tomográfico do encéfalo, tratando-se de provável lesão metastática.

Instituída antibioticoterapia de amplo espectro e programada abordagem cirúrgica, a qual foi realizada no terceiro dia de internação hospitalar.

Primeira abordagem cirúrgica

- Laparotomia exploradora.
- Gastrectomia total com reconstrução em Y de Roux.

No oitavo dia de pós-operatório, a paciente evoluiu com febre, taquicardia e dor abdominal.

Segunda abordagem cirúrgica

- *Achado*: abdome agudo perfurativo decorrente de necrose de cólon próximo ao ângulo esplênico.
- *Conduta*: colectomia segmentar com anastomose colocólica.

Evolução clínica

A paciente permaneceu em regime de internação prolongada em unidade de terapia intensiva (UTI): drogas vasoativas, antibioticoterapia e antifúngicos de amplo espectro, suporte nutricional parenteral e assistência ventilatória.

Realizada traqueostomia, seguida de alta da UTI após 20 dias. Após melhora do quadro clínico, houve transferência para hospital de menor porte, na cidade de origem para tratamento paliativo, diante do reservado prognóstico.

Ocorreu óbito cerca de 3 meses após o diagnóstico.

Cronologia dos eventos

Quadro 11-1. Descrição cronológica do quadro clínico e tratamento

	Quadro clínico	Tratamento
Dia 0	Obesidade mórbida	BGYR
36 meses	Leucemia mieloide aguda	QT + remissão
50 meses	Lesão por melanoma em dorso	Ressecção da lesão + QT
72 meses	Fístula cutânea em epigástrio Hb = 4,9 e PCR > 37	Internamento + reposição volêmica com cristaloides e coloides
72 meses	EDA: lesões polipoides, AGJ, alças aferente e eferente TC abd: lesões gástricas TC crânio: lesão metastática	ATB + suporte clínico
72 meses	Histo: melanoma metastático Imuno-histoquímica: melanoma metastático	Gastrectomia total em Y de Roux
73 meses	Abdome agudo	Reoperação: colectomia segmentar com anastomose colocólica UTI
74 meses	Melhora clínica	Alta para enfermaria
74,5 meses	Melhora clínica	Transferência para hospital de médio porte Tratamento paliativo
75 meses	Piora clínica	Óbito

DISCUSSÃO

O melanoma é uma neoplasia maligna, originária dos melanócitos. Nos Estados Unidos representa menos de 5% de todos os cânceres. Pode disseminar para qualquer parte do corpo, sendo 1/3 das metástases no trato gastrointestinal.[1] No sistema digestório, o melanoma pode ser primário (raro) ou secundário (metástases de lesões cutâneas).[2]

A maioria dos pacientes é assintomática, e o diagnóstico é feito em apenas 1,5 a 4,4%.[3] Estudos de necropsia, revelaram a presença de lesões metastáticas para o trato digestório em 44 a 52% dos casos,[4] sendo o intestino delgado o sítio de maior acometimento (35 a 67%), seguido pelo cólon (9 a 15%) e estômago (5 a 7%).[5]

Essas lesões podem manifestar-se como alterações da mucosa, submucosa ou implante seroso. Podem ser melanóticas ou amelanóticas, sendo estas as mais prevalentes, em pouco mais de 50% dos casos.[6]

Os sintomas são variados, representados por: dor abdominal, sangramento digestivo, anemia, perda de peso, anorexia, náuseas e vômitos, tumoração abdominal palpável e sintomas secundários a eventuais quadros perfurativos.[7,8]

As apresentações mais frequentes são anemia (60%) e dor abdominal (59%).[4] A anemia é um sintoma frequente em pacientes submetidos ao tratamento cirúrgico da obesidade e pode ser justificada pela dificuldade de absorção de ferro.

Nesse grupo, outra causa de anemia é a ocorrência de úlcera péptica na linha de grampeamento, sutura da grande curvatura, ou justa-anastomótica, decorrentes de fatores isquêmicos locais. Nesta paciente, a causa da anemia foi agravada pela neoplasia. Assim, é importante lembrar que a anemia pós-bariátrica nem sempre é secundária à disabsorção, e que neoplasias podem acometer o estômago operado, na forma primária ou secundária.[9]

Atualmente, o PET-TC é o melhor exame para se avaliar metástase para o trato gastrointestinal, com sensibilidade de 95% e especificidade de 97%.[10]

A endoscopia tem valor diagnóstico, principalmente pela obtenção de material para confirmação histopatológica. As formas morfológicas observadas são variadas, podendo mimetizar outras neoplasias.

No material histológico, é observada proliferação melanocítica anormal, sendo frequentemente necessária a realização de imuno-histoquímica para se distinguir entre melanoma e outros tipos de câncer. Os marcadores imuno-histoquímicos mais empregados são S-100 e HMB-45.

De acordo com as indicações mais recentes propostas pelo Instituto Nacional do Câncer dos Estados Unidos, em maio de 2012, as opções terapêuticas para o controle e o tratamento do melanoma avançado (estágio IV) envolvem quimioterapia, manejo cirúrgico, drogas imunomoduladoras e, em alguns casos, tratamento radioterápico local para alívio dos sintomas.

As drogas mais utilizadas no tratamento quimioterápico são o temozolomide e a dacarbazina[11] e, mais recentemente, o vemurafenibe, liberado pelo FDA em agosto de 2011, para casos selecionados que demonstrem testes positivos para a mutação BRAF V600.

Apesar do caráter meramente paliativo, a terapêutica cirúrgica deve sempre ser proposta quando a condição clínica permitir; assim, é possível obter melhor controle e alívio dos sintomas, aumentando a sobrevida.[12,13] O uso de imunomoduladores, como o ipilimumab e a interleucina-2, também tem sido descrito.[14-16] Todavia, ainda não há consenso na literatura em relação ao impacto na sobrevida em estágio avançado da doença.

Embora o melanoma seja relativamente resistente à radiação, essa terapia paliativa pode aliviar os sintomas. Pacientes com metástase cerebral múltipla, metástase óssea e compressão da medula espinal podem obter alívio dos sintomas e diminuição da massa tumoral através de radioterapia.[17,18]

Apesar das medidas terapêuticas relatadas, o prognóstico continua ruim nesses pacientes.[19]

REFERÊNCIAS BIBLIOGRÁFICAS

1. Bender GN, Maglinte DD, Mclarney JH *et al.* Malignant melanoma: patterns of metastasis to the small bowel, reliability of imaging studies, and clinical relevance. *Am J Gastroenterol* 2001;96(8):2392-400.
2. Schuchter LM, Green R, Fraker D. Primary and metastatic diseases in malignant melanoma of the gastrointestinal tract. *Curr Opin Oncol* 2000;12(2):181-85.
3. Souza FFD, Souza FFD, Souza DATD *et al.* Melanoma metastático causando intussuscepção do intestino delgado: diagnóstico por 18F-FDG PET/TC. *Radiol Bras* 2009;42(1):333-35.
4. Agrawal S, Yao TJ, Coit DG. Surgery for melanoma metastatic to the gastrointestinal tract. *Ann Surg Oncol* 1999;6(4):336-44.
5. Rocha ME, Rodrigues GP, Borges SA *et al.* Metastatic melanoma of the stomach. *ABCD* 2008;21:205-7.
6. Tomasich FDS, Demarchi VCA, Luz MDA *et al.* Metástases intestinais de melanoma. *Rev Col Bras Cirur* 2003;30:92-97.
7. Capizzi PJ, Donohue JH. Metastatic melanoma of the gastrointestinal tract: a review of the literature. *Compr Ther* 1994;20(1):20-23.
8. Liang KV, Sanderson SO, Nowakowski GS *et al.* Metastatic malignant melanoma of the gastrointestinal tract. *Mayo Clin Proc* 2006;81(4):511-16.
9. Baretta GAP, Marchesini JB, Marchesini JCD *et al.* Anemia pós-cirurgia bariátrica: as causas nem sempre são relacionadas à cirurgia. *ABCD* 2008;21:95-97.
10. Swetter SM, Carroll LA, Johnson DL *et al.* Positron emission tomography is superior to computed tomography for metastatic detection in melanoma patients. *Ann Surg Oncol* 2002;9(7):646-53.
11. Balakan O, Suner A, Yigiter R *et al.* Long-term survival in metastatic malignant melanoma: ipilimumab followed by vemurafenib in a patient with brain metastasis. *Intern Med* 2012;51(19):2819-23.
12. Ollila DW, Essner R, Wanek LA *et al.* Surgical resection for melanoma metastatic to the gastrointestinal tract. *Arch Surg* 1996;131(9):975-79.
13. Shenoy S, Cassim R. Metastatic melanoma to the gastrointestinal tract: role of surgery as palliative treatment. *WV Med J* 2013;109(1):30-33.
14. Hodi FS, O'day SJ, Mcdermott DF *et al.* Improved survival with ipilimumab in patients with metastatic melanoma. *N Engl J Med* 2010;363(8):711-23.
15. Schwartzentruber DJ, Lawson DH, Richards JM *et al.* gp100 peptide vaccine and interleukin-2 in patients with advanced melanoma. *N Engl J Med* 2011;364(22):2119-27.
16. Delyon J, Mateus C, Lefeuvre D *et al.* Experience in daily practice with ipilimumab for the treatment of patients with metastatic melanoma: an early increase in lymphocyte and eosinophil counts is associated with improved survival. *Ann Oncol* 2013;24(6):1697-703.
17. Rate WR, Solin LJ, Turrisi AT. Palliative radiotherapy for metastatic malignant melanoma: brain metastases, bone metastases, and spinal cord compression. *Int J Radiat Oncol Biol Phys* 1988;15(4):859-64.
18. Herbert SH, Solin LJ, Rate WR *et al.* The effect of palliative radiation therapy on epidural compression due to metastatic malignant melanoma. *Cancer* 1991;67(10):2472-76.
19. Rubin KM, Lawrence DP. Your patient with melanoma: staging, prognosis, and treatment. *Oncology* 2009;23(8 Suppl):13-21.

Seção III

Cirurgias Bariátrica e Metabólica

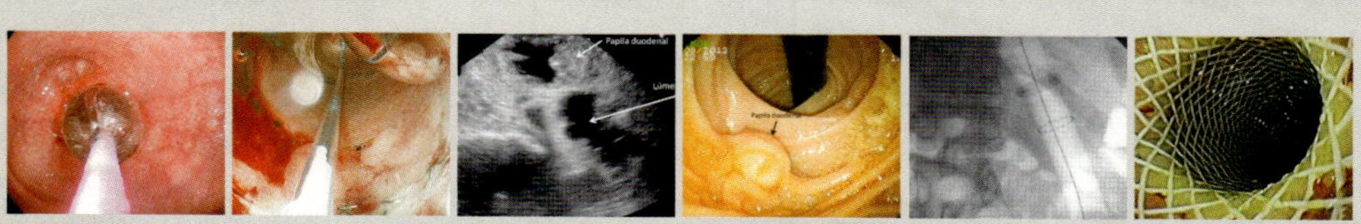

Capítulo 12

Globesidade – Epidemiologia da Obesidade

Gustavo Caldas ▪ Bruna Burkhardt Costi ▪ Marcio C. Mancini

INTRODUÇÃO

A tendência de crescimento da prevalência da obesidade mundial tem causado aumento das comorbidades, redução da expectativa de vida e viabilidade de oferta de cuidados básicos de saúde. O peso alterado é um fator de risco independente para doença coronariana e aumenta significativamente a morbimortalidade. Nas últimas três décadas, houve elevação desta doença em todas as faixas etárias.[1,2]

Conforme a Associação Internacional para Estudo da Obesidade (IASO/IOTF) estima-se que um bilhão de adultos apresenta sobrepeso (IMC 25-29,9 kg/m^2), e que 475 milhões sejam obesos (IMC > 30 kg/m^2).[3] Entre crianças de idade escolar, cerca de 200 milhões estão acima do peso, sendo que 40 a 50 milhões são obesas.[4] Por isso, essa doença vem-se tornando um problema de saúde pública em várias nações. Nos países em desenvolvimento, as mudanças socioeconômicas, culturais e demográficas levaram ao rápido crescimento da obesidade e das consequências naturais, que coexistem com a desnutrição, em um cenário paradoxal.[5]

O sobrepeso e a obesidade na infância também apresentam tendência ascendente. Estudos demonstram a relação entre obesidade infantil e síndrome metabólica na vida adulta, aumentando a morbimortalidade cardiovascular e a ocorrência de alguns tipos de câncer.[6,7]

Neste capítulo, serão apresentados os dados pontuais da Pesquisa de Orçamentos Familiares (POF) 2008-2009, seguidos de considerações em relação à tendência secular de aumento do peso na população brasileira em todas as idades, desde a década de 1970. Essas estimativas foram calculadas a partir dos seguintes inquéritos nacionais:[8,9]

- Estudo Nacional da Despesa Familiar (ENDEF), em 1974 e 1975.
- Pesquisa Nacional sobre Saúde e Nutrição (PNSN), em 1989.
- Pesquisa de Orçamentos Familiares (POF), em 2008 e 2009.

ESTADO NUTRICIONAL DA POPULAÇÃO ADULTA BRASILEIRA

Essa avaliação foi realizada pela POF 2008-2009 e considerou as condições da obesidade; déficit e excesso de peso. Epidemiologicamente, essas condições em adultos são diagnosticadas com base no IMC. Considera-se déficit de peso quando o IMC é inferior a 18,5 kg/m^2; sobrepeso e obesidade quando o IMC é igual ou superior a 25 kg/m^2 e 30 kg/m^2, respectivamente. A prevalência de déficit de peso em adultos foi de 2,7% (1,8% em homens e 3,6% em mulheres), portanto distante do limite de 5% que caracterizaria a presença de desnutrição na população. Apenas em mulheres jovens (de 20 a 24 anos) ou acima de 75 anos, a condição de déficit de peso alcançou frequência superior a 5% dos indivíduos examinados (8,3 e 5,4%, respectivamente).[10] Assim, pode-se inferir que nas jovens a magreza pode decorrer do apelo estético relacionado com a beleza feminina apregoada nas mídias.

O excesso de peso foi diagnosticado em cerca de metade dos homens e das mulheres, enquanto a obesidade esteve presente em 12,5% dos homens e em 16,9% das mulheres, correspondendo a cerca de 1/4 do total de casos de excesso de peso nos homens e a 1/3 nas mulheres. A obesidade aumentou com a idade, como: de 45 a 54 anos em homens, e até 55 a 64 anos em mulheres, declinando nas idades subsequentes. Assim, infere-se que a elevação da morbimortalidade e de comorbidade, como doenças cardiovasculares e neoplasias, é a responsável pela menor prevalência da obesidade acima de 54 anos (Quadro 12-1).[10]

A prevalência do déficit de peso oscilou em torno de 2 a 3%, nos dois sexos, e em todas as regiões, sem apresentar maiores mudanças entre domicílios urbano e rural. Apenas em mulheres da zona rural da Região Nordeste, essa taxa ultrapassou 5%. O excesso de peso e obesidade nos homens foi mais encontrado nas Regiões Sudeste, Sul e Centro-Oeste do que nas Regiões Norte e Nordeste, e em meio urbano do que no rural. Entretanto, nas mulheres, as diferenças, segundo a região e a situação de domicílio, foram menos marcantes, exceto por uma maior prevalência na Região Sul em relação às demais do País (Quadro 12-2).[10]

A prevalência de obesidade, déficit e excesso de peso na população adulta brasileira é uma tendência secular (Fig. 12-1). Em homens, de 8,0%, em 1974, para 1,8%, em 2009, e em mulheres, respectivamente, de 11,8 para 3,6%. As séries históricas indicam o controle da desnutrição na população adulta brasileira, uma vez que frequências de até 5% de déficit de peso sejam compatíveis com a proporção de indivíduos constitucionalmente magros na população e aceitas pela OMS. De 1974 a 2009, em adultos aumentou em quase três vezes nos homens (de 18,5 para 50,1%) e em quase duas vezes nas mulhe-

Quadro 12-1. Déficit de peso, sobrepeso e obesidade em adultos com 20 anos ou mais de idade no Brasil, 2008-2009, OMS

Grupos de idade	Prevalência de déficit de peso, de excesso de peso e de obesidade na população com 20 ou mais anos de idade, por sexo (%)		
	Déficit de peso		
	Total	**Masculino**	**Feminino**
Total	**2,7**	**1,8**	**3,6**
20 a 24 anos	5,7	3,3	8,3
25 a 29 anos	3,2	2,1	4,3
30 a 34 anos	2,4	1,2	3,5
35 a 44 anos	1,4	0,9	1,9
45 a 54 anos	1,8	1,3	2,2
55 a 64 anos	2,1	2,0	2,2
65 a 74 anos	3,2	2,5	3,8
75 anos ou mais	4,4	3,1	5,4
	Excesso de peso		
Total	**49,0**	**50,1**	**48,0**
20 a 24 anos	27,3	30,2	24,2
25 a 29 anos	38,2	42,5	33,9
30 a 34 anos	47,3	52,7	42,2
35 a 44 anos	52,8	55,8	50,0
45 a 54 anos	58,3	58,7	58,0
55 a 64 anos	60,7	58,0	63,0
65 a 74 anos	56,2	52,2	59,5
75 anos ou mais	48,6	43,9	51,9
	Obesidade		
Total	**14,8**	**12,5**	**16,9**
20 a 24 anos	5,6	5,1	6,1
25 a 29 anos	9,7	9,3	10,0
30 a 34 anos	13,1	12,9	13,3
35 a 44 anos	15,6	13,6	17,4
45 a 54 anos	19,3	16,8	21,5
55 a 64 anos	21,3	15,9	26,0
65 a 74 anos	17,9	12,4	22,4
75 anos ou mais	15,8	11,9	18,6

Fonte: IBGE, Diretoria de Pesquisas, Coordenação de Trabalho e Rendimento, Pesquisa de Orçamentos Familiares.

res (de 28,7 para 48,0%). No mesmo período, a obesidade cresceu em mais de quatro vezes nos homens (de 2,8 para 12,4%) e em mais de duas vezes nas mulheres (de 8 para 16,9%).[10]

O comportamento da evolução ponderal em relação às Grandes Regiões e à situação de domicílio seguiu a mesma tendência.[11]

Quadro 12-2. Déficit de peso, sobrepeso e obesidade em adultos com 20 anos ou mais de idade no Brasil por Grandes Regiões e situação do domicílio

Grandes regiões	Prevalência de déficit de peso, de excesso de peso e de obesidade, na população com 20 ou mais anos de idade, por sexo e situação do domicílio (%)					
	Situação do domicílio					
	Masculino			**Feminino**		
	Total	**Urbana**	**Rural**	**Total**	**Urbana**	**Rural**
	Déficit de peso					
Brasil	**1,8**	**1,6**	**2,6**	**3,6**	**3,5**	**4,2**
Norte	1,9	2,1	1,3	3,6	3,8	3,2
Nordeste	2,7	2,3	3,7	4,8	4,5	5,5
Sudeste	1,4	1,4	1,9	3,1	3,1	3,5
Sul	1,1	1,0	1,6	2,5	2,4	2,7
Centro-Oeste	2,0	2,0	2,2	4,0	4,0	3,5
	Excesso de peso					
Brasil	**50,1**	**52,4**	**38,8**	**48,0**	**48,0**	**47,9**
Norte	47,7	50,4	40,9	46,7	46,5	47,4
Nordeste	42,9	47,1	32,2	46,0	46,8	43,5
Sudeste	52,4	53,5	41,3	48,5	48,4	50,2
Sul	56,8	58,1	50,6	51,6	50,9	56,1
Centro-Oeste	51,0	51,8	45,7	45,6	44,7	53,3
	Obesidade					
Brasil	**12,5**	**13,2**	**8,8**	**16,9**	**17,0**	**16,5**
Norte	10,6	11,6	7,9	15,2	15,1	15,5
Nordeste	9,9	11,5	5,7	15,2	15,6	13,8
Sudeste	13,0	13,1	11,4	17,5	17,4	18,4
Sul	15,9	16,4	13,8	19,6	19,3	21,2
Centro-Oeste	13,3	13,4	12,1	16,3	16,0	18,8

Fonte: IBGE, Diretoria de Pesquisas, Coordenação de Trabalho e Rendimento, Pesquisa de Orçamentos Familiares.

PREVENÇÃO DA OBESIDADE

Ações que visam a essa prevenção variam de acordo com a idade. Os fatores ambientais de risco são fortes e relacionados. Enquanto uma estimulação cognitiva fraca no ambiente doméstico favorece o desenvolvimento da obesidade, sabe-se que a informação e o nível educacional são fatores protetores.[12]

Menor nível socioeconômico está relacionado com o consumo inferior de frutas e legumes e uma ingestão maior de gordura saturada, gordura trans e açúcar.[13] Neste sentido, o desenvolvimento socioeconômico no Brasil deve vir acompanhado de aumento do nível educacional para que os níveis de sobrepeso e de obesidade

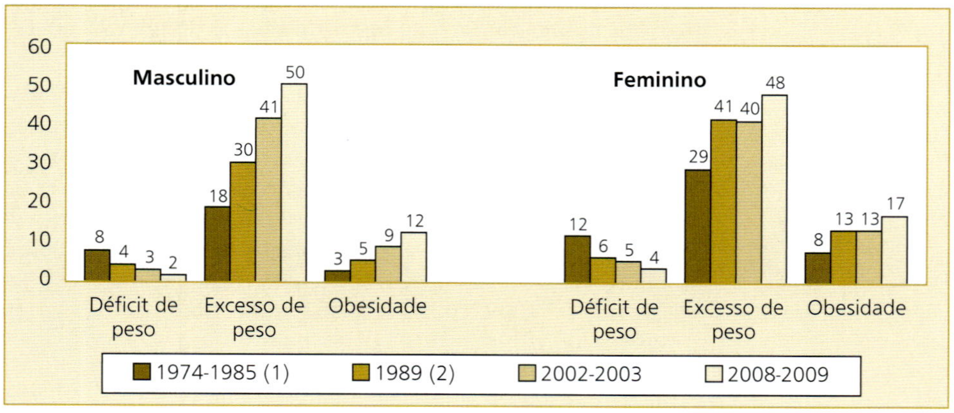

Fig. 12-1. Tendência secular da prevalência de déficit de peso, excesso de peso e obesidade na população brasileira adulta com 20 anos ou mais de idade.[10]

não aumentem de forma mais alarmante, particularmente em populações mais suscetíveis, que vivenciaram escassez de alimentos na primeira infância e mesmo em gerações passadas.[14]

Mudanças sociais aceleradas e drásticas nas últimas décadas têm contribuído significativamente para a obesidade infantil. Há evidências indicando que comportamentos individuais de alimentação e de atividade física são fortemente influenciados pelos contextos ambiental e social, tanto para adultos, como para crianças.[15,16]

Comportamentos alimentares relacionados com a urbanização, que podem promover a obesidade, incluem: consumo frequente de refeições tipo *fast-food*, com grandes porções entregues em casa ou em restaurantes, de alimentos hipercalóricos com alto teor de gordura e baixo conteúdo de fibras, uso de refeições industrializadas prontas para comer e ingestão de bebidas ricas em açúcar.[17,18]

A obesidade na infância e adolescência têm sido relacionados também com videogames, monitores de computador e televisão.[19] Infelizmente, esse hábito está crescendo exponencialmente nos países em desenvolvimento, como o Brasil. Baixo nível de atividade física é promovido por um ambiente automatizado, com redução de força muscular nas atividades do cotidiano industriais e domésticas, propiciando estilo de vida cada vez mais sedentário.[20]

Características da comunidade podem também ser determinantes na adiposidade, por exemplo, disponibilidade de calçamento adequado, segurança urbana, ciclovias, parques infantis e outras vias relacionadas com atividade física no lazer.[21]

CONSIDERAÇÕES FINAIS

A análise dos dados antropométricos obtidos ao longo dos últimos 35 anos indica que o excesso de peso, em todas as idades, é um relevante problema de saúde pública no Brasil. Por outro lado, a desnutrição tem-se concentrado nas crianças de família com baixo rendimento, principalmente no Norte do país.

As desigualdades quanto à nutrição foram substancialmente diminuídas na década de 2000, estando associadas à explosão do sobrepeso e obesidade, em todas as idades, regiões do país e extratos socioeconômicos.

Estima-se que, nos próximos 10 anos, o grau de sobrepeso e obesidade da população brasileira seja equivalente às cifras atuais dos Estados Unidos, onde quase 70% têm sobrepeso. Desse grupo, pelo menos a metade apresenta obesidade. É de suma importância que as políticas públicas fomentem um ambiente promotor de alimentação saudável e de atividade física, ao mesmo tempo em que estimule a informação e a educação nutricional nas escolas. Isso poderá previnir que crianças com peso elevado se tornem adultos obesos.[22,23]

Outros passos fundamentais, que ainda não foram iniciados, são políticas fiscais que estimulem o consumo de frutas e hortaliças. Além disso, adequações do ambiente do espaço urbano, incluindo a melhora do transporte público, que incitam a prática de atividades físicas.[24,25]

REFERÊNCIAS BIBLIOGRÁFICAS

1. Kenchaiah S, Evans JC, Levy D *et al.* Obesity and the risk of heart failure. *N Engl J Med* 2002;347(5):305-13.
2. Misra A, Khurana L. Obesity and the metabolic syndrome in developing countries. *J Clin Endocrinol Metab* 2008;93(11 Suppl 1): S9-30.
3. World Health Organization. *Global strategy on diet, Physical activity e health*. Obesity and overweight: WHA57. Geneva: WHO, 2004.
4. World Health Organization. Childhood overweight and obesity. *Childhood overweight and obesity on the rise*. Acesso em: 8 Mar. 2013. Disponível em: <http://www.who.int/dietphysicalactivity/childhood/en/>
5. Popkin BM. The nutrition transition and obesity in the developing world. *J Nutr* 2001;131(3):871S-3S.
6. Cali AM, Caprio S. Obesity in children and adolescents. *J Clin Endocrinol Metab* 2008;93(11 Suppl 1):S31-36.
7. Biro FM, Wien M. Childhood obesity and adult morbidities. *Am J Clin Nutr* 2010;91(5):1499S-505S.
8. Cole TJ, Freeman JV, Preece MA. British 1990 growth reference centiles for weight, height, body mass index and head circumference fitted by maximum penalized likelihood. *Stat Med* 1998;17(4):407-29.
9. Centro Brasileiro de Análise e Planejamento. *Pesquisa Nacional de Demografia e Saúde da Criança e da Mulher – PNDS 2006: relatório final*. Brasília, 2008. Acesso em: Set. 2012. Disponível em: <http://bvsms.saude.gov.br/bvs/pnds/img/relatorio_ fi nal_pnds2006.pdf>
10. Instituto Brasileiro de Geociências. *POF 2008-2009: desnutrição cai e peso das crianças brasileiras ultrapassa padrão internacional*. Acesso em: 1 Abr. 2013. Disponível em: <http://www.ibge.gov.br/home/presidencia/noticias/noticia_visualiza.php?id_noticia=1699>
11. Instituto Brasileiro Geografia e Estatística. *Pesquisa nacional por amostra de domicílios: síntese de indicadores 2008*. Rio de Janeiro: IBGE, 2009. Acesso em: Set. 2012. Disponível em: <http://www.ibge.gov.br/home/estatistica/populacao/trabalhoerendimento/pnad2008/default.shtm>
12. Mcgeary KA. The impact of state-level nutrition-education program funding on BMI: Evidence from the behavioral risk factor surveillance system. *Soc Sci Med* 2013;82:67-78.
13. Rieth MA, Moreira MB, Fuchs FD *et al.* Fruits and vegetables intake and characteristics associated among adolescents from Southern Brazil. *Nutr J* 2012;11:95.
14. Kocken PL, Theunissen MH, Schonbeck Y *et al.* Ethnicity, educational level and attitudes contribute to parental intentions about genetic testing for child obesity. *J Community Genet* 2013;4(2):243-50.
15. Malik VS, Willett WC, Hu FB. Global obesity: trends, risk factors and policy implications. *Nat Rev Endocrinol* 2013;9(1):13-27.
16. Levy-Costa RB, Sichieri R, Pontes NDS *et al.* Disponibilidade domiciliar de alimentos no Brasil: distribuição e evolução (1974-2003). *Rev Saúde Pública* 2005;39(4):530-40.
17. Monteiro CA, Benicio MHDA, Konno SC *et al.* Causas do declínio da desnutrição infantil no Brasil, 1996-2007. *Rev Saúde Pública* 2009;43(1):35-43.
18. Lima LLD, Silva CFD, Konno SC *et al.* Causas do declínio acelerado da desnutrição infantil no Nordeste do Brasil (1986-1996-2006). *Rev Saúde Pública* 2010;44(1):17-27.
19. Kristiansen H, Juliusson PB, Eide GE *et al.* TV viewing and obesity among Norwegian children: the importance of parental education. *Acta Paediatr* 2013;102(2):199-205.
20. Nunez-Cordoba JM, Bes-Rastrollo M, Pollack KM *et al.* Annual motor vehicle travel distance and incident obesity: a prospective cohort study. *Am J Prev Med* 2013;44(3):254-59.
21. Instituto Brasileiro Geografia e Estatística. *Pesquisa Nacional por Amostra de Domicílios: Síntese de Indicadores 2008*. Rio de Janeiro: IBGE, 2009. Acesso em: Set. 2012. Disponível em: <http://www.ibge.gov.br/home/estatistica/populacao/trabalhoerendimento/pnad2008/default.shtm>
22. Pergher RN, Melo ME, Halpern A *et al.* Is a diagnosis of metabolic syndrome applicable to children? *J Pediatr* 2010;86(2):101-8.
23. Halpern A, Mancini MC, Magalhaes ME *et al.* Metabolic syndrome, dyslipidemia, hypertension and type 2 diabetes in youth: from diagnosis to treatment. *Diabetol Metab Syndr* 2010;2:55.
24. Organização Pan-Americana da Saúde. *Doenças crônico-degenerativas e obesidade: estratégia mundial sobre alimentação saudável, atividade física e saúde*. Brasília: Organização Pan-Americana da Saúde, 2003.
25. World Health Organization. Global Strategy on Diet, Physical Activity and Health. *Resolution of the World Health Assembly. Fifty - seventh World Health Assembly*. WHA57. Geneva, 2004.

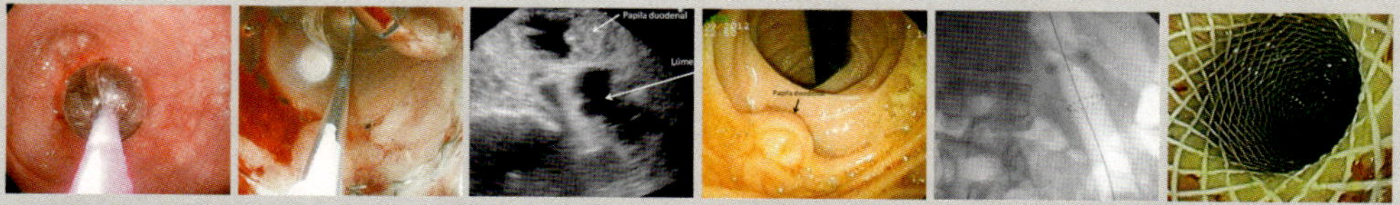

Capítulo 13

DIABETES MELITO E CIRURGIA METABÓLICA

Daniel da Costa Lins ▪ Ney Cavalcanti ▪ Lyz Bezerra da Silva ▪ Almino Cardoso Ramos

INTRODUÇÃO

Diabetes melito tipo II (DM2) é associado à obesidade em todos os grupos étnicos, sendo que mais de 80% dos pacientes com DM2 são obesos. A prevalência em adultos obesos é três a sete vezes maior que o grupo sem excesso de peso, enquanto a probabilidade de surgimento desta comorbidade é 20 vezes maior nos adultos com IMC > 35 kg/m.[1,2] A duração da obesidade é o principal determinante no desenvolvimento do DM2, cujo aumento na incidência está associado à idade, antecedentes familiares de diabetes e obesidade central.[1]

Este capítulo tem o objetivo de apresentar a epidemiologia e mecanismos de controle do diabetes e da obesidade, por meio de abordagens clínica e cirúrgica, além de mostrar uma revisão bibliográfica sobre a possível ocorrência de recidiva pós-operatória de DM2, em decorrência de reganho de peso.

EPIDEMIOLOGIA DO DIABETES MELITO

Segundo a *International Diabetes Federation* (IDF), estima-se que 285 milhões de pessoas no mundo sejam portadores de DM2, devendo ocorrer aumento para 440 milhões em 2030.[3] Isso decorre do envelhecimento populacional, da maior prevalência do sedentarismo e da obesidade, como consequência.[4]

No Brasil, o cenário não difere do que acontece no mundo. A prevalência se compara aos países desenvolvidos, onde DM2 é considerado grande problema da saúde pública.[5]

A Organização Mundial da Saúde (OMS) tem como missão a prevenção do diabetes, sempre que possível; também busca minimizar as suas complicações e maximizar a qualidade de vida.

FALÊNCIA DO TRATAMENTO CLÍNICO DO DM2

A redução ponderal é um importante objetivo para os pacientes diabéticos com sobrepeso ou obesidade, porque melhora o controle glicêmico. A perda moderada (redução de 5% do peso corpóreo) pode facilitar a ação da insulina, diminuir a glicemia de jejum e reduzir a necessidade de hipoglicemiantes. Isto resulta em benefícios adicionais ao risco cardiovascular, pela melhora da pressão arterial, da concentração sérica de lipídeos e pela redução dos marcadores séricos de inflamação.[2]

Todavia, o estudo inglês *UK Prospective Diabetes Study* (UKPDS) mostrou que, após uma involução ponderal inicial, os diabéticos, no acompanhamento, apresentavam aumento de peso durante os 15 anos de tratamento clínico.[6]

As drogas antidiabéticas, incluindo a insulina, levam a ganho de peso, com exceção da metformina e do exenatide.[7] Medicamentos antiobesidade causam perda de peso pequena e não duradoura, não sendo bem estabelecido o uso no manejo do DM2. Os resultados desencorajadores do tratamento clínico do diabetes estimulam o interesse na cirurgia bariátrica como uma forma de terapêutica precoce, que oferece chance razoável de remissão da doença, por meio da recuperação e conservação da função das células beta-pancreáticas.[8-10]

MECANISMOS CIRÚRGICOS DE RESOLUÇÃO DO DM2

Essa é uma das comorbidades que melhora bastante após o *bypass* gástrico em Y de *Roux* (BGYR). Um dos primeiros estudos sobre este tema promoveu o acompanhamento de 146 diabéticos, dos quais 121 (82,9%) tornaram-se euglicêmicos após a cirurgia bariátrica, em acompanhamento de 14 anos.[11] O estudo *Swedish Obese Subjects Study* (SOS) mostrou similar redução na prevalência de diabetes após algumas modalidades desse tipo de operação, no período de 2, 8 e 10 anos de acompanhamento.[12]

Buchwald *et al.* descreveram, em estudo de metanálise, o tipo de cirurgia e o grau de resolução do DM2 no pós-operatório. Em relação à resolução do DM2, houve uma variação em relação ao tipo de procedimento. A derivação biliopancreática (DBP) apresentou 98,9% de controle da doença, enquanto BGYR mostrou 83,7% e gastroplastia vertical à Mason 71,6%.[13]

O controle do DM2 após cirurgia é uma consequência direta do rearranjo da anatomia gastrointestinal e não apenas da diminuição da ingestão calórica e da redução ponderal.[14-16] Estas informações foram sugeridas por estudos experimentais e após a rápida resolução do diabetes no pós-operatório de BGYR e DBP.[15,16]

A diminuição da ingestão de alimentos afeta profundamente o metabolismo da glicose, o que ocorre imediatamente após o procedimento. Todavia, o controle glicêmico ocorre alguns dias após a cirurgia, principalmente quando há exclusão duodenojejunal; nesse período ainda não houve variação no peso, nem diminuição prolongada da ingestão calórica.[17]

BGYR e DBP promovem desvio do duodeno e parte do jejuno. As mudanças induzidas pela cirurgia no eixo enteroinsular podem explicar o efeito antidiabetogênico das cirurgias. Pesquisadores testaram essa hipótese estudando o efeito do *bypass* gastrojejunal em camundongos *Goto-Kakizaki* (GK), um animal geneticamente modificado que apresentava resistência insulínica e diabetes sem obesidade. A cirurgia mantém intacto o volume gástrico, com manutenção da ingestão calórica e do peso dos animais. O resultado deste estudo foi a melhora rápida do controle glicêmico independente do padrão alimentar e do IMC. Os autores concluíram que esta técnica poderia reverter o DM2 em humanos, sem causar os potenciais danos nutricionais comuns aos procedimentos bariátricos usuais.[15,16]

Considerando as mudanças anatômicas da derivação duodenojejunal, duas hipóteses foram usadas para explicar que parte do trato gastrointestinal é essencial na remissão do DM2. A hipótese do intestino distal (*hindgut hypotesis*) sugere que a rápida chegada de alimentos digeridos ao final do intestino delgado melhora o metabolismo dos carboidratos, pelo aumento da secreção do glucagon-*like peptide*1 (GLP-1) e outros peptídeos anorexígenos. Essa teoria está embasada em experimentos, como a interposição ileal, que consiste na transposição de um segmento isolado do íleo distal até o jejuno, sem ressecção gástrica ou intestinal. Assim, o alimento chega mais rápido às áreas intestinais produtoras de GLP-1. A interposição ileal em ratos levou ao aumento na secreção de GLP-1 e peptídeo YY (PYY); ocorreu a consequente melhora do controle glicêmico.[18]

A segunda hipótese é a do intestino proximal (*foregut hypotesis*): o alimento desviado do duodeno e jejuno proximal evitaria a secreção de substâncias ainda não identificadas, que causam resistência insulínica e DM2. Rubino *et al.*[15] submeteram ratos GK à derivação duodenojejunal (DDJ) e à gastrojejunoanastomose, a qual desvia a mesma porção de intestino da DDJ, porém permite a passagem de alimentos no intestino proximal.

Ratos submetidos à DDJ obtiveram melhora na tolerância à glicose, enquanto a gastrojejunostomia não causou melhora do perfil glicêmico. Esses achados sugerem que a exclusão do intestino proximal evita a secreção de anti-incretinas, que estariam implicadas na patogênese do DM2.[19]

Múltiplos mecanismos contribuem para a remissão do DM2 após o *bypass* intestinal. A rápida chegada de nutrientes ao intestino distal intensifica a secreção de GLP-1 e PYY, enquanto a exclusão duodenal exerce outros efeitos antidiabéticos.[18,19]

REGANHO DE PESO E RECIDIVA DO DM2

Na literatura há estudos controlados sobre cirurgia bariátrica e os efeitos sobre o diabetes, mas os dados de acompanhamento a longo prazo ainda são limitados, deixando não respondidas questões sobre a real remissão pós-operatória da doença, que poderia ressurgir após período sob controle. Revisão atual demonstra que apenas dois estudos foram publicados, reportando especificamente dados de seguimento a longo prazo, taxas de retorno do diabetes ou análise dos possíveis fatores associados à remissão duradoura.[20,21]

REGANHO DE PESO E RECIDIVA DO DM2 – REVISÃO DA LITERATURA

Foi realizada uma busca no PubMed com o objetivo de incluir artigos que avaliam taxa de recorrência e de piora em diabéticos que haviam atingido remissão após cirurgia bariátrica, em acompanhamento a longo prazo, independente do IMC pré-operatório. Foram encontrados dois artigos que serão discutidos adiante.

Di Giorgi *et al.* realizaram um estudo retrospectivo de 42 pacientes pós-BGYR com um acompanhamento de pelo menos 3 anos, analisando perda de peso e *status* do DM2. O IMC médio pré-operatório era de 51,4 kg/m², com uso de medicação oral em 54% e insulina em 35%. Nos primeiros 6 meses após a cirurgia, houve melhora do DM2 em 100%, com 64% atingindo resolução completa. No entanto, 22% dos pacientes falharam em atingir perda de peso adequada, e o grupo reganhou uma média de 21% do peso que havia perdido.[20] Dos pacientes com resolução inicial do DM2, houve recorrência em 26%, ocorrendo piora em 20% no grupo com melhora inicial do DM2 após o BGYR. Aqueles com recorrência ou piora do diabetes tinham IMC pré-operatório menor quando comparados ao grupo com remissão permanente ou com alguma melhora (47,9 × 52,5 kg/m²). O pico de perda de excesso de peso foi menor, e a taxa de falha e porcentagem de reganho de peso perdido foram maiores para aqueles em que ocorreu recidiva ou piora do DM2, apesar do IMC inicial ser menor (Quadro 13-1).[20]

Chikunguwo *et al.* estudaram retrospectivamente 177 pacientes com DM2 após BGYR, entre 1993 e 2003, sendo 30 homens (17%) e 147 mulheres (83%). O seguimento variou de 5 a 16 anos, com média de 8,6 anos. Houve remissão completa do DM2 em algum momento no pós-operatório em 157 (88,7%) pacientes. A diferença foi significativa no percentual de perda de excesso de peso entre aqueles que atingiram remissão e os que não atingiram. Dos 157 pacientes com remissão inicial, 68 (43,4%) subsequentemente desenvolveram recorrência do DM2, havendo correlação com reganho do peso. A remissão duradoura foi associada ao tipo de tratamento do DM2 utilizado no período pré-operatório. Dos 76 pacientes que utilizavam hipoglicemiantes orais e alcançaram remissão, apenas 26 (34,3%) apresentaram recorrência; dos 47 pacientes que utilizavam insulina e alcançaram remissão, houve recorrência em 34 (72%).[21]

A remissão da doença foi mais duradoura em homens (80%) do que em mulheres (52,3%); pacientes mais velhos apresentaram remissão menos duradoura. A análise demonstrou que o percentual de perda de peso, sexo, idade e gravidade do diabetes foram fatores preditores independentes da recorrência do DM2. Os preditores mais fortes foram estágio da doença (controle com medicação oral X insulina) e sexo feminino.[21]

No primeiro estudo descrito por Di Giorgi *et al.* IMC mais baixo foi considerado fator preditivo de recorrência do diabetes[20]. Isso

Quadro 13-1. Estudos reportando acompanhamento a longo prazo e análise da recidiva de diabetes melito tipo II após cirurgia bariátrica

Autor	nº	Cirurgia	Acompanhamento	IMC pré-op. (média ± DP)	Remissão inicial DM2 (%)	Reganho de peso (%)	Recorrência DM2 após acompanhamento (%)	Controle glicêmico adequado após acompanhamento (%)
DiGiorgi[20]	42	BGYR	≥ 3a	51,4 ± 8,7	64	21 perdido	26	–
Chikunguwo[21]	177		5-16a	50,2 ± 8,1	88	–	43	–
Araújo[23]	15		64,8 m	51,2 ± 6,4	–	100	–	80
	35			42,8 ± 5,3	–	0	–	86

IMC = índice de massa corpórea; n = número; pré-op. = pré-operatório; DP = desvio-padrão; DM2 = diabetes melito tipo 2

reforça o seguinte fato: o surgimento desta doença com IMC mais baixo está associado à ocorrência de forma mais complicada do DM2, sendo mais suscetível à recorrência.[18] Se essa hipótese for verdadeira, a cirurgia metabólica com IMC mais baixo pode ter resultado inferior ao grupo que desenvolve diabetes com IMC maior.

Pesquisadores concluíram que o reganho de peso foi um fator que afetou negativamente a remissão sustentável do diabetes. Não é claro se a recorrência ocorre em razão do reganho de peso em si ou da ingestão calórica aumentada, que geralmente está associada.[20]

No estudo por Chikunguwo *et al.* houve exceção; alguns pacientes não alcançaram remissão do diabetes apesar de um grande percentual de perda de excesso de peso. Seus resultados sugerem que talvez a remissão precoce do DM2, que é independente da perda de peso, seja mediada por mecanismo diferente do que aquele que atua na remissão a longo prazo.[21]

Foi relatado em ambos os estudos o fato de que pacientes que utilizavam apenas medicações orais no período pré-operatório apresentaram melhor taxa e duração da remissão do que pacientes que utilizavam insulina. Tal fato indica que a intervenção precoce no diabetes seria mais benéfica, e a necessidade de terapia insulínica poderia identificar aqueles pacientes em que a perda de peso seria insuficiente para compensar a capacidade secretória de insulina diminuída.[20,21]

Jiménez *et al.* estudaram 153 pacientes portadores de DM2 após as duas seguintes modalidades de cirurgia: BGYR (n = 98) e gastrectomia vertical (n = 55). Foram avaliadas a remissão e recidiva do diabetes durante um período de 35,4 ± 13,5 meses. Houve remissão em 75,2% durante o primeiro ano, contudo ocorreu recidiva em 12,1%. Os fatores que provavelmente estão associados à falha na remissão do diabetes são: maior tempo de doença, maior nível de hemoglobina glicada pré-operatória, insulinoterapia prévia e menor perda do excesso de peso na última consulta de acompanhamento. Enquanto isso, fatores preditivos para recidiva da doença são: uso prévio de insulina, idade avançada e reganho de peso após remissão. Os autores concluíram que a perda de peso insuficiente ou o reganho de peso em pacientes com DM2 avançada podem interferir nos benefícios dessas cirurgias.[22]

No Serviço de Cirurgia Geral – HC – UFPE, um grupo de 45 pacientes, com DM2 e obesidade moderada à grave, foi submetido a BGYR. Os dados foram analisados de maneira retrospectiva e prospectiva. Todos perderam peso e alcançaram IMC menor que 35 kg/m^2, mas em algum momento do seguimento, houve reganho de peso em parte da casuística. A amostra foi dividida em um grupo-controle que manteve perda de peso (n = 30) e em um grupo com reganho de peso (n = 15). O controle glicêmico foi analisado nos dois grupos, e não houve diferença significativa na glicemia de jejum, teste de tolerância oral à glicose, hemoglobina glicada e resolução do diabetes. A remissão completa foi alcançada em 73,3% dos casos no grupo do reganho de peso e em 80% do grupo-controle ($p > 0,05$). O estudo concluiu que reganho de peso não influencia significativamente a resolução do DM2 após o BGYR em acompanhamento médio de 64,8 meses. Pacientes com ou sem reganho de peso apresentavam recorrência similar do diabetes. No entanto, a amostra é pequena, devendo ser aumentada, assim como se deve ampliar o acompanhamento.[23]

CONSIDERAÇÕES FINAIS

Estudos sobre reganho de peso e recidiva da DM2 apresentam limitação ao relatar o correto diagnóstico do DM2:

- Alguns pacientes, principalmente com IMC mais baixo, podem ter inadequado diagnóstico de DM2, sendo confundidos com diabetes tipo 1.
- Portadores de diabetes tipo 1 operados inadvertidamente evoluem com pior resposta à cirurgia metabólica.
- Pacientes estudados estão em estágios diferentes do DM2 e esta falta de homogeneidade dificulta a comparação dos resultados.

REFERÊNCIAS BIBLIOGRÁFICAS

1. Zimmet P, Alberti KG, Shaw J. Global and societal implications of the diabetes epidemic. *Nature* 2001;414(6865):782-87.
2. Klein S, Sheard NF, Pi-Sunyer X *et al.* Weight management through lifestyle modification for the prevention and management of type 2 diabetes: rationale and strategies. A statement of the American Diabetes Association, the North American Association for the Study of Obesity, and the American Society for Clinical Nutrition. *Am J Clin Nutr* 2004;80(2):257-63.
3. Shaw JE, Sicree RA, Zimmet PZ. Global estimates of the prevalence of diabetes for 2010 and 2030. *Diabetes Res Clin Pract* 2010;87(1):4-14.
4. Winer N, Sowers JR. Epidemiology of diabetes. *J Clin Pharmacol* 2004;44(4):397-405.
5. Malerbi DA, Franco LJ. Multicenter study of the prevalence of diabetes mellitus and impaired glucose tolerance in the urban Brazilian population aged 30-69 yr. The Brazilian Cooperative Group on the Study of Diabetes Prevalence. *Diabetes Care* 1992;15(11):1509-16.
6. King P, Peacock I, Donnelly R. The UK prospective diabetes study (UKPDS): clinical and therapeutic implications for type 2 diabetes. *Br J Clin Pharmacol* 1999;48(5):643-48.
7. Nathan DM, Buse JB, Davidson MB *et al.* Medical management of hyperglycemia in type 2 diabetes: a consensus algorithm for the initiation and adjustment of therapy: a consensus statement of the American Diabetes Association and the European Association for the Study of Diabetes. *Diabetes Care* 2009;32(1):193-203.
8. Gokcel A, Karakose H, Ertorer EM *et al.* Effects of sibutramine in obese female subjects with type 2 diabetes and poor blood glucose control. *Diabetes Care* 2001;24(11):1957-60.
9. Redmon JB, Reck KP, Raatz SK *et al.* Two-year outcome of a combination of weight loss therapies for type 2 diabetes. *Diabetes Care* 2005;28(6):1311-15.
10. Hainer V. Comparative efficiency and safety of pharmacological approaches to the management of obesity. *Diabetes Care* 2011;34(Suppl 2): S349-54.
11. Pories WJ, Swanson MS, Macdonald KG *et al.* Who would have thought it? An operation proves to be the most effective therapy for adult-onset diabetes mellitus. *Ann Surg* 1995;222(3):339-50.
12. Sjostrom L, Lindroos AK, Peltonen M *et al.* Lifestyle, diabetes, and cardiovascular risk factors 10 years after bariatric surgery. *N Engl J Med* 2004;351(26):2683-93.
13. Buchwald H, Avidor Y, Braunwald E *et al.* Bariatric surgery: a systematic review and meta-analysis. *JAMA* 2004;292(14):1724-37.
14. Mingrone G, Degaetano A, Greco AV *et al.* Reversibility of insulin resistance in obese diabetic patients: role of plasma lipids. *Diabetologia* 1997;40(5):599-605.
15. Rubino F, Marescaux J. Effect of duodenal-jejunal exclusion in a non-obese animal model of type 2 diabetes: a new perspective for an old disease. *Ann Surg* 2004;239(1):1-11.
16. Rubino F, Forgione A, Cummings DE *et al.* The mechanism of diabetes control after gastrointestinal bypass surgery reveals a role of the proximal small intestine in the pathophysiology of type 2 diabetes. *Ann Surg* 2006;244(5):741-49.
17. Gumbs AA, Modlin IM, Ballantyne GH. Changes in insulin resistance following bariatric surgery: role of caloric restriction and weight loss. *Obes Surg* 2005;15(4):462-73.
18. Cummings DE, Overduin J, Foster-Schubert KE *et al.* Role of the bypassed proximal intestine in the anti-diabetic effects of bariatric surgery. *Surg Obes Relat Dis* 2007;3(2):109-15.
19. Rubino F. Is type 2 diabetes an operable intestinal disease? A provocative yet reasonable hypothesis. *Diabetes Care* 2008;(Suppl 2): S290-96.
20. Di Giorgi M, Rosen DJ, Choi JJ *et al.* Re-emergence of diabetes after gastric bypass in patients with mid- to long-term follow-up. *Surg Obes Relat Dis* 2010;6(3):249-53.
21. Chikunguwo SM, Wolfe LG, Dodson P *et al.* Analysis of factors associated with durable remission of diabetes after Roux-en-Y gastric bypass. *Surg Obes Relat Dis* 2010;6(3):254-59.
22. Jimenez A, Casamitjana R, Flores L *et al.* Long-term effects of sleeve gastrectomy and Roux-en-Y gastric bypass surgery on type 2 diabetes mellitus in morbidly obese subjects. *Ann Surg* 2012;256(6):1023-29.
23. Araújo Jr JG. *Avaliação tardia dos efeitos da derivação gástrica em Y de Roux em portadores de diabetes tipo 2 associada a obesidade moderada e grave: influência do reganho de peso no controle da diabetes*. Tese de Doutorado. Recife: Pós-Graduação de Cirurgia. Universidade Federal de Pernambuco, 2009.

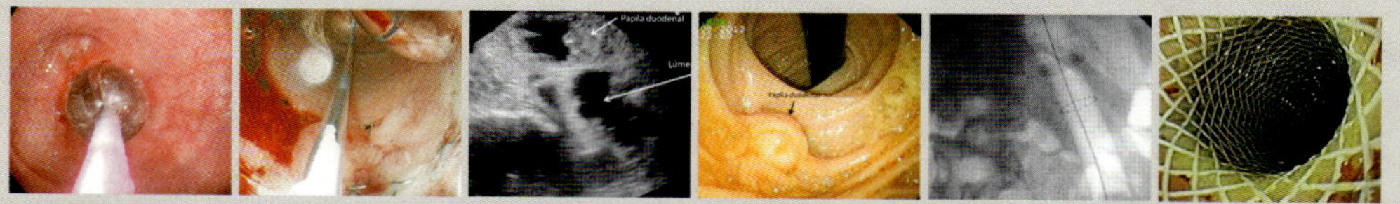

Capítulo 14

Cirurgia Metabólica – Há Resposta Adequada?

Ricardo Cohen ▪ Tarissa Petry ▪ Pedro Caravatto ▪ Carlos Aurélio Schiavon

INTRODUÇÃO

Tem sido discutido se o índice de massa corpórea (IMC) é um parâmetro adequado para indicação de cirurgia bariátrica e/ou metabólica, especialmente para diabetes melito tipo 2 (DM2). Além disso, há poucos argumentos que justifiquem o uso dessa ferramenta na escolha da melhor terapêutica para diabéticos, seja ela medicamentosa seja cirúrgica. IMC isoladamente não reflete o grau ou a distribuição da adiposidade; além disso, discrimina de maneira inadequada quando são considerados outros fatores, como: gênero, raça, idade, condição física e gordura corporal.[1]

O IMC não deve ser parâmetro isolado para a seleção do melhor tratamento de diabéticos. Assim, objetiva-se mostrar nesse capítulo outros critérios a serem utilizados para a indicação de cirurgia metabólica.

COMO IDENTIFICAR OS CANDIDATOS À CIRURGIA METABÓLICA?

Está claro que o DM2 é doença primária, de alto custo atrelado, consumindo cerca de 11% do orçamento em saúde dos EUA (*National Diabetes Fact Sheet, Center of Disease Control*, 2011). Essa doença grave apresenta mortalidade de 51% em 10 anos; também é responsável por 68% dos eventos cardiovasculares fatais, sendo uma das principais causas de amputação de membros, de perda de visão e de novos casos de insuficiência renal.[2] Assim, o risco de morte entre diabéticos é de pelo menos o dobro, quando comparado aos pacientes não diabéticos.

A crescente morbimortalidade observada em diabéticos indica que o melhor tratamento ainda não está definido para controle adequado do distúrbio metabólico. Neste contexto, a opção de procedimento bariátrico/metabólico deve ser considerada individualmente e com cautela.

Em estudo recente, Romero-Corral *et al.*, da *Mayo Clinic*, demonstraram que, independente do IMC, a gordura visceral é preditor de eventos cardiovasculares e morte, estando associada à resistência insulínica.[3]

Há dois tipos de obesos: o fenótipo maligno e benigno. Stefan *et al.* descreveram que, mesmo se tratando do mesmo IMC, há algumas condições que aumentam o risco metabólico. Foi relatado que, independente da quantidade de gordura corporal, obesos metabolicamente benignos não apresentaram resistência insulínica e aterosclerose precoce. Esteatose hepática pode ser fator mais determinante para resistência insulínica que a gordura visceral, o que determinaria a obesidade maligna.[4]

QUE PARÂMETROS DEVEM SER USADOS COM O IMC?

Wajchenberg *et al.*, em 2002, demonstraram que a imagem do tecido adiposo visceral na tomografia computadorizada (TC) ou ressonância magnética (RM) está associada à síndrome metabólica; isso é diferente do tecido adiposo subcutâneo, dos pontos de vista morfológico e funcional.[5] Por outro lado, o tecido adiposo visceral também poderia contribuir mais com a resistência insulínica (HOMA – IR) do que com o tecido adiposo subcutâneo.

Em 2011, Stefan *et al.* destacaram a importância da doença hepática gordurosa não alcoólica (DHGNA).[6] Na ausência de outra alteração hepática específica, DHGNA é um forte fator associado a alterações metabólicas, principalmente resistência insulínica, a qual tem importante influência na fisiopatologia da dislipidemia, DM2 e doença cardiovascular. Em 2010, Fabbrini *et al.* elevaram a importância da DHGNA e resistência insulínica.[7] Foi observada correlação entre esteatose hepática e HOMA – IR, aspartato aminotransferase (AST), alanina aminotransferase (ALT) e ressonância magnética. Houve baixa correlação com imagem ultrassonográfica.

Em 2005, Stern *et al.* sugeriram uma maneira de identificar pacientes com resistência insulínica com base em medidas clínicas rotineiras.[8] Resistência insulínica foi definida de acordo com IMC, HOMA – IR, história familiar e triglicerídeos. Pacientes com resistência insulínica eram identificados quando: IMC $> 27{,}8$ ou IMC > 27 com história familiar positiva ou HOMA – IR $> 4{,}6$ ou IMC > 27 e HOMA – IR $> 3{,}6$. Caso o IMC respondesse aos critérios, mas a história familiar fosse negativa, a resistência insulínica (perfil metabólico maligno) seria diagnosticada, se níveis de triglicerídeos estivessem acima de 216 mg/dL. Esses parâmetros são relativamente acessíveis e fáceis de se avaliar. Além da esteatose hepática, da distribuição de gordura corporal e dos parâmetros descritos anteriormente, pesquisadores apontam outros marcadores de gravidade da síndrome metabólica e mortalidade cardiovascular, como níveis de insulina de jejum.[4]

Em estudo envolvendo cirurgia bariátrica e ocorrência de eventos cardiovasculares a longo prazo, nível basal de insulina foi o preditor importante para esses eventos.[9] Também foi observado que o IMC não foi preditor de eventos cardiovasculares em 20 anos. Em um mesmo valor de IMC, não houve relação direta com a espessura da camada íntima carotídea ou aterosclerose.

Ao buscar outros parâmetros além do IMC para se identificar a gravidade da síndrome metabólica, um modelo matemático foi desenvolvido com base nas medidas de quadril e altura, e índice de adiposidade corporal (IAC).[10] Esse índice está associado à massa de gordura corpórea, independente do IMC.

O IAC está relacionado com a porcentagem de massa de gordura corporal, massa corpórea medida através da absorção de raios X de dupla energia (DXA) e prediz a gravidade de componentes da síndrome metabólica.

Quadro 14-1. Resumo de outras ferramentas que podem auxiliar na indicação da cirurgia metabólica

Variável
▪ Alto nível de insulina em jejum
▪ Espessura da camada íntima-média carotídea
▪ HOMA – IR elevado
▪ Perfil lipídico (triglicerídeo elevado)
▪ História familiar positiva
▪ AST/ALT 4 a 5× mais elevados
▪ IAC elevado
▪ Circunferência da cintura

AST = aspartato aminotransferase; ALT = alanina aminotransferase; IAC = Índice de adiposidade corporal (IAC).

OUTROS PARÂMETROS

Medida do peptídeo C em jejum acima de 1 ng/dL e a resposta qualitativa após refeição mista podem refletir o funcionamento das células betapancreáticas e devem ser testados antes de qualquer escolha terapêutica.[11] Circunferência abdominal e níveis de adiponectina (mais elevados em pacientes sensíveis à insulina) são bons parâmetros para serem eventualmente usados nas novas perspectivas do tratamento do DM2.[4,5] Outros parâmetros devem ser usados em associação ao IMC para seleção de pacientes candidatos à cirurgia metabólica (Quadro 14-1).

CONSIDERAÇÕES FINAIS

Isoladamente, o IMC não é bom parâmetro para selecionar pacientes que podem-se beneficiar da cirurgia bariátrica/metabólica.[12]

Gordura visceral, principalmente esteatose hepática, representa fator importante para determinar obesidade metabolicamente maligna. Nível de insulina em jejum é fator de risco isolado mais importante que prediz eventos cardiovasculares e mortalidade. Sistemas de saúde de todo o mundo passam a reavaliar o antigo IMC como critério principal.

Ensaios clínicos randomizados (ECR) são importantes para determinar o papel adequado da cirurgia gastrointestinal no controle do DM2. Recentemente, dois estudos de ECR evidenciaram a superioridade do tratamento cirúrgico quando comparado à terapia medicamentosa.[13,14]

Outros estudos de ECR são necessários para provar o verdadeiro benefício do tratamento cirúrgico, como controle de doença microvascular, em comparação às medidas clínicas. Além disso, estudos de ECR devem focar no melhor momento para se realizar a cirurgia (quanto mais precoce, melhor?), seleção dos candidatos apropriados e se há espaço para a cirurgia como tratamento de primeira linha para o DM2. É inquestionável que a cirurgia metabólica representa papel importante no controle do DM2 e/ou síndrome metabólica.

REFERÊNCIAS BIBLIOGRÁFICAS

1. Pories WJ, Dohm LG, Mansfield CJ. Beyond the BMI. The search for better guidelines for bariatric surgery. *Obesity* 2009;18(5):865-71.
2. Stark Casagrande S, Fradkin JE, Saydah SH *et al.* The prevalence of meeting a1c, blood pressure, and ldl goals among people with diabetes, 1988-2010. *Diabetes Care* 2013 Aug.;36(8):2271-79.
3. Romero-Corral A, Somers VK, Sierra-Johnson J *et al.* Normal weight obesity: a risk factor for cardiometabolic dysregulation and cardiovascular mortality. *Eur Heart J* 2010;31(6):737-46.
4. Stefan N, Kantartzis K, Machann J *et al.* Identification and characterization of metabolically benign obesity in humans. *Arch Intern Med* 2008;168(15):1609-16.
5. Wajchenberg BL, Giannella-Neto D, da Silva ME *et al.* Depot-specific hormonal characteristics of subcutaneous and visceral adipose tissue and their relation to the metabolic syndrome. *Horm Metab Res* 2002;34(11-12):616-21.
6. Stefan N, Haring HU. He Metabolically benign and malignant fatty liver. *Diabetes* 2011;60(8):2011-17.
7. Fabbrini E, Magkos F, Mohammeda BS *et al.* Intrahepatic fat, not visceral fat, is linked with metabolic complications of obesity. *Proc Natl Acad Sci* 2009;106(36):15430-35.
8. Stern SE, Williams K, Ferrannini E *et al.* Identification of individuals with insulin resistance using routine clinical measurements. *Diabetes* 2005;54(2):333-9.
9. Sjöström L, Peltonen M, Jacobson P *et al.* Bariatric surgery and long-term cardiovascular events. *JAMA* 2012;307(1):56-65.
10. Bergman RN. A better index of body adiposity. A better index of body adiposity. *Obesity* 2011;19(5)1083-89.
11. Cohen R, Caravatto PP, Correa JL *et al.* Glycemic control after stomach-sparing duodenal-jejunal bypass surgery in diabetic patients with low body mass index. *Surg Obes Rel Dis* 2012;8(4):375-80.
12. Cohen RV, Pinheiro JC, Schiavon CA *et al.* Effects of gastric bypass surgery in patients with type 2 diabetes and only mild obesity. *Diabetes Care* 2012;35(7):1420-28.
13. Schauer PR, Kashyap SR, Wolski K *et al.* Bariatric surgery versus intensive medical therapy in obese patients with diabetes. *N Engl J Med* 2012;366(17):1567-76.
14. Mingrone G, Panunzi S, De Gaetano A *et al.* Bariatric surgery versus conventional medical therapy for type 2 diabetes. *N Engl J Med* 2012;366(17):1577-85.

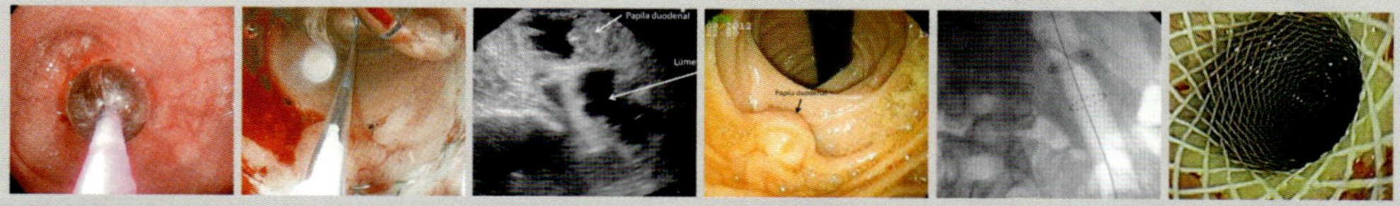

Capítulo 15

Indicação de Cirurgia Bariátrica e Escore de Risco

Álvaro Antônio Bandeira Ferraz ▪ Edmundo Machado Ferraz ▪ Euclides Dias Martins Filho

INTRODUÇÃO

A obesidade está sendo considerada epidemia mundial, em países desenvolvidos e em desenvolvimento. Projeções para 2015 incluem aproximadamente 2,3 bilhões de adultos com excesso de peso, destes 700 milhões serão obesos. Da população mundial, 65% vivem em regiões onde sobrepeso e obesidade estão associados à elevação da mortalidade.[1,2]

Esta doença constitui risco aumentado para o surgimento de comorbidades crônicas, incluindo diabetes tipo 2 (DM2), alterações cardiovasculares, hipertensão arterial sistêmica e alguns tipos de câncer;[2,3] essas doenças e os riscos de complicações passam a constituir grandes problemas de saúde pública. Segundo dados do IBGE, em 2010, a obesidade demonstrou associação entre risco de complicações e elevação do índice de massa corpórea (IMC), principalmente em homens, que excedem em 28 vezes a frequência do déficit de peso; enquanto que as mulheres excedem em 13 vezes.[4]

O crescimento explosivo em cirurgia bariátrica tem sido alimentado por uma maior consciência dos benefícios da perda de peso, a demanda do paciente e da crescente disponibilidade da abordagem laparoscópica, minimamente invasiva. Segundo a Sociedade Americana de Cirurgia Bariátrica – *American Society for Metabolic and Bariatric Surgery* (ASMBS) – mais de 120 mil procedimentos bariátricos foram realizadas nos Estados Unidos da América, em 2003.[5]

A cirurgia bariátrica apresenta eficácia comprovada e morbimortalidade aceitável, em razão da redução do número de comorbidades. Todavia, não é isenta de complicações, podendo causar sequelas e óbito. Assim, a indicação cirúrgica deve ser criteriosa, objetivando a obtenção do maior benefício que cada procedimento bariátrico pode proporcionar.[6-8]

Na última década, *bypass* gástrico em Y de *Roux* (BGYR) foi a mais realizada nos Estados Unidos graças à superioridade dos resultados comparativamente aos demais procedimentos, tornando-se o método de eleição naquele país e em nosso meio.[9-13]

INDICAÇÃO DE CIRURGIA BARIÁTRICA

A Resolução do Conselho Federal de Medicina nº 1.942/2010 define os seguintes critérios:[14]

1. IMC igual ou superior a 40 kg/m²; ou
2. IMC igual ou superior a 35 kg/m² e comorbidades (doenças agravadas pela obesidade e que melhoram com a redução do peso) que ameacem a vida, como: diabetes melito tipo 2 (DM2),

Quadro 15-1. Critérios de indicação de tratamento cirúrgico para a obesidade, de acordo com *NIH, ADA, European e IDF*[14]

	NIH (EUA) – 1991	ADA (EUA) – 2010	European – 2007	IDF
Elegível (A): IMC	> 40	> 40	> 40	> 40 prioritária 35-40 prioritária condicional*
Elegível (B): IMC	35-40 com uma comorbidade grave responsiva à perda de peso	35-40 com difícil controle do diabetes ou comorbidade	35-40 com comorbidade responsiva à perda de peso	30-35 prioritária condicional*
Comentários	O manual de determinações de Cobertura Nacional da Medicare, de 2004, removeu o *status* de "grave" da faixa de IMC 30-35. (*Obs.*: ultrapassada, de uso histórico)	Considera evidências insuficientes para tratamento em pacientes com IMC < 35	Perda de peso no período pré-operatório não muda elegibilidade para a cirurgia	Todos os pacientes devem ter falha em perder o peso e manter o peso perdido através de tratamento clínico e ter diabetes tipo 2, não responsiva a mudanças no estilo de vida (+/- metformina) com HbA1c < 7,0

*HbA1c > 7,5 mesmo sob tratamento convencional otimizado, especialmente se peso vem aumentando ou apresenta comorbidades responsivas à perda de peso que não estão controladas.
Fonte: Adaptado do *International Diabetes Federation.*[9]

apneia do sono, hipertensão arterial, dislipidemia, doença coronariana, osteoartrite e outras.

A mesma resolução indica 18 anos como idade mínima para autorizar a realização da cirurgia. Entretanto, permite que idosos e jovens entre 16 anos e 18 anos possam ser operados, com a exigência de que precauções especiais e avaliação de risco/benefício devem ser bem analisadas.

Conforme as orientações do *International Diabetes Federation (*IDF), há indicação de tratamento do DM2 com BGYR, em pacientes com IMC entre 30 e 35 kg/m^2, desde que haja insucesso da terapêutica clínica (Quadro 15-1).[15]

Outros critérios que devem ser analisados são: os candidatos devem ser submetidos a tratamento clínico com insucesso, pelo menos, 2 anos; não uso de drogas ilícitas ou alcoolismo; ausência de quadros psicóticos ou demenciais graves ou moderadas; compreensão do paciente e família a respeito dos riscos e mudanças de hábitos inerentes à cirurgia de grande porte e da necessidade de acompanhamento pós-operatório com equipe multidisciplinar a longo prazo.[14]

ESCORE DE RISCO

A cirurgia bariátrica apresenta resultado superior em comparação ao tratamento conservador. Entretanto, visando à redução do risco cirúrgico, é indicada terapêutica multifatorial, dependendo de rotinas, disciplina e acompanhamento adequado. A identificação e o tratamento dos fatores de risco são medidas importantes para que as complicações sejam reduzidas.[16-18]

Com o aumento do número de procedimentos bariátricos, evidenciaram risco cirúrgico decorrente da maior incidência de comorbidades no grupo de superobesos, que apresenta complicações mais comumente na morbimortalidade cirúrgica. Assim, é mandatório que os cirurgiões estejam envolvidos com escore de risco, principalmente em superobesidade. Essas complicações são observadas, como: infecção subcutânea, atelectasia pulmonar, fístula gástrica, trombose venosa profunda, embolia pulmonar, pancreatite, peritonite, abscesso cavitário e incidência de óbito, considerados padrão ouro na avaliação em cirurgia.[16-19]

Após visualizar esse risco adicional, Ferraz *et al.* elaboraram o escore de Recife, estabelecendo uma pontuação capaz de quantificar no pré-operatório as chances de complicações; as comorbidades e complicações pós-operatórias em superobesos com as dos obesos graves, demonstrando ser mais elevada a frequência dessas no primeiro grupo (Quadro 15-2). Assim, é possível quantificar no pré-operatório as chances de ocorrência de complicações de alta gravidade e óbito.

Dessa forma, ficam identificados os fatores de risco dos candidatos à cirurgia bariátrica, permitindo ao cirurgião a adoção de cuidados especiais no preparo dos pacientes de maior risco (Quadro 15-3).[20] Os superobesos, que apresentam pontuação > 3 em pré-operatório de BGYR por via convencional, apresentam elevada acurácia para predição de complicação pós-operatória grave e óbito.[16]

Thomas e Agrawa, em 2012, publicaram revisão sistemática sobre escore de risco em cirurgia bariátrica, no âmbito da estratificação do risco no período pré-operatório, que corrobora com o estudo de DeMaria.[18,21] Isso confirma que o *Obesity Surgery Mortality Risk Escore* (OS-MRS) pode ser usado na identificação pré-operatória dos pacientes de alto risco em BGYR, como cirurgia primária.[21]

A análise do banco de dados do *National Surgical Quality Improvement Program (*NSQIP*)* americano, com 32.889 pacientes operados de cirurgia bariátrica, revelou mortalidade de 0,14%, nos primeiros 30 dias de pós-operatório, identificando sete fatores preditivos de óbito: doença vascular periférica, dispneia, intervenção percutânea coronariana prévia, idade, IMC, uso crônico de corticoides e tipo de cirurgia antiobesidade. Assim, isto foi validado para cálculo do risco.[18,22]

É importante registrar o risco aumentado neste tipo de cirurgia na infância ou adolescência.[23,24] Deve haver avaliação multidisciplinar, considerando as necessidades e características especiais desse grupo.[25,26] Assim, a condução de tais casos deve ser preferencialmente realizada por grandes centros especializados no tratamento da obesidade.

Após alguns anos de trabalho com esse tipo de paciente, observamos algumas condições que são desfavoráveis para uma boa evolução pós-operatória. Ao que foi dito nos trabalhos os fatores de risco contribuem com elevação da morbimortalidade cirúrgica. São classificados em pré, trans e pós-operatórios (Quadro 15-4).[27-30]

FATORES DE RISCO PRÉ-OPERATÓRIOS

Na avaliação pré-operatória são identificadas condições que estão associadas à elevação da morbimortalidade cirúrgica, dentre essas, destaca-se: deiscência de anastomose frequentemente no sexo

Quadro 15-2. Pontuação dos fatores de risco[20]

Fatores de risco	Pontuação
Idade ≥ 40 anos	1
Tempo de obesidade mórbida ≥ 5 anos	1
IMC ≥ 60 kg/m^2	1
Apneia do sono	1
Diabetes	1
Dislipidemia	1
Doença coronariana	1
Doença pulmonar	1
Três comorbidades não incluídas	1
ASA 3 e 4*	1

*Classificação da American Society of Anesthesiology (ASA).

Quadro 15-3. Classificação do risco de mortalidade conforme Escore de Recife[20]

Pontuação	Mortalidade
0	< 1%
1-3	1-4%
4-5	5-9%
> 6	10-15%

Quadro 15-4. Fatores de risco perioperatório em cirurgia bariátrica[20]

Pré-operatórios
▪ IMC* ▪ Sexo* ▪ Idade* ▪ Comorbidades* (doença vascular periférica, dispneia, intervenção percutânea coronariana prévia e uso crônico de corticoide) ▪ Estado psicológico* ▪ Níveis séricos de proteína C reativa* ▪ Leucometria do sangue periférico*
Transoperatórios
▪ Tipo e número de procedimentos realizados pelo cirurgião* ▪ Número de procedimentos realizados no hospital* ▪ Equipamentos adequados**
Pós-operatórios
▪ UTI, imagem e hemodinâmica capacitados** ▪ Acompanhamento adequado*

*Citados em artigos.
**Incluídos pelos autores.

masculino; pacientes com idade entre 50 e 55 anos apresentam maior taxa de complicações pós-operatórias, havendo maior mortalidade no grupo acima de 55 anos. Entretanto, estudos afirmam que a idade não deve ser fator de risco isolado determinante para a realização ou não de cirurgia da obesidade.[31,32]

Martins-Filho *et al.* pesquisaram a respeito dos fatores de risco associados à morbimortalidade em superobesos, demonstrando que a presença de complicações leves foi IMC acima de 55 kg/m^2, diabetes e apneia do sono; os fatores associados a complicações graves e óbito foram IMC acima de 55 kg/m^2 e coronariopatia. Concluíram que IMC acima de 55 kg/m^2 foi o único fator que persistiu significativamente associado ao óbito. Com o objetivo de reduzir esse risco, tem-se sugerido a redução de 10 a 15% do excesso de peso no pré-operatório de superobesos, podendo ser com internação hospitalar e/ou uso de balão intragástrico.[33,34]

FATORES DE RISCO TRANSOPERATÓRIOS

O bom resultado de procedimentos cirúrgicos dos pacientes obesos é influenciado também por outros fatores, como a experiência da equipe cirúrgica, instrumentais convencional e laparoscópico e equipamento de anestesia adequado para obesos. Cuidados básicos, como antibioticoprofilaxia, heparina de baixo peso molecular e fisioterapia respiratória, fazem parte desta rotina.[35-37]

FATORES DE RISCO PÓS-OPERATÓRIOS

Todo o programa de cirurgia para obesidade deve ter unidade de terapia intensiva com equipe treinada, centro de diagnóstico por imagem com equipamento adequado para obesos, radiologistas experientes e centro de hemodinâmica com equipe 24 horas. Esses cuidados podem reduzir os riscos de forma significativa.[35]

Estudo afirma que 39,6% das complicações após cirurgia bariátrica ocorrem durante os primeiros 180 dias após alta hospitalar. Sendo reconhecido que a adesão inadequada ao acompanhamento é fator causal de complicação. Alguns preditores de adesão foram identificados e permitem a estratificação do grupo de risco, como: idade, IMC, estado civil, vínculo empregatício e cobertura do seguro de saúde.[36]

CONSIDERAÇÕES FINAIS

A obtenção de resultados satisfatórios e melhora da saúde e qualidade de vida dos pacientes só é possível quando a indicação do tratamento cirúrgico para obesidade inclui critérios de seleção rigorosos e bem estabelecidos. Todos devem receber acompanhamento multidisciplinar.

A mensuração dos riscos pré, trans e pós-operatórios deve ser realizada de forma consciente, levando em consideração características individuais. Os riscos devem ser aceitáveis e compatíveis com o resultado desejado.

REFERÊNCIAS BIBLIOGRÁFICAS

1. World Health Organization. Obesity. Geneva: 2011. Acesso em: 29 Jun. 2013. Disponível em: <http://www.who.int/en/>
2. Centers for Disease Control and Prevention. Overweight and obesity. Acesso em: 29 Jun. 2013. Disponível em: <http://www.cdc.gov/obesity/data/trends.html>
3. Brasil. Ministério da Saúde. Brasília, 2009. Acesso em: 29 Jun. 2013. Disponível em: <http://portal.saude.gov.br/saude/>
4. Instituto Brasileiro de Geografia e Estatística. *Pesquisa de orçamentos familiares 2008-2009*. Antropometria e estado nutricional de crianças, adolescentes e adultos no Brasil. Rio de Janeiro, 2010.
5. Sociedade Americana de Cirurgia Bariátrica. Acesso em: 30 Jun. 2013. Disponível em: <http://www.asbs.org>
6. Craig BM, Tseng DS. Cost-effectiveness of gastric bypass for severe obesity. *Am J Med* 2002;113:491-98.
7. Colquitt JL, Picot J, Loveman E *et al.* Surgery for obesity. *Cochrane Database Syst Rev* 2009;15(2):CD003641.
8. Lundell L. Principles and results of bariatric surgery. *Dig Dis* 2012;30(2):173-77.
9. Fernandez Jr AZ, Demaria EJ, Tichansky DS *et al.* Experience with over 3,000 open and laparoscopic bariatric procedures: multivariate analysis of factors related to leak and resultant mortality. *Surg Endosc* 2004;18(2):193-97.
10. Fobi MAL, Lee H, Flemming A. The surgical thecnique of the banded Roux-in-Y gastric bypass. *J Obes Weight Reg* 1989;8:99-103.
11. Mason EE, Renquist KE, Jiang D. Perioperative risks and safety of surgery for severe obesity. *Am J Clin Nutr* 1992;55(2 Suppl):573S-76S.
12. Murr MM, Martin T, Haines K *et al.* A state-wide review of contemporary outcomes of gastric bypass in Florida: does provider volume impact outcomes? *Ann Surg* 2007;245(5):699-706.
13. Gagniere J, Slim K, Launay-Savary MV *et al.* Previous gastric banding increases morbidity and gastric leaks after laparoscopic sleeve gastrectomy for obesity. *J Visc Surg* 2011;148(3):e205-9.
14. Conselho Federal de Medicina - Resoluções 1766/2005 e 1.942/2010.
15. Dixon JB, Zimmet P, Alberti KG *et al.* Bariatric surgery for diabetes: the International Diabetes Federation takes a position. *J Diabetes* 2011;3(4):261-64.
16. Carneiro G, Faria AN, Ribeiro Filho FF *et al.* Influence of body fat distribution on the prevalence of arterial hypertension and other cardiovascular risk factors in obese patients. *Rev Assoc Med Bras* 2003;49(3):306-11.
17. Bagatini A, Trindade RD, Gomes CR *et al.* Anesthesia for bariatric surgery: retrospective evaluation and literature review. *Rev Bras Anestesiol* 2006;56(3):205-22.
18. DeMaria EJ, Murr M, Byrne TK *et al.* Validation of the obesity surgery mortality risk score in a multicenter study proves it stratifies mortality risk in patients undergoing gastric bypass for morbid obesity. *Ann Surg* 2007;246(4):578-82.
19. Chen SB, Lee YC, Ser KH *et al.* Serum C-reactive protein and white blood cell count in morbidly obese surgical patients. *Obes Surg* 2009;19(4):461-66.
20. Ferraz EM, Arruda PCL, Ferraz AAB *et al.* Severe obese patients have a low incidence of operative mortality? *The Recife Score: A new morbidity and mortality grading scale. A preliminary report.* VII World Congress of Bariatric Surgery, 2002.
21. Thomas H, Agrawal S. Systematic review of obesity surgery mortality risk score-preoperative risk stratification in bariatric surgery. *Obes Surg* 2012;22(7):1135-40.
22. Ramanan B, Gupta PK, Gupta H *et al.* Development and validation of a bariatric surgery mortality risk calculator. *J Am Coll Surg* 2012;214(6):892-900.
23. Browne AF, Inge T. How young for bariatric surgery in children? *Semin Pediatr Surg* 2009;18(3):176-85.
24. De Onis M, Blossner M, Borghi E. Global prevalence and trends of overweight and obesity among preschool children. *Am J Clin Nutr* 2010;92(5):1257-64.
25. Browne AF, Inge T. How young for bariatric surgery in children? *Semin Pediatr Surg* 2009;18(3):176-85.
26. De Onis M, Blossner M, Borghi E. Global prevalence and trends of overweight and obesity among preschool children. *Am J Clin Nutr* 2010;92(5):1257-64.
27. Capella JF, Capella RF. An assessment of vertical banded gastroplasty-Roux-en-Y gastric bypass for the treatment of morbid obesity. *Am J Surg* 2002;183(2):117-23.
28. Fisher BL, Schauer P. Medical and surgical options in the treatment of severe obesity. *Am J Surg* 2002;184(6B):9S-16S.
29. Flum DR, Salem L, Elrod JA *et al.* Early mortality among Medicare beneficiaries undergoing bariatric surgical procedures. *JAMA* 2005;294(15):1903-8.
30. Marsk R, Freedman J, Tynelius P *et al.* Antiobesity surgery in Sweden from 1980 to 2005: a population-based study with a focus on mortality. *Ann Surg* 2008;248(5):777-81.
31. Singhal R, Kitchen M, Bridgwater S *et al.* Age > or = 50 does not influence outcome in laparoscopic gastric banding. *Obes Surg* 2009;19(4):418-21.

32. Lynch J, Belgaumkar A. Bariatric surgery is effective and safe in patients over 55: a systematic review and meta-analysis. *Obes Surg* 2012;22(9):1507-16.
33. Martins-Filho ED, Câmara-Neto JB, Ferraz AAB *et al.* Evaluation of risk factors in superobese patients submitted to conventional Fobi-Capella surgery. *Arq Gastroenterol* 2008;45:3-10.
34. Martins-Filho ED, Katz L, Amorim M *et al.* Prediction of severe complicatons and death in superobese patients undergoing open gastric bypass with the Recife Score. *Arq Gastroenterol* 2011;48:8-14.
35. Tenorio LH, De Lima AM, Brasileiro-Santos MS. The role of respiratory physiotherapy in the lung function of obese patients undergoing bariatric surgery. A review. *Rev Port Pneumol* 2010;16(2):307-14.
36. Becattini C, Agnelli G, Manina G *et al.* Venous thromboembolism after laparoscopic bariatric surgery for morbid obesity: clinical burden and prevention. *Surg Obes Relat Dis* 2012;8(1):108-15.
37. Ide P, Fitzgerald-O'shea C, Lautz DB. Implementing a bariatric surgery program. *AORN J* 2013;97(2):195-209.

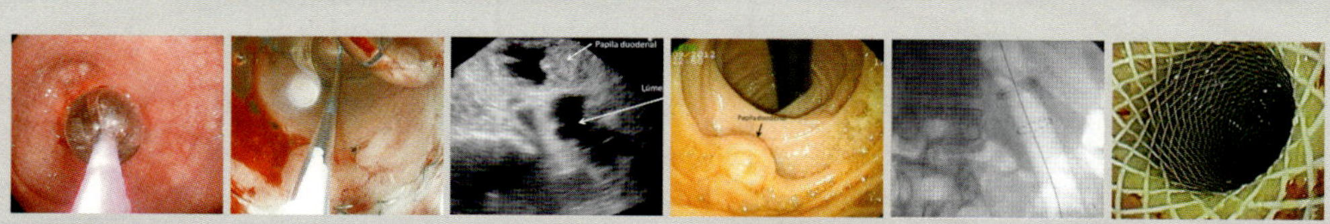

Capítulo 16

Bases da Cirurgia Bariátrica

Arthur Belarmino Garrido Junior ▪ Luiz Vicente Berti
Alexandre Amado Elias ▪ Thomas Szego

INTRODUÇÃO

Obesidade é definida como IMC maior ou igual a 30 kg/m^2. É uma doença crônica, de difícil tratamento e múltiplas causas: genéticas, psíquicas e relacionadas com hábitos inadequados de alimentação (ingestão aumentada de calorias) e de atividade física (sedentarismo).[1,2]

Este capítulo apresenta as principais diretrizes de indicação e tratamento cirúrgico da obesidade.

INDICAÇÃO CIRÚRGICA

Esta conduta é oriunda de médico capaz de avaliar a importância, para cada paciente, dos efeitos deletérios da obesidade sobre a saúde física, psíquica e social. Por outro lado, os possíveis riscos, inconvenientes e necessidade de acompanhamento a longo prazo devem ser considerados.

A elaboração de diretrizes para a seleção adequada dos candidatos à cirurgia bariátrica motivou a organização de reuniões de instituições interessadas. Nos Estados Unidos, chegou-se ao primeiro consenso em 1978, aprimorado em 1991.[3] Este último serviu de modelo em muitos países e deu origem às recomendações da *International Federation for the Surgery of Obesity* (IFSO), em 1997, adotadas pela Sociedade Brasileira de Cirurgia Bariátrica e Metabólica (SBCBM). Os parâmetros incorporados a essas diretrizes incluem:

- Grau de obesidade acentuado.
- Resistência a tratamento clínico.
- Presença de doenças associadas.
- Risco cirúrgico aceitável.
- Capacidade de o paciente compreender as implicações da operação.

O recurso mais utilizado na prática para caracterizar o grau de obesidade é o índice de massa corpórea (IMC), obtido pela fórmula Peso (kg) ÷ Altura^2 (m^2) = IMC (kg/m^2). Consideram-se normais índices de 19 a 25 kg/m^2. Cirurgia está indicada nas seguintes situações: IMC > 40 kg/m^2 e IMC > 35 kg/m^2 associados à doença grave (comorbidades).[3]

A avaliação da gravidade das comorbidades também determina o risco cirúrgico-anestésico. Diante de algumas situações, como apneia do sono, diabetes ou cardiopatia descompensadas, é necessário preparo pré-operatório para se minimizar a possibilidade de complicações peroperatórias. Em situações extremas, o risco é proibitivo, e a operação deve ser contraindicada, sendo alguns exemplos: doença pulmonar obstrutiva crônica grave, miocardiopatia, cirrose hepática avançada e psicopatias ou dependências químicas incontroláveis.[4,5]

A capacidade de o paciente e seus familiares ou responsáveis entenderem as implicações do tratamento cirúrgico deve ser sempre documentada por um consentimento informado. Distúrbios psíquicos e extremos de idade (adolescente e idoso) exigem ponderação e a participação de outros profissionais para a decisão, determinando o momento e como operar e acompanhar esses pacientes.[6,7]

No Brasil, a partir de 2000, o Ministério da Saúde tem reconhecido a necessidade do tratamento cirúrgico de obesos mórbidos e incluiu a gastroplastia entre os procedimentos cobertos pelo Sistema Único de Saúde (SUS). São estabelecidos os seguintes critérios de indicação:[8]

- Portadores de obesidade de grande proporção de duração superior a 2 anos, com IMC > 40 kg/m^2 e resistente a tratamentos conservadores (dietas, medicamentos, exercícios, psicoterapia).
- Obesos com IMC > 35 kg/m^2, com comorbidades (diabetes, hipertensão arterial, apneia do sono, artropatias, hérnias de disco) e que tenham sua situação clínica agravada pela obesidade.

O Conselho Federal de Medicina estabelece normas para o tratamento cirúrgico da obesidade mórbida, que incluem:[9]

- Limites de idade: maiores que 18 anos. Idosos e jovens entre 16 e 18 anos podem ser operados, mas exigem precauções especiais, e o custo/benefício deve ser bem analisado.
- Tempo de obesidade: estável há mais de 5 anos.
- Tempo de tratamento clínico prévio não eficaz: pelo menos 2 anos.
- Composição da equipe multiprofissional para cuidar do paciente nos períodos pré e transoperatório e fazer o acompanhamento do mesmo: cirurgião com formação específica, clínico, nutrólogo e/ou nutricionista, psiquiatra e/ou psicólogo, fisioterapeuta, anestesiologista, enfermeiros e auxiliares de enfermagem.

- Procedimentos aceitos: balão intragástrico, gastroplastia vertical bandada (Mason), banda gástrica ajustável, derivações gástricas (*bypass* gástrico) com ou sem anel, por via convencional ou laparoscópica, gastrectomia vertical, derivação biliopancreática com gastrectomia horizontal (Scopinaro) ou vertical (*switch* duodenal).
- Novos procedimentos precisam ainda de análise pela Câmara Técnica.

CIRURGIAS CONSAGRADAS

As primeiras operações utilizadas no tratamento da obesidade mórbida seguiram os estudos experimentais de Kremen *et al.*, em 1954. Baseavam-se em reduzir a absorção pelo desvio de grande porção do intestino delgado. As mais conhecidas excluíam a maior parte do intestino delgado do trânsito alimentar, mantendo em função apenas o duodeno, 35 cm de jejuno e 10 cm de íleo. Essas operações resultavam em redução substancial (cerca de 40%) e permanente do peso corpóreo. Entretanto, produziam sequelas funcionais, em decorrência da má absorção, com tal frequência e intensidade, que foram abandonadas após a década de 1970, muito embora fossem capazes de causar grande alívio nas comorbidades e fossem razoavelmente bem toleradas por uma parte dos pacientes operados.[10]

A tendência predominante, que substituiu as derivações jejunoileais, iniciou-se com Mason e Ito, em 1967. Trata-se de obter a redução da massa corpórea pela diminuição da capacidade gástrica, restringindo-se, assim, a ingestão de alimentos. As primeiras técnicas foram modelos primitivos de derivações gástricas (*bypass* gástrico), que deram origem a variantes hoje utilizadas pela maioria dos especialistas. A experiência e a facilidade técnica proporcionada pelos instrumentos de sutura mecânica permitiram o reconhecimento da importância de dois aspectos técnicos: 1º – o reservatório gástrico remanescente deve ser bastante reduzido, não mais que 30 mL de capacidade; 2º – o orifício de saída deste reservatório deve ser estreito, não superior a 1,5 cm de diâmetro.[11]

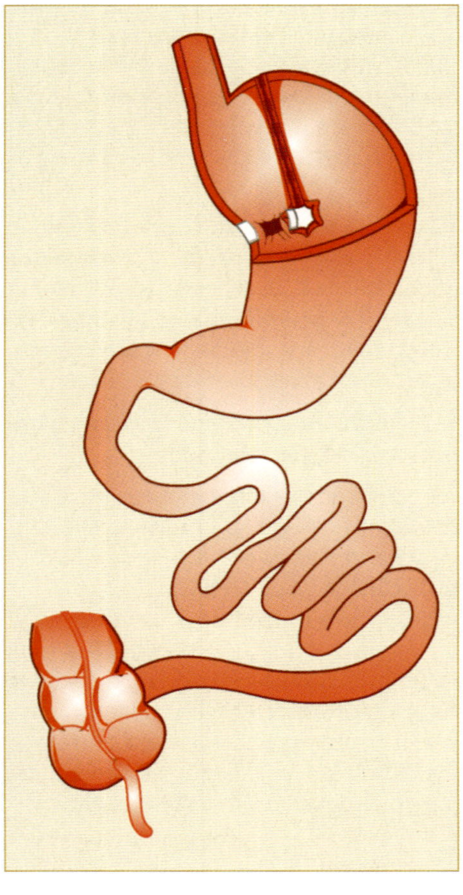

Fig. 16-1. Gastroplastia vertical com bandagem (Mason).

GASTROPLASTIA VERTICAL À MASON

Mason introduziu uma técnica que se tornou empregada na década de 1980 – a gastroplastia vertical com bandagem (GVB) – (Fig. 16-1).

A operação é simples e rápida, com baixo índice de complicações imediatas e tardias, e com mortalidade quase nula. Entretanto, o índice de perda de peso, que nos primeiros anos era em torno de 30%, após acompanhamento mais longo (10 anos), mostrou-se menos satisfatório (< 20%), com taxa considerável de recidiva da obesidade, em decorrência dos possíveis aspectos: falha técnica com deiscência do septo vertical de sutura mecânica, amplo orifício de passagem, aprendizado do paciente na ingestão de alimentos líquidos hipercalóricos, ou passagem mais rápida.[12]

BANDA GÁSTRICA AJUSTÁVEL

Há alguns anos, vem ocorrendo entusiasmo crescente pela adoção de técnicas laparoscópicas na cirurgia da obesidade. O método inicialmente desenvolvido por Kuzmak para a cirurgia convencional foi o que de início melhor se adaptou à videolaparoscopia.[13,14] A banda gástrica ajustável (BGA) consiste na aplicação de uma banda inflável de silicone envolvendo a porção alta do estômago e estreitando-a, de modo a criar uma pequena câmara justaesofágica, com esvaziamento lento, seguindo o mesmo princípio da GVB de Mason. O orifício de passagem é regulável através de punção percutânea (Fig. 16-2).

O método praticamente substituiu a GVB como opção de restrição mecânica à ingestão de alimentos, em razão da maior comodidade e facilidade técnica. Era a técnica mais usada, principalmente na Europa e na Austrália.[15,16]

Os resultados dependem do bom acompanhamento médico e multiprofissional a longo prazo.[17] Dessa forma, são possíveis obter médias de redução ponderal da ordem de 20%, que, em muitos casos, promove grande alívio das comorbidades.[18]

As complicações tardias mais frequentes da BGA são: vômitos, pseudomegaesôfago e problemas do portal situado no subcutâneo, como: mau posicionamento, desconexão e infecção. Além disso, outras alterações da BGA são: erosão, perda de peso insuficiente, necessidade de reoperação, remoção ou correção da prótese.[19]

Nossas primeiras tentativas com BGA ocorreu em 1996, não sendo bem-sucedidas. Entretanto, nos últimos 2 anos, selecionando os pacientes com maior cuidado, afastando os comedores compulsivos de doces, os "beliscadores" e os menos dispostos a se comprometer com um acompanhamento de longa duração, passamos a obter resultados semelhantes aos relatados internacionalmente.

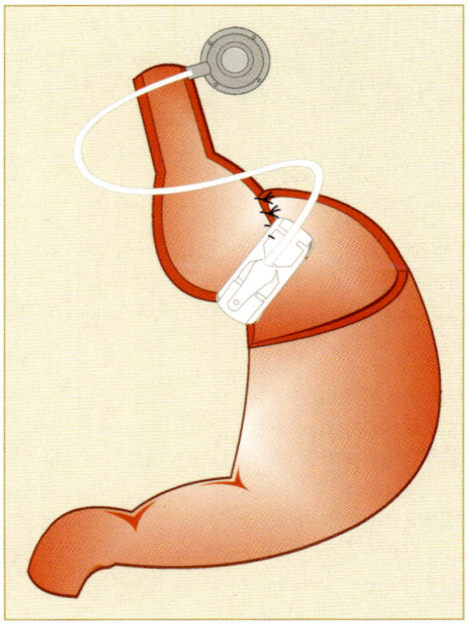

Fig. 16-2. Banda gástrica ajustável.

BYPASS GÁSTRICO EM Y DE *ROUX*

A partir da década de 1990, as diferentes modalidades de *bypass* gástrico em Y de *Roux* (BGYR) passaram a ganhar as preferências dos cirurgiões bariátricos e são atualmente estimadas em cerca de 65% das operações para obesidade. Consiste na redução do reservatório alimentar gástrico através da secção, deixando funcionante uma bolsa de, no máximo, 30 mL de capacidade, e não permite a passagem de nutrientes no estômago excluso, duodeno e jejuno proximal. Uma alça jejunal isolada em "Y" é anastomosada à pequena bolsa.[20]

O tamanho da referida alça, do jejuno proximal excluso e da bolsa gástrica, é variável, conforme propostas de diferentes cirurgiões. Variam-se, assim, as participações dos mecanismos de restrição mecânica, restrição funcional e disabsorção do BGYR. Fobi e Capella acrescentaram um anel de silicone à saída da bolsa gástrica, aumentando o componente restritivo mecânico do BGYR (Fig. 16-3), que foi o método mais utilizado no Brasil por muito tempo.[20]

Como age o BGYR na redução ponderal?

A) ***Restrição mecânica***: a pequena bolsa gástrica causa sensação de saciedade precoce ao ser preenchida e impede a ingestão rápida de grandes volumes. Este efeito é acentuado pela presença de anel.
B) ***Restrição funcional***: a chegada à alça jejunal de alimento não diluído por suco gástrico pode causar sintomas do tipo "*dumping*", principalmente após ingestão de açúcar concentrado, diminuindo o consumo calórico. Por outro lado, a estimulação da grelina do fundo gástrico, do GLP1 ileal e do PYY ileocólico fica alterada, de forma a reduzir o apetite.[21,22]
C) ***Disabsorção***: quando a alça jejunal alimentar e a biliopancreática são curtas, pouco ou nada se modifica a absorção dos macronutrientes (proteínas, gorduras e carboidratos). Mas alguns sais, em particular o ferro e o cálcio, têm seu aproveitamento prejudicado, porque não passam pelo duodeno, seu principal ponto de absorção. Quando se opta por alças alimentar e/ou biliopancreática mais longas, visa-se reduzir parcialmente a absorção de macronutrientes, em especial as gorduras. Isto pode aumentar a redução ponderal, mas pode também se acompanhar de diarreia, flatulência, esteatorreia e deficiências nutricionais. Não se deve associar alça longa à restrição acentuada do anel, pelo maior risco de desnutrição. Em nosso grupo de trabalho, o anel de silicone não tem sido usado no BGYR, desde 2006.

Na última década, desde que Wittgrove e Clark iniciaram, tem crescido o emprego da via laparoscópica no BGYR, como de resto em toda a cirurgia bariátrica. Corresponde já, em âmbito internacional, à via preferencial majoritária.[23,24] O acesso laparoscópico no Instituto Garrido – São Paulo é empregado em cerca de 95% das cirurgias de BGYR, com as seguintes vantagens: menor desconforto pós-operatório, recuperação mais rápida das atividades habituais e ocorrência mínima de hérnias incisionais. Os maiores inconvenientes são: custo elevado do material e o treinamento cirúrgico mais difícil e demorado, que pode aumentar o risco durante a curva de aprendizado.

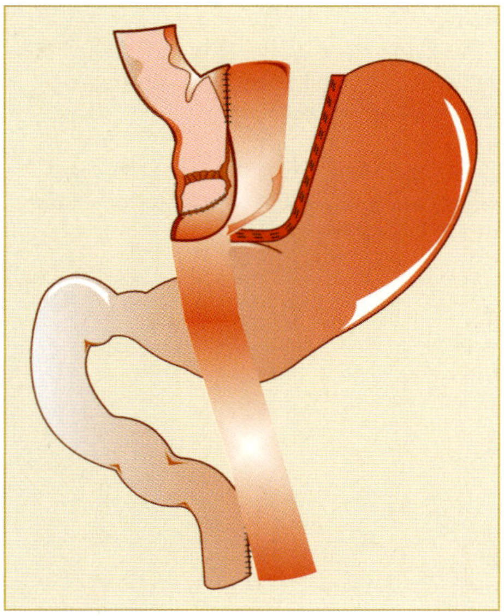

Fig. 16-3. *Bypass* gástrico em Y de *Roux* com anel (Fobi-Capella).

DERIVAÇÕES BILIOPANCREÁTICAS (SCOPINARO E *SWITCH* DUODENAL)

Há uma categoria de operações bariátricas que atua menos por limitar a ingestão de alimentos e mais por diminuir a absorção dos nutrientes ingeridos. São as denominadas derivações biliopancreáticas: operação de Scopinaro (Fig. 16-4) e o *switch* duodenal (Fig. 16-5).

Em ambas, o receptáculo gástrico é diminuído por gastrectomia horizontal (Scopinaro) ou vertical (*switch* duodenal). Entretanto, a capacidade de ingestão é bastante razoável, como a de um paciente que foi submetido à gastrectomia parcial. A diminuição de

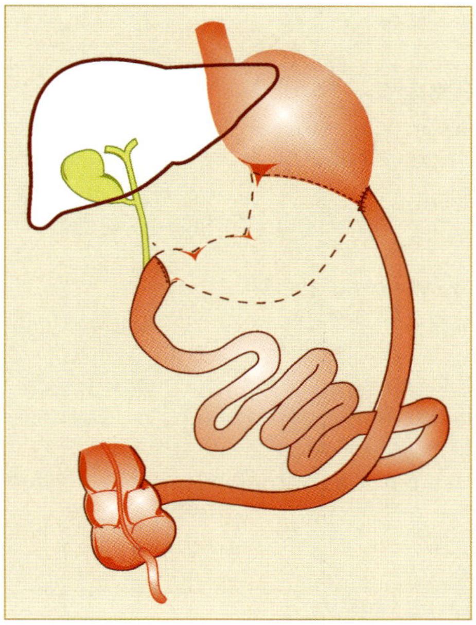

Fig. 16-4. Derivação biliopancreática de Scopinaro.

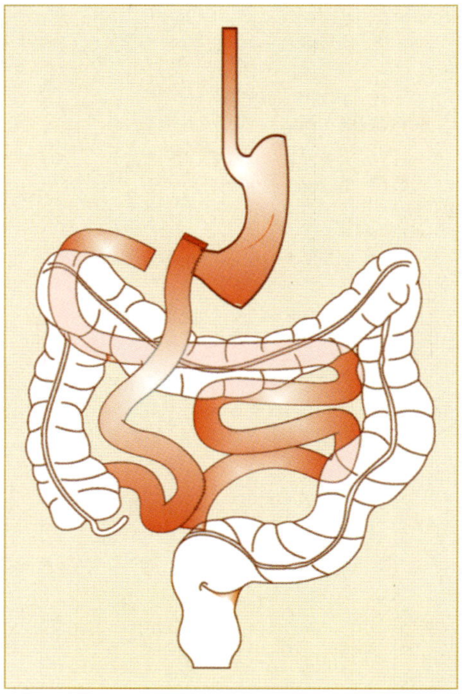

Fig. 16-5. Derivação biliopancreática com "duodenal *switch*".

parte da absorção se obtém pelos desvios no trânsito alimentar, de forma a criar as seguintes modificações da anatomia:

- *Alça biliopancreática:* não transita alimento e tem início no ângulo de Treitz até a anastomose intestinal.
- *Alça alimentar:* por onde não transita bile e suco pancreático, sendo apenas um segmento curto de íleo de 0,5 a 1 metro, onde há nutrientes e sucos digestivos, mas onde a absorção não é completa.[25]

A perda de peso é expressiva, com recidiva em torno de 10% dos casos em 8 anos. O efeito metabólico é o mais proeminente, considerando o controle do diabetes tipo II e da hiperlipidemia.[26] Embora essas operações permitam refeições mais confortáveis e sejam bem toleradas pela maioria dos operados, seus efeitos indesejáveis podem ser incômodos. Uma minoria pode ter diarreia e/ou flatulência fétida que dificultam o convívio e são de difícil controle. Distúrbios nutricionais, com anemias e carências proteica, vitamínica e mineral, não são raros e exigem acompanhamento mais próximo do que o BGYR.[27,28] Este tipo de operação corresponde a cerca de 5% do volume de cirurgia bariátrica e pode ser feito por via convencional ou videolaparoscópica.

CONSIDERAÇÕES FINAIS

- Representa os seguintes procedimentos consagrados: GVB, banda gástrica, BGYR com diversas variantes e as derivações biliopancreáticas.
- É uma opção eficaz e duradoura para controle da obesidade grave.
- Não está livre de inconvenientes e riscos.
- Considerar prós e contras das operações com vistas a cada paciente.
- O paciente deve ser informado e preparado adequadamente.
- Fazer acompanhamento duradouro, para a obtenção de bons resultados e prevenção de possíveis sequelas nutricionais.
- Para se alcançar estas medidas, é necessário o trabalho em equipe multiprofissional.

REFERÊNCIAS BIBLIOGRÁFICAS

1. Levi J, Vinter S, Richardson L *et al.* *F as in fat: how obesity policies are failing in America*. Washington, DC: Trust for America's Health, 2009.
2. Khan A, Raza S, Khan Y *et al.* Current updates in the medical management of obesity. *Recent Pat Endocr Metab Immune Drug Discov* 2012;6(2):117-28.
3. NIH conference. Gastrointestinal surgery for severe obesity. Consensus development conference panel. *Ann Intern Med* 1991;115(12):956-61.
4. Bagatini A, Trindade RD, Gomes CR *et al.* Anesthesia for bariatric surgery: retrospective evaluation and literature review. *Rev Bras Anestesiol* 2006;56(3):205-22.
5. Lorentz MN, Albergaria VF, Lima FASD. Anestesia para obesidade mórbida. *Rev Bras Anestesiol* 2007;57:199-213.
6. Browne AF, Inge T. How young for bariatric surgery in children? *Semin Pediatr Surg* 2009;18(3):176-85.
7. De Onis M, Blossner M, Borghi E. Global prevalence and trends of overweight and obesity among preschool children. *Am J Clin Nutr* 2010;92(5):1257-64.
8. Brasil. Ministério da Saúde. Alta complexidade: gastroplastia. Portaria Nº 196, de 29 de Fev. 2000. Of. El. nº 107/2000. Brasília: Departamento Nacional de Auditoria do SUS.
9. Conselho Federal de Medicina - Resoluções 1766/2005 e 1.942/2010.
10. Kremen AJ, Linner JH, Nelson CH. An experimental evaluation of the nutritional importance of proximal and distal small intestine. *Ann Surg* 1954;140(3):439-48.
11. Mason EE, Ito C. Gastric bypass in obesity. *Surg Clin North Am* 1967;47(6):1345-51.
12. Mason EE, Renquist KE, Jiang D. Perioperative risks and safety of surgery for severe obesity. *Am J Clin Nutr* 1992;55(2 Suppl):573S-6S.
13. Favretti F, Segato G, De Marchi F *et al.* An adjustable silicone gastric band for laparoscopic treatment of morbid obesity-technique and results. *Surg Technol Int* 2002;10:109-14.
14. Steffen R. The history and role of gastric banding. *Surg Obes Relat Dis* 2008;4(3 Suppl):S7-13.
15. Vella M, Galloway DJ. Laparoscopic adjustable gastric banding for severe obesity. *Obes Surg* 2003;13(4):642-8.
16. Buchwald H, Oien DM. Metabolic/bariatric surgery Worldwide 2008. *Obes Surg* 2009;19(12):1605-11.
17. Kissler HJ, Settmacher U. Bariatric surgery to treat obesity. *Semin Nephrol* 2013;33(1):75-89.
18. Olbers T, Lonroth H, Dalenback J *et al.* Laparoscopic vertical banded gastroplasty—an effective long-term therapy for morbidly obese patients? *Obes Surg* 2001;11(6):726-30.
19. Hady H R, Dadan J, Soldatow M *et al.* Complications after laparoscopic gastric banding in own material. *Wideochir Inne Tech Malo Inwazyjne* 2012;7(3):166-74.
20. Capella R F, Capella J F, Mandec H *et al.* Vertical Banded Gastroplasty-Gastric Bypass: preliminary report. *Obes Surg* 1991;1(4):389-95.
21. Lee WJ, Chen CY, Chong K *et al.* Changes in postprandial gut hormones after metabolic surgery: a comparison of gastric bypass and sleeve gastrectomy. *Surg Obes Relat Dis* 2011;7(6):683-90.
22. Peterli R, Steinert RE, Woelnerhanssen B *et al.* Metabolic and hormonal changes after laparoscopic Roux-en-Y gastric bypass and sleeve gastrectomy: a randomized, prospective trial. *Obes Surg* 2012;22(5):740-8.
23. Wittgrove AC, Clark GW. Laparoscopic Gastric Bypass, Roux-en-Y: Experience of 27 Cases, with 3-18 Months Follow-up. *Obes Surg* 1996;6(1):54-7.
24. Wittgrove AC, Clark GW. Laparoscopic gastric bypass, Roux-en-Y-500 patients: technique and results, with 3-60 month follow-up. *Obes Surg* 2000;10(3):233-9.
25. Navarrete AS. Duodenal switch: a comprehensive view of a biliopancreatic diversion in metabolic surgery. *Nutr Hosp* 2012;27(5):1380-90.
26. Scopinaro N, Marinari GM, Camerini G. Laparoscopic standard biliopancreatic diversion: technique and preliminary results. *Obes Surg* 2002;12(3):362-5.
27. Dorman RB, Rasmus NF, Al-Haddad BJ *et al.* Benefits and complications of the duodenal switch/biliopancreatic diversion compared to the Roux-en-Y gastric bypass. *Surgery* 2012;152(4):758-65.
28. Vazquez PA, Vazquez TA, Sancho Moya C *et al.* Metabolic changes after morbid obesity surgery using the duodenal switch technique. Long term follow-up. *Cir Esp* 2012;90(1):45-52.

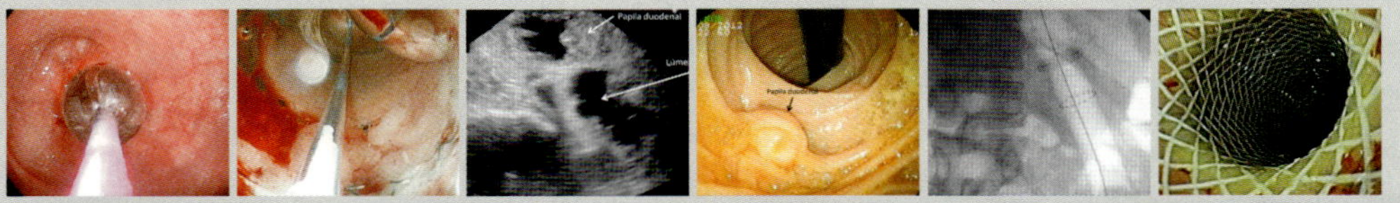

Capítulo 17

Balão Intragástrico para Redução de Peso Pré-Operatório em Superobeso

João Caetano Marchesini ▪ João Batista Marchesini ▪ Almino Cardoso Ramos

INTRODUÇÃO

A classificação de obesidade apresenta subgrupos de pacientes de acordo com a gravidade do quadro e o índice de massa corpórea (IMC). O primeiro grupo possui obesidade grau II (IMC > 35 kg/m^2) associada a doenças (diabetes melito tipo 2, hipertensão arterial sistêmica, alterações osteoarticulares secundárias ao excesso de peso, entre outros) (Quadro 17-1).[1]

A superobesidade (IMC > 50 kg/m^2) é um fator independente que pode aumentar a morbimortalidade cirúrgica precoce e tardia, em comparação ao grupo com IMC < 50 kg/m.[2] As razões são a dificuldade técnica criada por grande gordura intra-abdominal e o tamanho do lobo esquerdo do fígado, o qual dificulta a mobilização do estômago; essa manobra pode causar sangramento por lesão hepática.[2,3] Assim, a perda de peso pré-operatória é fator determinante na diminuição da morbimortalidade cirúrgica nesse grupo. A dieta balanceada hipocalórica durante um período de 2 a 4 semanas é uma das medidas indicadas.[4] A perda ponderal de 10% do peso inicial se traduz em adequada melhora clínica e consequente queda do risco cirúrgico.[5]

Há 25 anos, foi criado o balão gástrico de *Garren-Edwards* (GEGB®) como alternativa à cirurgia bariátrica.[6] Todavia, mostrou-se ineficaz em alguns aspectos e causava complicações graves em decorrência de trauma na mucosa gástrica. Além disso, os resultados de perda ponderal foram insatisfatórios graças à recidiva do peso. Com o passar dos anos, o material do balão foi modificado, e as indicações se tornaram mais específicas, como o uso em pacientes com IMC > 50 kg/m^2, visando adequado preparo pré-operatório.[7]

Quadro 17-1. Classificação da obesidade[1]

IMC (kg/m^2)	Classificação	Grau de obesidade	Risco de doença
< 18,5	Magreza	0	Elevado
18,5-24,9	Normal	0	Normal
25-29,9	Sobrepeso	0	Pouco elevado
30-34,9	Obesidade leve	I	Elevado
35-39,9	Obesidade moderada	II	Muito elevado
> 40	Obesidade grave	III	Muitíssimo elevado

Este capítulo objetiva apresentar um caso clínico relacionado com tratamento pré-operatório com balão intragástrico, visando à perda de peso e redução do risco cirúrgico. Também se discute a abordagem cirúrgica em estômago com parede espessa após a utilização de balão.

CASO CLÍNICO

Homem de 27 anos de idade, obeso desde a infância, submetido a tratamento com dietas e fórmulas durante a adolescência e início da fase adulta. Aos 11 anos pesava 96 kg; aos 17 anos 130 kg; e aos 18 já atingira 180 kg.

Na primeira consulta apresentava peso = 232 kg, altura = 1,77 m e IMC = 74,05 kg/m^2. Em razão do maior risco da cirurgia bariátrica no grupo de superobesidade, optou-se pela colocação de balão intragástrico no pré-operatório; isto diminuiria a morbimortalidade operatória ao atingir uma redução de 10% do peso.

Terapêutica endoscópica: Colocação de balão intragástrico *Orbera*® (Allergan Inc., Irvine, CA, EUA) com preenchimento de 700 mL de solução salina isotônica e 20 mL de solução de azul de metileno.

Técnica

Paciente em decúbito lateral esquerdo, sob sedação profunda com propofol e acompanhamento de anestesiologista.

- Uso de endoscópio padrão de um canal.
- Endoscopia diagnóstica do estômago e planejamento do procedimento.
- Retirada do endoscópio, sendo deixado estômago insuflado para facilitar a colocação do balão; isto evita o direcionamento no sentido do fundo gástrico.
- Introdução de balão desinsuflado até o estômago.
- Passagem de endoscópio para confirmar posicionamento do balão.
- Retirado do fio-guia do cateter de instilação.
- Conectada válvula à solução de soro fisiológico a 0,9% + azul de metileno.

- Introdução da solução, entre 500 e 700 mL, a depender do perfil do paciente.
- Recolhido o endoscópio para o esôfago.
- Desconexão da válvula através de tração do cateter.
- Retirada do cateter de instilação.
- Introdução do endoscópio até o estômago para inspeção da posição do balão e da válvula.
- Aspiração do ar intragástrico e retirada do endoscópio.

1° seguimento

Realizado acompanhamento psiquiátrico coadjuvante com utilização de topiramato 200 mg/dia para controle de compulsão alimentar. Houve perda de 30 kg ao final do tratamento de 6 meses.

Seguindo a experiência dos autores com uso de balão intragástrico pré-operatório, a cirurgia bariátrica somente foi indicada 30 dias após a remoção do balão. Habitualmente, o medicamento psiquiátrico é mantido até o procedimento operatório, e, se possível, a cirurgia é adiada até 90 dias ou enquanto o paciente não apresentar reganho de peso. Após esta remoção, há hipertrofia da parede gástrica, que pode causar dificuldade no fechamento da linha de grampeamento (Fig. 17-1).

Abordagem cirúrgica

Foi indicada derivação biliopancreática com desvio duodenal (*switch* duodenal), por apresentar maior perda ponderal.

A cirurgia foi realizada 90 dias após a retirada do balão, quando o peso havia estabilizado em 202 kg. A cavidade peritoneal era ampla, com pouca gordura visceral e o fígado de tamanho habitual, com bordas agudas e de aspecto normal, permitindo acesso à junção esofagogástrica sem dificuldade (Fig. 17-2).

Foi realizada derivação biliopancreática com desvio duodenal, que consiste na ressecção longitudinal da grande curvatura gástrica (gastrectomia vertical), associada à secção da primeira porção duodenal e confecção de anastomose duodenoileal a 250 cm da válvula ileocecal. A reconstrução do trânsito intestinal foi feita em Y de *Roux* a 100 cm da válvula ileocecal (Fig. 17-3).

2° seguimento

Evoluiu sem complicações, alta hospitalar no terceiro dia de pós-operatório. Retornou 7 dias após para retirada do dreno abdominal. Durante o primeiro ano realizou acompanhamento trimestral e após 1 ano, acompanhamento anual.

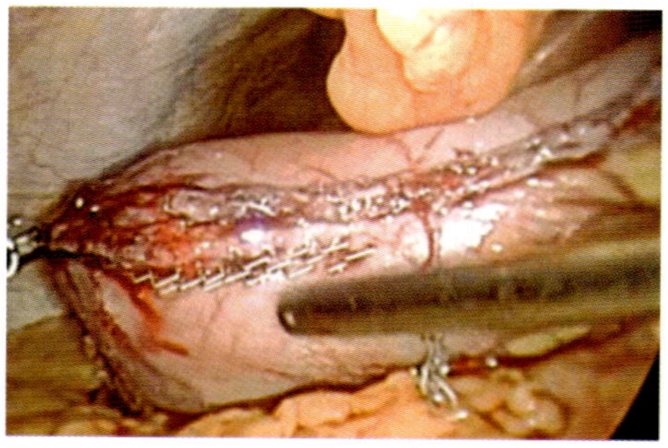

Fig. 17-1. Linha de grampeamento aberta devido à espessura da parede do antro gástrico.

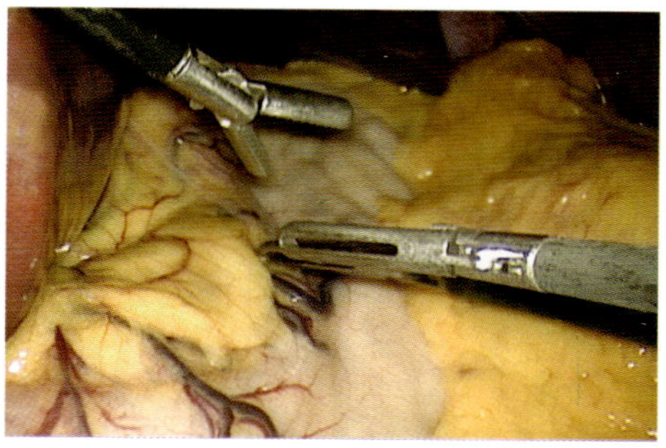

Fig. 17-2. Acesso à porção alta do estômago sem dificuldade.

Um ano após a cirurgia, apresentava 98 kg, com 58% de perda de peso, que tende a estabilizar após 18 meses de cirurgia (Fig. 17-4). Os exames laboratoriais eram normais.

DISCUSSÃO

Atualmente, a cirurgia bariátrica é um dos principais métodos para o tratamento eficaz da obesidade mórbida a longo prazo. A escolha da técnica para superobesos é fundamentada no IMC e no comportamento alimentar. Com exceção de pacientes que ingerem grande quantidade de carboidratos, a derivação biliopancreática com desvio duodenal tem o maior impacto sobre o peso.[8] Habitualmente, a realização de *bypass* gástrico em Y de *Roux* (BGYR) nesse grupo tende a manter o paciente na faixa de obesidade, inclusive no grau III.[9]

Em decorrência do maior risco cirúrgico em superobesos, a perda ponderal de 10% ou mais causa diminuição da morbimortalidade operatória.[10] Buchwald *et al.*, em metanálise, demonstraram taxa de 1,25% para pacientes superobesos em comparação a 0,8% em pacientes com IMC < 50 kg/m.[2,11] Edholm *et al.* descreveram tratamento com dieta hipocalórica durante 4 semanas antes da cirurgia, onde obtiveram decréscimo de 12% do volume hepático e 40% da gordura intra-hepática.[4]

Fris publicou uma série de 50 pacientes que receberam dieta hipocalórica de 456 kcal/dia durante 2 semanas. Medidas do volume hepático foram feitas por ultrassonografia, demonstrando di-

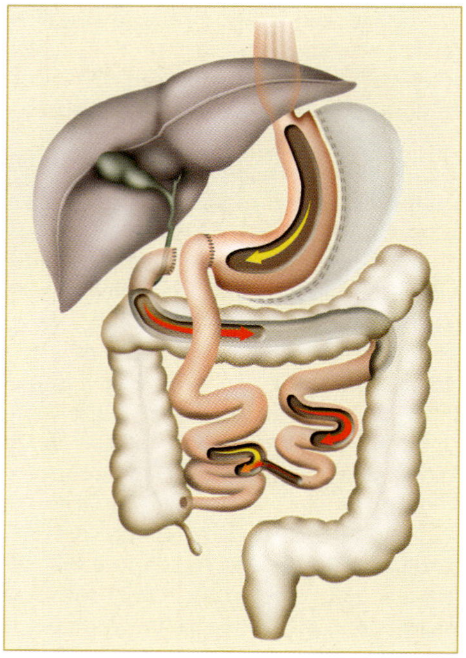

Fig. 17-3. Derivação biliopancreática com duodenal *switch* (Marchesini JC).

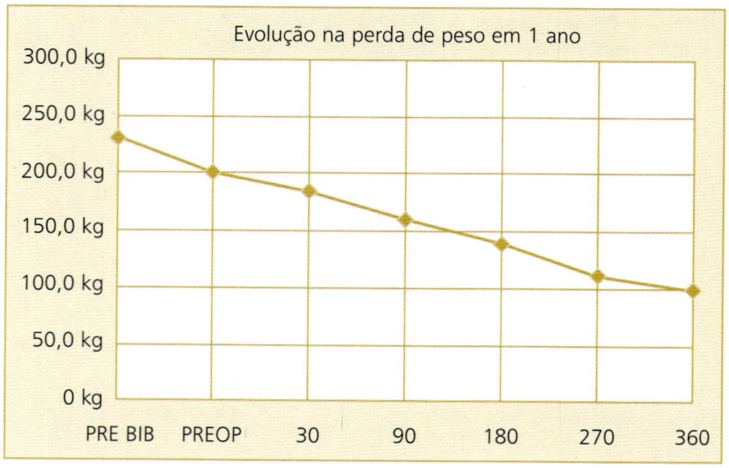

Fig. 17-4. Evolução da perda de peso.

minuição significativa das seguintes medidas do fígado: espessura ($p < 0,0001$), diâmetro ($p < 0,02$) e tamanho ($p < 0,0001$).[12]

Frutos *et al.* demonstraram a eficácia do balão intragástrico na perda de peso pré-operatória. Houve diminuição significativa do volume hepático após 6 meses de tratamento. A mensuração ocorreu através de tomografia axial computadorizada espiral e injeção de contraste endovenoso. Deve-se ressaltar que a porcentagem da redução do volume hepático (31,8%) foi maior que a perda média do excesso de peso (22,14%) e a perda de peso (12,7%).[13]

CONSIDERAÇÕES FINAIS

O uso do balão intragástrico para preparo pré-operatório em superobesidade melhora as condições clínicas, diminui o tamanho do fígado e da gordura visceral, com consequente redução da morbimortalidade cirúrgica.

REFERÊNCIAS BIBLIOGRÁFICAS

1. Renquist K. Obesity classification. *Obes Surg* 1997;7(6):523.
2. Tamhankar AP, Kelty CJ, Jacob G. Retraction-related liver lobe necrosis after laparoscopic gastric surgery. *JSLS* 2011;15(1):117-21.
3. Zerrweck C, Maunoury V, Caiazzo R *et al.* Preoperative weight loss with intragastric balloon decreases the risk of significant adverse outcomes of laparoscopic gastric bypass in super-super obese patients. *Obes Surg* 2012;22(5):777-82.
4. Edholm D, Kullberg J, Haenni A *et al.* Preoperative 4-week low-calorie diet reduces liver volume and intrahepatic fat, and facilitates laparoscopic gastric bypass in morbidly obese. *Obes Surg* 2011;21(3):345-50.
5. Goldstein DJ. Beneficial health effects of modest weight loss. *Int J Obes Relat Metab Disord* 1992;16(6):397-415.
6. Barkin JS, Reiner DK, Goldberg RI *et al.* The effects of morbid obesity and the Garren-Edwards gastric bubble on solid phase gastric emptying. *Am J Gastroenterol* 1988;83(12):1364-67.
7. Sallet JA, Marchesini JB, Paiva DS *et al.* Brazilian multicenter study of the intragastric balloon. *Obes Surg* 2004;14(7):991-98.
8. Rabkin RA. The duodenal switch as an increasing and highly effective operation for morbid obesity. *Obes Surg* 2004;14(6):861-65.
9. Yang JG, Wang CC, Hu YZ *et al.* Treatment of super obesity by laparoscopic Roux-en-Y gastric bypass: experience of 42 cases. *Zhonghua Wei Chang Wai Ke Za Zhi* 2012;15(11):1115-19.
10. Liu RC, Sabnis AA, Forsyth C *et al.* The effects of acute preoperative weight loss on laparoscopic Roux-en-Y gastric bypass. *Obes Surg* 2005;15(10):1396-402.
11. Buchwald H, Estok R, Fahrbach K *et al.* Trends in mortality in bariatric surgery: a systematic review and meta-analysis. *Surgery* 2007;142(4):621-32.
12. Fris RJ. Preoperative low energy diet diminishes liver size. *Obes Surg* 2004;14(9):1165-70.
13. Frutos MD, Morales MD, Lujan J *et al.* Intragastric balloon reduces liver volume in super-obese patients, facilitating subsequent laparoscopic gastric bypass. *Obes Surg* 2007;17(2):150-54.

Seção IV

Banda Gástrica Ajustável (BGA)

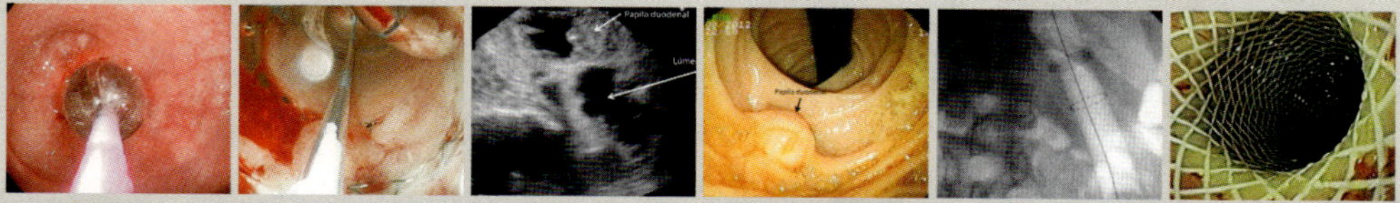

Capítulo 18

Banda Gástrica Ajustável – *Overview*

Denis Pajecki ▪ Almino Cardoso Ramos ▪ Bruno Zilberstein

INTRODUÇÃO

A banda gástrica ajustável (BGA) é composta por uma banda de silicone que envolve o estômago, um cateter de conexão e uma câmara que pode ser insuflada ou desinsuflada, através da injeção de solução salina em portal de ajuste (Figs. 18-1 e 18-2). O dispositivo é colocado ao redor da cárdia, e seu ajuste é realizado posteriormente de forma gradual, ambulatorialmente, com ou sem controle radiológico.

Conforme é ajustada, a banda comprime a parede do estômago e reduz o lúmen gástrico, limitando a ingestão de alimentos. Se a BGA não estiver bem ajustada, a restrição será insuficiente, o volume ingerido, excessivo, e a perda de peso, insatisfatória.

Por outro lado, se a insuflação for demasiada, poderá haver intolerância alimentar. Nesses casos, o paciente pode apresentar disfagia, regurgitação e sintomas de refluxo gastroesofágico, levando-o a aumentar o consumo de líquidos calóricos mais facilmente deglutidos.[1]

Nesse contexto, o bom acompanhamento pós-operatório é fundamental para perda ponderal satisfatória. A frequência de consultas para ajustes e orientação dietética/nutricional deve ser mais regular que após o BGYR, principalmente no primeiro ano de pós-operatório.[2,3] Orientação nutricional é fundamental, uma vez que nesta operação não há *dumping* ou má absorção, condições que geralmente limitam o consumo de doces ou gordura.

A técnica foi desenvolvida por Szinicz e Schnapka, em 1982, após testes em coelhos.[4] O procedimento foi adaptado para uso clínico por Kuzmac a partir de junho de 1986 e, mais tarde, adaptações permitiram a aplicação do método por via laparoscópica.[5] Cardiere foi o primeiro a relatar colocação laparoscópica, em 1992, utilizando uma banda não adaptada de Kuzmac. Belachew *et al.* foram os primeiros a colocar BGA adaptada por videolaparoscopia (BioEnterics Lap-Band System).[6]

No Brasil, este método foi introduzido a partir de 1997, tornando-se a técnica de iniciação de muitos cirurgiões videolaparoscopistas na cirurgia bariátrica. Atualmente, representa em torno de 3% dos procedimentos bariátricos realizados por ano em nosso meio.

Em países, como França, Alemanha (equiparando-se ao *bypass*), Austrália e México, essa técnica ainda é utilizada.[7-10] Isso deve-se à baixa morbidade, à reversibilidade, ao baixo índice de complicações nutricionais e à resolução satisfatória de comorbidades, apesar da menor perda de peso.[11,12]

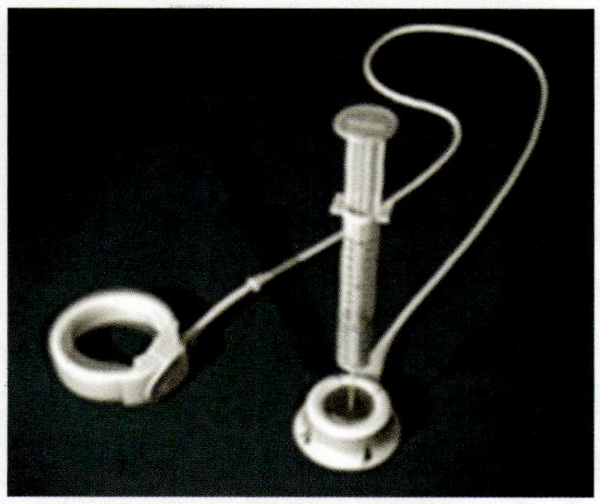

Fig. 18-1. Dispositivo de banda gástrica ajustável.

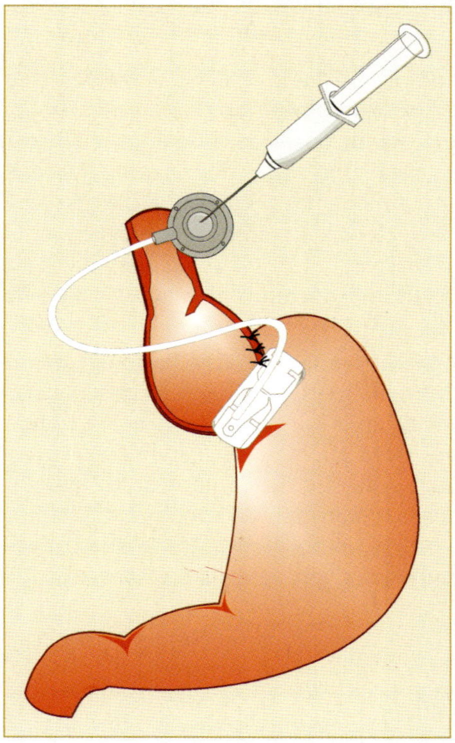

Fig. 18-2. Mecanismo de ajuste: injeção de solução salina pelo portal, que promove compressão da parede gástrica e diminui o diâmetro de passagem (efeito "ampulheta").

Nos EUA, a técnica foi introduzida em 2001, após aprovação pelo FDA. Desde 2004, sua utilização cresceu mais de 300%, representando hoje mais de 1/4 das operações realizadas nesse país.[13]

APLICABILIDADE

A BGA pode ser aplicada a qualquer paciente com indicação de tratamento cirúrgico para obesidade. O'Brien *et al.* relataram sucesso após uso da técnica em casos de obesidade graus I ou II, sem comorbidades.[14]

Entretanto, essa indicação ainda é controversa.

CONTRAINDICAÇÃO

O método está contraindicado em casos de condições clínicas ou psicológicas desfavoráveis ao sucesso do procedimento cirúrgico, como a hiperfagia maligna (Síndrome de Prader – Willi).

Essa técnica não deve ser realizada em casos de cirurgia prévia sobre a transição esofagogástrica, e em portadores de hipertensão porta com varizes de esôfago.[15] A BGA pode ser colocada quando há pequenas hérnias hiatais (até 2,0 cm), e deve ser evitada em grandes hérnias, mesmo que corrigidas no ato cirúrgico. Sua utilização no tratamento de pacientes superobesos já foi descrita, apresentando resultados pouco satisfatórios.[16,17]

Em adolescentes, o método tem sido utilizado com sucesso.[18] A possibilidade de reversão e o baixo risco de complicações nutricionais são fatores que contribuem para a aplicação desta técnica nesse grupo etário.[19] Entretanto, graças à necessidade de adesão rigorosa ao tratamento, sua indicação deve ser criteriosa, exigindo o envolvimento da família.

Em idosos, atenção maior deve ser dada à presença de distúrbio motor do esôfago, que pode gerar intolerância à banda, caracterizado por: disfagia, regurgitação e má adaptação alimentar. Devem ser realizadas radiografia contrastada do esôfago ou eletromanometria esofágica no pré-operatório.

INDICAÇÃO

A indicação da BGA passa por avaliação dos hábitos alimentares do paciente e de sua expectativa em relação à perda de peso. De um modo geral, os que ingerem grande quantidade de doce têm resultados piores, embora isso seja contestado por Dixon e O'Brien. Esses mesmos autores destacam algumas situações preditivas de insucesso: idade avançada, IMC elevado (> 50 kg/m^2), hiperinsulinemia, diabetes tipo 2, sedentarismo, "escore" alto de dor e baixo índice de saúde geral (os três últimos medidos pelo questionário de qualidade de vida SF 36).[20]

Há divergências com relação à aplicação da técnica em graves distúrbios metabólicos, como diabetes tipo 2. De um modo geral, há melhora desta comorbidade após BGA, quanto maior for a perda de peso.[21] Resultados observados em metanálise indicaram sucesso no tratamento de obesos graus I e II, portadores de Diabetes tipo 2.[22] Entretanto, resultados superiores do controle metabólico após métodos que ativam o efeito incretínico (*Bypass* gástrico, derivação biliopancreática) limitaram a aplicação da BGA nesse grupo de pacientes.

TÉCNICA

A técnica original de colocação da BGA foi descrita por Belachew.[6] Várias modificações e variações foram descritas posteriormente.

Colocação dos trocartes

O posicionamento dos trocartes é semelhante à cirurgia para tratamento da doença do refluxo gastroesofágico, com o paciente posicionado de pernas abertas. O cirurgião se posiciona entre as pernas do paciente, e o monitor é colocado junto ao ombro direito do mesmo.

São utilizados cinco trocartes: um de 10 mm colocado 10 cm abaixo do apêndice xifoide e 2 cm à esquerda (do paciente) da linha mediana para a óptica, um de 5 mm logo abaixo do xifoide e na linha mediana para o afastador de fígado, um de 5 mm na linha hemiclavicular direita três dedos abaixo do rebordo costal, um de 15 mm na linha hemiclavicular esquerda dois dedos abaixo do rebordo costal pelo qual será passada a banda, e um de 5 mm na linha axilar anterior esquerda, três dedos abaixo do trocarte de 15 mm, para colocação da pinça do auxiliar.

Reparos anatômicos e passagem da BGA pela via da *Pars* Flácida

Inicia-se o procedimento com leve tração do fundo gástrico para baixo e para a esquerda e dissecção do plano entre reflexão peritoneal e o diafragma, em direção caudal, até completa identificação do braço esquerdo do pilar diafragmático. Trata-se de plano avascular, e a dissecção pode ser realizada com tesoura, bisturi elétrico ou pinça coaguladora.

Em seguida procede-se à abertura do pequeno omento e exposição do braço direito do pilar. Abre-se minimamente o peritônio junto ao ponto mais inferior do braço do pilar e, após mínima dissecção romba, passa-se uma pinça por este túnel retrogástrico que irá pegar o cateter da banda do outro lado. Pode-se utilizar uma pinça laparoscópica comum, o que requer experiência, ou pinças flexíveis próprias para este fim (tipo *gold finger*). Não se deve forçar a passagem da pinça, que deve ser passada suavemente e sem resistência.

Posicionamento da BGA na posição correta

A BGA deve ficar posicionada pouco abaixo da transição esofagogástrica. A posição ao redor do esôfago ou mais baixa, deixando um *pouch* volumoso, está incorreta. O ponto de referência é o ângulo de His, onde a BGA deve ficar apoiada. O correto posicionamento da banda pode ser avaliado por meio de RX contrastado (Fig. 18-3).

Fixação anterior

A fixação anterior é importante para prevenir o deslizamento da banda (*slippage*). Esta complicação ocorre em 5 a 25% dos casos, em

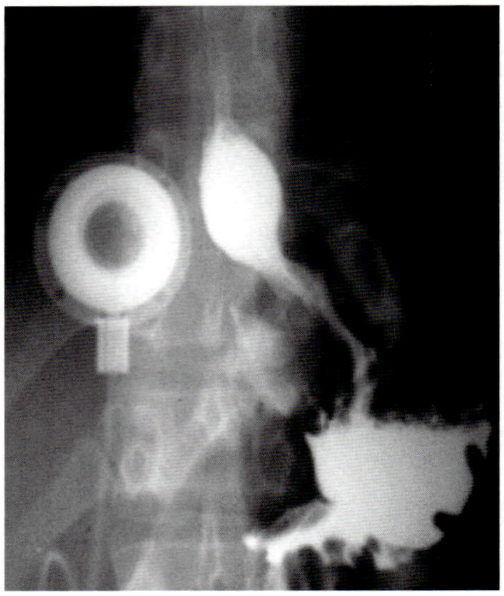

Fig. 18-3. Raios X contrastado com bário, possibilitando a avaliação de: posição do cateter, tamanho do *pouch*, esvaziamento, dilatação esofágica e posição da banda em relação à coluna (30 graus).

diferentes casuísticas, sendo menor quanto maior for a experiência do grupo cirúrgico com a técnica.[23]

Procede-se à passagem de pontos seromusculares, unindo o corpo alto e fundo gástrico imediatamente abaixo da banda à parede gástrica do *pouch*, logo acima da banda. Não é necessário cobrir toda a banda com a sutura e não se deve cobrir o *locker* da banda, uma vez que esta manobra aumente o risco de erosão da parede gástrica ("migração da banda").

Colocação do portal de ajuste

O portal de ajuste deve ser colocado e fixado com pontos sobre a aponeurose da musculatura da parede abdominal, preferencialmente na região do hipocôndrio ou flanco esquerdo. Utiliza-se o porto do trocarte colocado nesta posição para exteriorização do cateter e fixação do portal. Este pode ser colocado na linha mediana, sobre o apêndice xifoide, sendo esta posição, atualmente, pouco utilizada.

TÁTICA OPERATÓRIA

Fígado grande

Fígados esteatóticos e muito volumosos, principalmente à custa do lobo esquerdo, podem dificultar o acesso à transição esofagogástrica, tornando o procedimento mais difícil e aumentando o risco de complicações. Nessa situação, a utilização de afastadores maiores do tipo Nathanson (Mediflex®) pode ser útil ou, na ausência do mesmo, a utilização de dois afastadores comuns (tipo leque ou palpador). Se houver suspeita desta condição no pré-operatório, recomenda-se que o paciente perca peso antes da cirurgia, reduzindo, assim, o volume do fígado.

Hérnia hiatal

Pequenas hérnias hiatais devem ser reduzidas para correto posicionamento da banda, evitando a permanência de um volumoso *pouch*. Nesta situação, não é necessário realizar o fechamento do hiato. Não recomendamos o tratamento concomitante de hérnias volumosas, dada à necessidade de grande dissecção periesofágica e retrogástrica, o que aumenta o risco de deslizamento da banda.

Colecistectomia concomitante

A colecistectomia pode ser realizada concomitantemente à colocação da BGA em portadores de colelitíase.[24] Nessa situação, recomendamos iniciar a operação pela colecistectomia, para evitar que o eventual vazamento de bile contamine a banda. Não realizamos colangiografia de rotina e, após a retirada da vesícula do leito, colocamos a peça dentro de saco plástico, o qual permanecerá junto ao lobo direito do fígado até o final da operação.

Realizamos colecistectomia através do portal de 10 mm da óptica, com controle visual pelo trocarte de 15 mm. Em seguida exteriorizamos o cateter pelo portal de 15 mm, de maneira habitual. Em casos de colecistite aguda ou eventual complicação da colecistectomia (sangramento, grande vazamento de bile), a colocação da banda deve ser abortada. Deixamos apenas antibiótico profilático, como em todos os casos.

Tamanho do cateter

O cateter normalmente tem um comprimento excessivo, sendo necessário reduzi-lo. Costumamos cortar entre 10 e 15 cm da extremidade distal do cateter. Por outro lado, não deve ficar muito curto, sob o risco de causar dor ou desconforto ao paciente (por tração).

Além disso, em uma eventual necessidade de reabordagem cirúrgica, poderemos precisar reduzi-lo novamente. Há relatos de casos de erosão de vísceras causados pelo cateter (duodeno, cólon).[25] Trata-se de complicação rara, mas a que se deve estar atento.

Analgesia

Embora a dor pós-operatória seja de pequena intensidade, com baixo consumo de analgésicos, alguns pacientes se queixam de dor na região subcostal esquerda, por onde foi exteriorizado o cateter e colocado o portal. Recomendamos a infiltração da borda inferior do último arco costal com anestésico local (Naropin®) para alívio deste sintoma.

Grande dificuldade técnica

A colocação da BGA é um procedimento eletivo, de caráter minimamente invasivo e padronizado para ser realizado por videolaparoscopia. Assim sendo, em situações de grande dificuldade técnica por qualquer motivo, não recomendamos a conversão para laparotomia, mas o abortamento do procedimento. Um melhor preparo ou a discussão com o paciente e familiares sobre alternativas cirúrgicas devem, então, ser realizados antes de nova indicação.

DISCUSSÃO

Perda de peso

A perda ponderal após BGA é mais lenta, quando comparada a outras técnicas. O ajuste do dispositivo é realizado gradualmente a partir de 4 a 5 semanas de pós-operatório, com controle radiológico ou fundamentado em parâmetros clínicos. A perda de peso dependerá do bom ajuste e da mudança de hábitos alimentares, que deve priorizar a realização de várias pequenas refeições por dia, pobres em carboidratos.[12]

Ajuste excessivo da banda pode causar disfagia e má adaptação alimentar. Isso pode levar à maior perda de peso a curto prazo, porém eleva o risco de complicações e reganho ponderal a longo prazo. Esses dados refletem a média de perda de peso, que pode ter grande variabilidade dentro de uma casuística, dependendo da adesão individual dos pacientes aos ajustes e à reeducação alimentar.

Pacientes com acompanhamento inadequado podem ser resgatados e voltar a perder peso após ajuste e reorientação. Ao longo do tempo, pacientes que tiveram complicações (deslizamento ou erosão) ou perda de peso insuficiente podem ser submetidos à cirurgia revisional.

Comorbidades

A melhora das comorbidades após a colocação da BGA é dependente da perda de peso. Em estudos controlados, há controle do diabetes tipo II em aproximadamente 55% dos casos, da hipertensão arterial sistêmica em 70%, da apneia do sono em 90% e redução de 60% dos níveis séricos de triglicérides.[2,21,26] Há também significativa melhora da qualidade de vida avaliada por diferentes índices.[27,28]

Complicações

As complicações precoces na cirurgia para colocação da BGA são pouco frequentes. Tal fato se traduz na baixa mortalidade relacionada com o método, em torno de 0,1% em estudos de metanálise.[21] As complicações tardias mais frequentes são deslizamento (Fig. 18-4) e erosão intragástrica.[29,30]

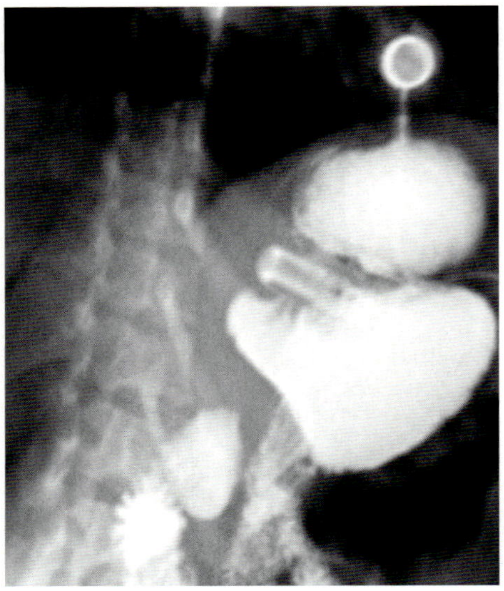

Fig. 18-4. Aspecto radiológico do deslizamento da banda.

A prevenção do deslizamento é feita pelo correto posicionamento da BGA e fixação anterior. A experiência do cirurgião é fator determinante da incidência, sendo 31% no início da série e 2,4% nos últimos 500 pacientes.[11] Os principais sintomas são compatíveis com obstrução gástrica: intolerância alimentar, vômitos pós-prandiais e sintomas de refluxo. Eventualmente pode haver dor abdominal de forte intensidade, o que requer tratamento imediato.

O diagnóstico pode ser feito por radiografia simples, em que é observada mudança do seu eixo habitual. Também é usado exame contrastado ou endoscopia digestiva, em que observa-se resíduo alimentar na câmara dilatada. Inicialmente, o completo esvaziamento da banda promove alívio dos sintomas, seguido de reposicionamento por videolaparoscopia.

- *Dilatação esofágica ou "pseudomegaesôfago"*: pode ocorrer quando a banda se encontra apertada em excesso e há disfagia intensa, sendo indicado esvaziamento do dispositivo, que deve ser removido na ausência de sintomas.
- *Erosão da parede gástrica*: pode estar relacionada com ajuste excessivo ou fixação anterior muito justa. A incidência varia de 0,5 a 4,0% em diferentes casuísticas e também é dependente da experiência do cirurgião. O'Brien *et al.* relatam incidência de erosão de 3,2% em 1.300 casos operados, principalmente na fase inicial.[11] A mudança da técnica de colocação da via perigástrica para a *pars* flácida, bem como o desenvolvimento de banda de alto volume, maleável e de menor pressão também contribuíram para a redução desta complicação. O sintoma pode variar de reganho de peso por perda do efeito restritivo, à infecção tardia do portal por comunicação com a luz gástrica, via cateter.

  Muitos pacientes são assintomáticos, e o diagnóstico só é feito durante exame endoscópico de rotina. A retirada da banda deve ser indicada em caráter eletivo, exceto quando há infecção.[29] A remoção endoscópica tem sido mais realizada, mas também pode ser por videolaparoscopia, evitando-se abordar a área bloqueada onde ocorreu a erosão.[30-32]

  Infecção do portal: ocorre em 0,5 a 1,5% dos casos.[33] Desconexão do cateter, mudança de posição do portal (vira para baixo ou de lado) e vazamento em algum ponto do sistema ocorrem em 2,0 a 8,0% dos casos.
- *Perda de peso insuficiente*: pode ser também uma causa de reoperação. Nesse caso, a cirurgia pode ser transformada em *bypass*, gastrectomia vertical, duodenal *switch* ou Cirurgia de Scopinaro.[34] Com exceção desta última, a realização dos outros procedimentos após a retirada da BGA é sempre uma cirurgia mais difícil e complexa, em comparação a uma primeira operação. A parede gástrica está espessada, e o risco de fístula é maior, devendo ser realizada por cirurgiões com experiência nessas técnicas.

CONSIDERAÇÕES FINAIS

- A BGA é um método seguro e eficaz para o tratamento da obesidade mórbida.
- Atenção especial deve ser dada à seleção de pacientes e limitações do método.
- Deve-se oferecer ao paciente a possibilidade de acompanhamento com equipe multidisciplinar treinada no método e comprometida com o seguimento a longo prazo.

REFERÊNCIAS BIBLIOGRÁFICAS

1. Snow JM, Severson PA. Complications of adjustable gastric banding. *Surg Clin North Am* 2011;91(6):1249-64, ix.
2. O'Brien PE, Dixon JB, Brown W *et al.* The laparoscopic adjustable gastric band (Lap-Band): a prospective study of medium-term effects on weight, health and quality of life. *Obes Surg* 2002;12(5):652-60.
3. Shen R, Dugay G, Rajaram K *et al.* Impact of patient follow-up on weight loss after bariatric surgery. *Obes Surg* 2004;14(4):514-19.
4. Szinicz G, Schnapka G. A new method in the surgical treatment of disease. *Acta Chiirgica Austriaca* 1982;(Suppl 43).
5. Kuzmak LI. A Review of seven years' experience with silicone gastric banding. *Obes Surg* 1991;1(4):403-8.
6. Belachew M, Jacqet P, Lardinois F *et al.* Vertical banded gastroplasty vs adjustable silicone gastric banding in the treatment of morbid obesity: a preliminary report. *Obes Surg* 1993;3(3):275-78.
7. Fox SR, Fox KM, Srikanth MS *et al.* The Lap-Band system in a North American population. *Obes Surg* 2003;13(2):275-80.
8. Basdevant A, Paita M, Rodde-Dunet MH *et al.* A nationwide survey on bariatric surgery in France: two years prospective follow-up. *Obes Surg* 2007;17(1):39-44.
9. Smith FJ, Holman CD, Moorin RE *et al.* Incidence of bariatric surgery and postoperative outcomes: a population-based analysis in Western Australia. *Med J Aust* 2008;189(4):198-202.
10. Stroh C, Birk D, Flade-Kuthe R *et al.* A nationwide survey on bariatric surgery in Germany—results 2005-2007. *Obes Surg* 2009;19(1):105-12.
11. O'Brien PE, Dixon JB. Laparoscopic adjustable gastric banding in the treatment of morbid obesity. *Arch Surg* 2003;138(4):376-82.
12. Cobourn C, Chapman MA, Ali A *et al.* Five-year weight loss experience of outpatients receiving laparoscopic adjustable gastric band surgery. *Obes Surg* 2013 July;23(7):903-10.
13. Hinojosa MW, Varela JE, Parikh D *et al.* National trends in use and outcome of laparoscopic adjustable gastric banding. *Surg Obes Relat Dis* 2009;5(2):150-55.
14. O'Brien PE, Dixon JB, Laurie C *et al.* Treatment of mild to moderate obesity with laparoscopic adjustable gastric banding or an intensive medical program: a randomized trial. *Ann Intern Med* 2006;144(9):625-33.
15. Tutuian R. Reflux after baratric operations. *Ther Umsch* 2013;70(2):129-33.
16. Parikh M S, Shen R, Weiner M *et al.* Laparoscopic bariatric surgery in super-obese patients (BMI >50) is safe and effective: a review of 332 patients. *Obes Surg* 2005;15(6):858-63.
17. Torchia F, Mancuso V, Civitelli S *et al.* LapBand System in super-superobese patients (> 60 kg/m(2)): 4-year results. *Obes Surg* 2009;19(9):1211-15.
18. Nadler EP, Youn HA, Ren CJ *et al.* An update on 73 US obese pediatric patients treated with laparoscopic adjustable gastric banding: comorbidity resolution and compliance data. *J Pediatr Surg* 2008;43(1):141-46.
19. Treadwell JR, Sun F, Schoelles K. Systematic review and meta-analysis of bariatric surgery for pediatric obesity. *Ann Surg* 2008;248(5):763-76.
20. Dixon JB, O'Brien PE. Selecting the optimal patient for LAP-BAND placement. *Am J Surg* 2002;184(6B):17S-20S.
21. Buchwald H, Avidor Y, Braunwald E *et al.* Bariatric surgery: a systematic review and meta-analysis. *JAMA* 2004;292(14):1724-37.
22. Buchwald H. *International conference on gastrointestinal surgery to treat type 2 diabetes*. Rome, 2007
23. O'Brien PE, Dixon JB. Lap-band: outcomes and results. *J Laparoendosc Adv Surg Tech A* 2003;13(4):265-70.

24. Zilberstein B, Pajecki D, Andrade CG *et al.* Simultaneous gastric banding and cholecystectomy in the treatment of morbid obesity: is it feasible? *Obes Surg* 2004;14(10):1331-34.

25. Navarra G, Musolino C, Centorrino T *et al.* Perforation of an adjustable gastric banding connecting tube into distal transverse colon with intra-luminal migration. *Obes Surg* 2009;19(1):125-27.

26. Dixon JB, Pories WJ, O'Brien PE *et al.* Surgery as an effective early intervention for diabesity: why the reluctance? *Diabetes Care* 2005;28(2):472-74.

27. Taylor CJ, Layani L. Laparoscopic adjustable gastric banding in patients > or =60 years old: is it worthwhile? *Obes Surg* 2006;16(12):1579-83.

28. Cunneen SA. Review of meta-analytic comparisons of bariatric surgery with a focus on laparoscopic adjustable gastric banding. *Surg Obes Relat Dis* 2008;4(3 Suppl):S47-55.

29. Neto MP, Ramos AC, Campos JM *et al.* Endoscopic removal of eroded adjustable gastric band: lessons learned after 5 years and 78 cases. *Surg Obes Relat Dis* 2010;6(4):423-27.

30. Di Lorenzo N, Lorenzo M, Furbetta F *et al.* Intragastric gastric band migration: erosion: an analysis of multicenter experience on 177 patients. *Surg Endosc* 2013;27(4):1151-57.

31. Campos JM, Evangelista LF, Galvao Neto MP *et al.* Small erosion of adjustable gastric band: endoscopic removal through incision in gastric wall. *Surg Laparosc Endosc Percutan Tech* 2010;20(6):e215-17.

32. Campos JM, Evangelista LF, Neto MP *et al.* Translumenal endoscopic drainage of abdominal abscess due to early migration of adjustable gastric band. *Obes Surg* 2010;20(2):247-50.

33. Zilberstein B, Pajecki D. *O tratamento cirúrgico da obesidade mórbida pelo método da banda gástrica ajustável: análise crítica*. São Paulo: Frontis, 2004. p. 245-50.

34. Khan OA, Mansour S, Irukulla S *et al.* Sleeve gastrectomy for gastric band failures – A prospective study. *Int J Surg* 2013;11(5):407-9.

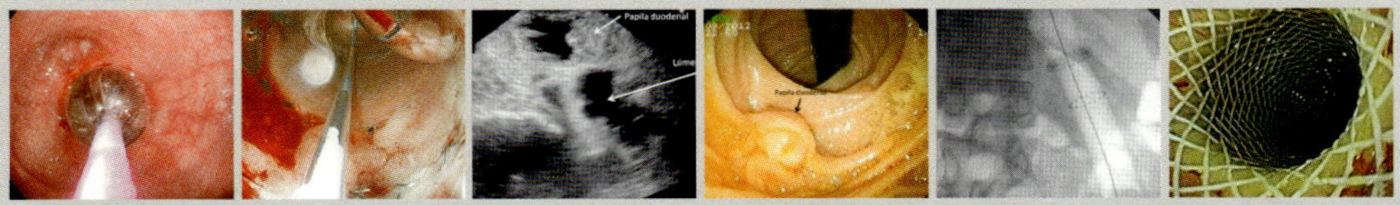

Capítulo 19

Erosão de Banda Gástrica – Retirada Endoscópica com Cortador de Banda

Manoel Galvão Neto ■ Luiz Gustavo de Quadros
Lyz Bezerra da Silva ■ Josemberg Campos

INTRODUÇÃO

A banda gástrica ajustável (BGA) foi bastante empregada no Brasil e, apesar de estar em desuso, ainda há pacientes com essa prótese,[1] principalmente nos Estados Unidos, onde ainda tem sido empregada. Essa preferência pode ser explicada pela relativa facilidade técnica, mas também apresenta complicações, como a erosão intragástrica que ocorre entre 1 e 3%.[2,3]

O presente capítulo objetiva mostrar um caso clínico de erosão (migração) de BGA, que foi submetido à remoção endoscópica, utilizando cortador de banda gástrica (CBG).

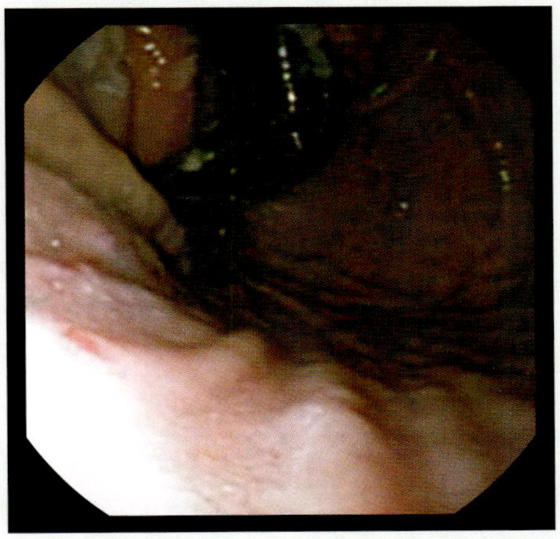

Fig. 19-1. Imagem endoscópica em retrovisão: endoscópio passando entre a banda e a parede gástrica.

CASO CLÍNICO

Mulher com 42 anos de idade, IMC inicial = 38 kg/m², artralgia e dislipidemia; foi submetida à colocação de BGA há 8 anos (menor IMC = 31 kg/m²), sendo diagnosticado reganho de peso em decorrência de erosão que ocorreu 2 anos após o implante, apesar de insuflação máxima desse dispositivo.

Diagnóstico endoscópico

Erosão parcial (70%) de BGA.

Abordagem cirúrgica

Retirada cirúrgica do portal situado no subcutâneo.

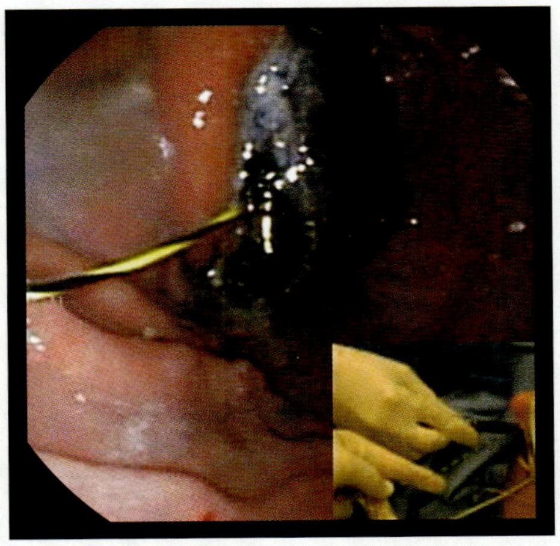

Fig. 19-2. Imagem endoscópica: passagem do fio entre a banda e a parede.

Terapêutica endoscópica

- Paciente em centro cirúrgico, sob anestesia geral e entubação orotraqueal realizada por anestesiologista.
- Utilização de endoscópio padrão de um canal.
- Identificação da banda erodida (modelo Obtech® de consistência branda) com cerca de 70% dentro da luz gástrica.
- Passagem do endoscópio entre a banda e a parede gástrica, confirmando com retrovisão (Fig. 19-1).
- Passagem de fio-guia de 0,35 mm no duodeno seguida de retirada do endoscópio deixando o fio-guia.
- Passagem do endoscópio "por fora" do fio-guia e da banda (Fig. 19-2).
- Recuperação do fio-guia com alça de polipectomia, exteriorizando-o na boca de modo a formar uma alça "boca-banda-boca".
- Alinhamento do fio-guia.
- Passagem das duas terminações do fio-guia por dentro da bainha metálica e deslizamento da mesma sobre a alça formada pelo fio-guia até a banda migrada sob visualização endoscópica.

- Ajuste do fio-guia na peça de mão do tipo litotriptor do equipamento cortador de banda (Gastric Band Cutter®, AMI®, Germany) (Fig. 19-3).
- Início de corte da banda sob visão endoscópica até a secção total da mesma (Fig. 19-4).
- Após secção da banda, fazer a apreensão da mesma com pinça de corpo estranho ou alça de polipectomia e tracionar a banda em direção à luz gástrica.
- Retirada da banda sob visão endoscópica (Fig. 19-5).
- *Second-look* para inspecionar sítio da remoção (Fig. 19-6).
- Procedimento finalizado (Fig. 19-7).

Acompanhamento

Procedimento transcorreu sem intercorrências, e a paciente teve alta no dia seguinte. No seguimento, houve considerável reganho de peso, havendo indicação de se esperar em torno de 3 meses para a realização de *bypass* gástrico laparoscópico.

Cronologia dos eventos

Quadro 19-1. Descrição cronológica do quadro clínico e tratamento

	Quadro clínico	Tratamento
Dia 0	Obesidade	BGA
6 anos	EDA: erosão de BGA (30%)	Conduta expectante
8 anos	EDA: erosão de BGA (70%)	Retirada cirúrgica do portal subcutâneo EDA + retirada de banda com CBG
8 anos e 3 meses	Reganho de peso	Indicado *bypass* gástrico

DISCUSSÃO

A incidência de erosão de BGA é variável na literatura, sendo encontrada taxa de 1,6%, conforme estudo de Nocca *et al.*, após avaliação de 4.000 pacientes.[2] Tem sido descrito percentual variável entre 1 e 11%, principalmente em pesquisas com menores casuísticas.[4-7] Os sintomas são pouco específicos, como reganho de peso, infecção do portal em subcutâneo e dor abdominal.[2,3,8,9]

Em assintomáticos, pode-se esperar maior penetração intraluminal, para facilitar a extração por meio de laparotomia ou laparoscopia, mas, atualmente, a endoscopia vem sendo o método de escolha, associada à retirada cirúrgica do porte no subcutâneo.[10] A abordagem endoscópica é menos invasiva, evitando reoperação abdominal e sutura da parede gástrica.

Essa complicação não exige tratamento de emergência, exceto quando há risco de morte.[11,12] A remoção endoscópica precoce é tecnicamente difícil, demorada e de maior risco, sendo indicada quando há infecção recorrente, disfagia intensa, hemorragia digestiva hemodinamicamente estável ou dor que não cede a analgésicos.[11,13]

Nos pacientes assintomáticos deve-se esperar que houvesse erosão de mais da metade da circunferência da banda, o que pode demorar alguns meses, devendo ser realizados acompanhamentos clínico e endoscópico até a remoção.

A secção endoscópica da banda pode ser feita com CBG ou pinça tipo tesoura. Quando a migração é igual ou menor que 30-40% da circunferência da banda, habitualmente não é possível à passagem do fio metálico do cortador de banda. O uso de pinça tipo tesoura é indicado na impossibilidade de uso do CBG e em próteses de menor consistência, diante de migração menor que 30-40% e também quando há urgência para a remoção.

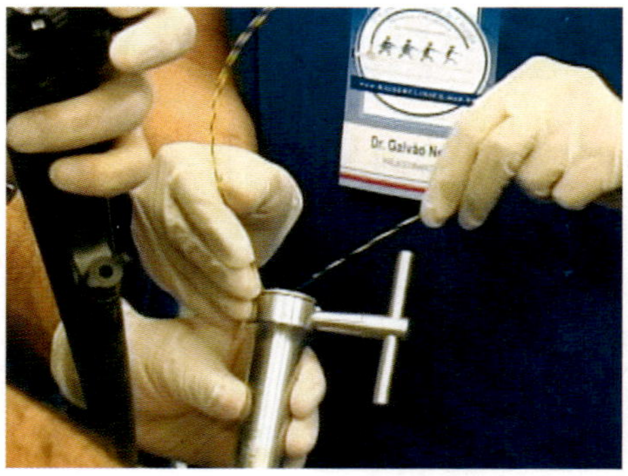

Fig. 19-3. Ajuste das duas extremidades do fio-guia no cortador de banda (Gastric Band Cutter®, AMI®, Germany).

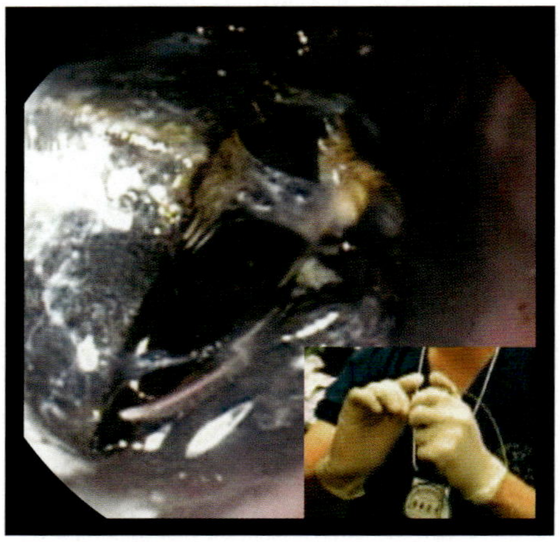

Fig. 19-4. Imagem endoscópica da secção da banda.

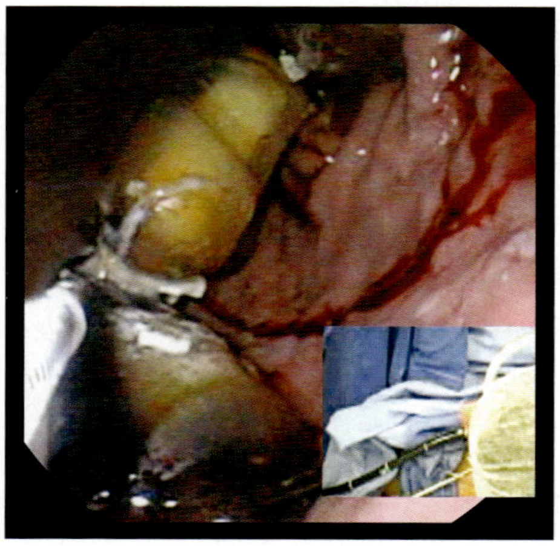

Fig. 19-5. Imagem endoscópica da tração da banda para remoção.

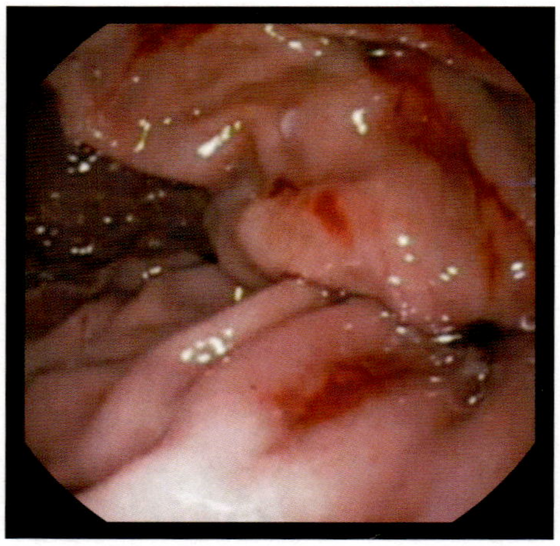

Fig. 19-6. "*Second-look*" para inspecionar sítio da remoção.

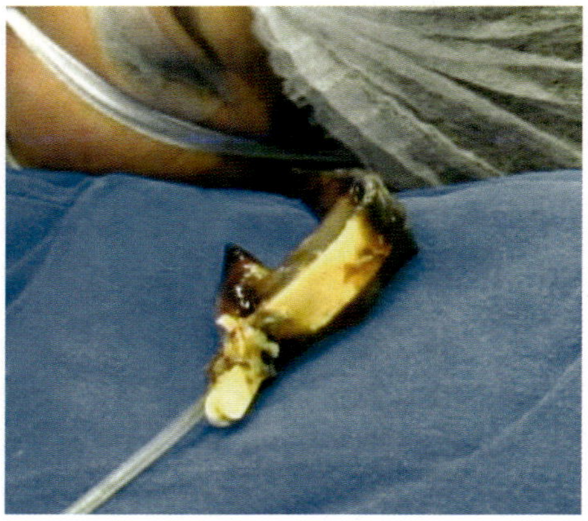

Fig. 19-7. Visão da banda removida.

Galvão *et al.* publicaram uma série de 82 pacientes com erosão de BGA, nos quais foi tentada remoção endoscópica, com sucesso de 95% (n = 78), utilizando cortador de banda. Os sintomas mais comuns foram dor (31%), infecção do portal (27%) e reganho de peso (25%), sendo 12 pacientes assintomáticos (15%). Em 85%, a remoção endoscópica foi realizada com sucesso em apenas uma sessão, com duração média de 55 minutos (25-150 minutos).[8]

Houve cinco casos de pneumoperitônio após o procedimento, dos quais três foram tratados de maneira conservadora, um tratado por laparoscopia e fechamento da parede gástrica e um por punção abdominal com agulha de Veress. Na ausência de suspeita de pneumoperitônio, dieta líquida foi iniciada logo após recuperação anestésica, com alta hospitalar após 2 horas, com prescrição de inibidor de bomba de prótons durante 2 meses e início de dieta sólida após 72 horas.[11]

CONSIDERAÇÕES FINAIS

- Dor e reganho de peso são os sintomas mais encontrados na erosão de BGA, sendo alguns pacientes assintomáticos.
- A endoscopia é o principal meio diagnóstico.
- A terapêutica endoscópica deve aguardar maior erosão intragástrica (> 30%) em pacientes oligossintomáticos com pequena migração.
- A remoção endoscópica de BGA erodida é segura e eficaz, podendo ser primeira escolha na prática clínica.
- A técnica descrita é minimamente invasiva, permitindo rápido retorno às atividades habituais, com pequena morbidade.

REFERÊNCIAS BIBLIOGRÁFICAS

1. Cobourn C, Chapman MA, Ali A *et al.* Five-year weight loss experience of outpatients receiving laparoscopic adjustable gastric band surgery. *Obes Surg* 2013 July;23(7):903-10.
2. Nocca D, Frering V, Gallix B *et al.* Migration of adjustable gastric banding from a cohort study of 4236 patients. *Surg Endosc* 2005;19(7):947-50.
3. Di Lorenzo N, Lorenzo M, Furbetta F *et al.* Intragastric gastric band migration: erosion: an analysis of multicenter experience on 177 patients. *Surg Endosc* 2013;27(4):1151-57.
4. Silecchia G, Restuccia A, Elmore U *et al.* Laparoscopic adjustable silicone gastric banding: prospective evaluation of intragastric migration of the lap-band. *Surg Laparosc Endosc Percutan Tech* 2001;11(4):229-34.
5. Mittermair RP, Weiss H, Nehoda H *et al.* Uncommon intragastric migration of the Swedish adjustable gastric band. *Obes Surg* 2002;12(3):372-75.
6. Regusci L, Groebli Y, Meyer JL *et al.* Gastroscopic removal of an adjustable gastric band after partial intragastric migration. *Obes Surg* 2003;13(2):281-84.
7. Balsiger BM, Ernst D, Giachino D *et al.* Prospective evaluation and 7-year follow-up of Swedish adjustable gastric banding in adults with extreme obesity. *J Gastrointest Surg* 2007;11(11):1470-76.
8. Lattuada E, Zappa MA, Mozzi E *et al.* Band erosion following gastric banding: how to treat it. *Obes Surg* 2007;17(3):329-33.
9. Yoon CI, Pak KH, Kim SM. Early experience with diagnosis and management of eroded gastric bands. *J Korean Surg Soc* 2012;82(1):18-27.
10. Neto MP, Ramos AC, Campos JM *et al.* Endoscopic removal of eroded adjustable gastric band: lessons learned after 5 years and 78 cases. *Surg Obes Relat Dis* 2010;6(4):423-27.
11. Campos J, Ramos A, Galvao Neto M *et al.* Hypovolemic shock due to intragastric migration of an adjustable gastric band. *Obes Surg* 2007;17(4):562-64.
12. Campos JM, Evangelista LF, Neto MP *et al.* Translumenal endoscopic drainage of abdominal abscess due to early migration of adjustable gastric band. *Obes Surg* 2010;20(2):247-50.
13. Campos JM, Evangelista LF, Galvao Neto MP *et al.* Small erosion of adjustable gastric band: endoscopic removal through incision in gastric wall. *Surg Laparosc Endosc Percutan Tech* 2010;20(6):e215-17.

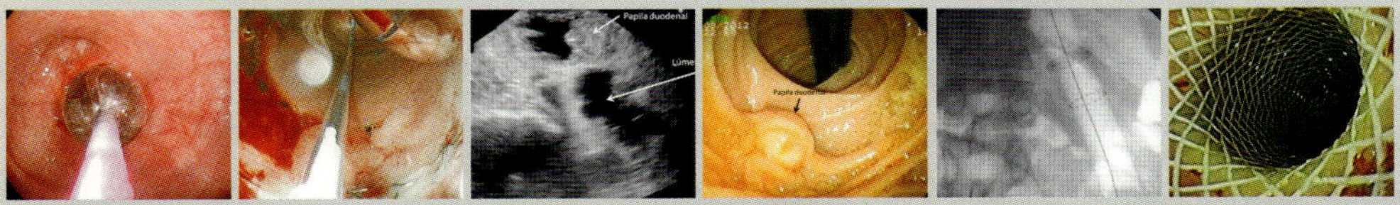

Erosão de Banda Gástrica Causando Sangramento – Remoção de Urgência com Tesoura Endoscópica

Josemberg Campos ■ Manoel Galvão Neto
Flávio Ferreira ■ Almino Cardoso Ramos

INTRODUÇÃO

O tratamento da obesidade com banda gástrica ajustável (BGA) já foi amplamente realizado, por ser tecnicamente mais simples e reversível. Contudo, não é livre de complicações tardias, como obstrução intestinal, necrose, perfuração gástrica, deslizamento, infecção e erosão intragástrica. De acordo com revisão sistemática que envolveu 25 estudos e 15.775 pacientes, houve migração em 1,46% dos casos, variando de 0,23% a 32,65%, ocorrendo em média 12 meses após a colocação do dispositivo.[1]

Objetiva-se apresentar um caso clínico de sangramento causado por erosão de BGA para a luz gástrica, bem como discutir o quadro clínico e as possíveis formas de tratamento endoscópico e/ou cirúrgico.

CASO CLÍNICO

Mulher de 30 anos de idade, com IMC de 37 kg/m^2, submetida à colocação laparoscópica de BGA (Obtech-Ethicon®), havendo perda de 33 kg; após 7 meses, evoluiu com dor epigástrica com irradiação para o dorso, sendo realizado diagnóstico endoscópico de erosão intragástrica inicial da BGA. Foi indicado analgésico oral e programação de tratamento tardio com a intenção de facilitar a remoção endoscópica. Seis meses após, apresentou síncope, melena e hipotensão responsiva à ressuscitação volêmica com cristaloides e coloide.

Diagnóstico endoscópico de urgência

- Erosão da BGA (Fig. 20-1).
- Sangramento moderado em região proximal da pequena curvatura, em contato com a BGA (Fig. 20-2).

Terapêutica endoscópica

- Procedimento realizado sob anestesia geral.
- Em razão da insuficiente migração intraluminal, não foi possível utilizar o cortador de banda gástrica.
- Injeção de solução de adrenalina promoveu controle parcial do sangramento.
- Retirada da BGA com auxílio de *needle-knife* (Olympus) para secção da mucosa.
- Secção da BGA com pinça tipo tesoura (KOBI/MTW endoskopie) (Fig. 20-3).
- A BGA foi retirada por via oral.
- Fechamento da mucosa gástrica com três clipes de 135 graus (Olympus).

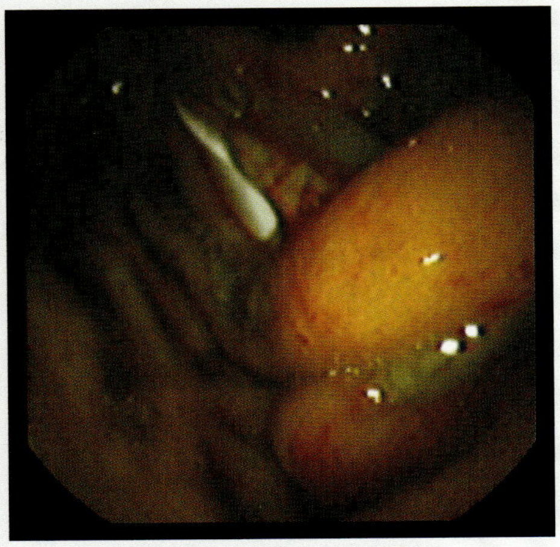

Fig. 20-1. Imagem endoscópica em retrovisão: erosão de banda em duas áreas da parede gástrica.

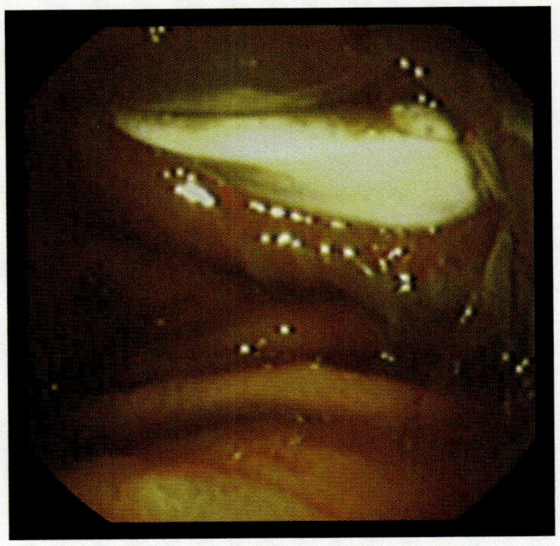

Fig. 20-2. Imagem endoscópica em retrovisão: coágulo aderido à banda migrada.

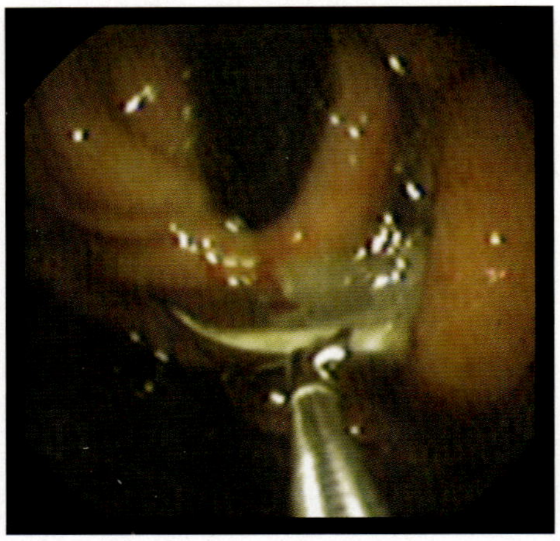

Fig. 20-3. Imagem endoscópica mostrando a banda sendo seccionada por pinça tipo tesoura (KOBI/MTW endoskopie).

Abordagem cirúrgica

- Extração do portal situado no subcutâneo.
- Sutura da pele.
- Não foi removido o tecido fibrótico que envolvia o dispositivo.

Radiografia contrastada

Foi realizada 2 dias após o procedimento, confirmando a integridade da parede gástrica.

Evolução pós-procedimento: houve remissão da hemorragia, sem ocorrência de complicações. Foi mantida dieta líquida por 48 horas, e administrado inibidor de bomba de prótons e antibiótico profilático, com alta hospitalar 4 dias após o procedimento.

Seguimento

Não houve recidiva hemorrágica após 21 meses.

Cronologia dos eventos (Quadro 20-1)

Quadro 20-1. Descrição cronológica do quadro clínico e tratamento

	Quadro clínico	Tratamento
Dia 0	Obesidade Grau II	BGA
7 meses	Dor epigástrica com irradiação para dorso EDA: erosão inicial BGA	Analgésicos orais
13 meses	Síncope, melena, hipotensão arterial EDA: erosão da BGA em região proximal da pequena curvatura	Internação hospitalar Ressuscitação volêmica com cristaloides e coloides Retirada BGA (endoscopia) e do portal em subcutâneo (cirurgia)
13 m. e 2 dias	Remissão da hemorragia	RX contrastado de controle Dieta liquída por 48 h IBP ATB profilático
13 m. e 4 dias.	Assintomática	Alta hospitalar
2 anos e 9 meses	Assintomática	Seguimento

DISCUSSÃO

Diante de sintomas inespecíficos, como: dor epigástrica com irradiação para o dorso, dor retroesternal ou intensa dor no ombro em paciente portador de BGA, deve-se avaliar a possível ocorrência de erosão intragástrica, através de endoscopia digestiva alta. Outros possíveis sintomas podem ser reganho de peso e infecção do portal no subcutâneo. Diante de um quadro clínico mais específico, com sudorese, palidez, melena ou hematêmese, principalmente precedido por dor, deve-se pensar na hipótese de sangramento digestivo em decorrência da erosão.[2-4]

Erosão precoce parece estar relacionada com fatores técnicos, como banda muito insuflada e alta pressão, o que de acordo com alguns cirurgiões pode ser evitado, utilizando-se uma banda de alto volume e baixa pressão. Outras possíveis causas podem ser técnica inadequada na criação do túnel retrogástrico para colocação da banda e trauma cirúrgico à parede gástrica.[5]

A erosão ocorre de forma lenta e gradual, causando inflamação e bloqueio ao redor da prótese, na parede anterior e fundo gástrico, o que impede o vazamento de secreção para a cavidade abdominal.

O atrito da banda com a parede gástrica poderia promover erosão vascular, principalmente em região da pequena curvatura.[6] A remoção da prótese causa parada de tal mecanismo e reduz a probabilidade de recorrência de sangramento. Considerando a instabilidade hemodinâmica, remoção endoscópica da banda em caráter de emergência foi a opção mais apropriada no caso relatado, por ser método minimamente invasivo.[7]

A EDA somente deve ser indicada em pacientes hemodinamicamente estáveis, ou diante da forte suspeita de que a erosão seja a causa do sangramento.[8] Deve ser realizada antes de se indicar uma cirurgia, mesmo que no centro cirúrgico, minutos antes de se iniciar o procedimento, visando esclarecer a possível origem do sangramento. Todavia, em paciente com banda gástrica e sinais de sangramento digestivo, há alta probabilidade de que a causa seja a prótese.

O achado endoscópico pode ser: presença de sangramento proveniente da parede anterior, na pequena curvatura do estômago em contato com a BGA. Pode haver dificuldade de visualização da região justacárdica, onde geralmente ocorre a erosão. Neste caso, pode-se modificar a posição do paciente no leito para facilitar a visão. Em uma situação mais branda pode haver apenas sinais de sangramento recente, com alguns coágulos aderidos à mucosa, nas proximidades da erosão da banda.

É importante que se promova inicialmente a estabilização hemodinâmica com reposição volêmica, conforme a orientação geral para pacientes com quadro de hemorragia, independente da origem específica. Pode-se ainda realizar a desinsuflação da banda, visando reduzir a área de contato da prótese com a mucosa gástrica.

A remoção endoscópica tem sido a terapêutica mais empregada, com baixa probabilidade de complicações e baixo custo quando comparado a procedimentos cirúrgicos.[9,10] Quando é diagnostica erosão menor do que 50%, conduta expectante pode ser adotada, aguardando maior penetração e facilidade técnica para a remoção com cortador de banda gástrica.[7]

No caso relatado, a erosão insuficiente da banda impediu a passagem do fio metálico do cortador de banda gástrica em volta da BGA, o que teria promovido estrangulamento e secção completa do dispositivo para sua retirada. Então, secção da mucosa gástrica utilizando o *needle-knife* endoscópico foi necessária, permitindo melhor visualização e acesso da tesoura para que a banda fosse cortada.

CONSIDERAÇÕES FINAIS

Este tipo de erosão não costuma demandar tratamento de emergência, e geralmente a banda é removida com segurança durante procedimento endoscópico eletivo. No entanto, quando conduta expectante é adotada, rigoroso padrão de reavaliações endoscópicas deve ser empregado para diagnóstico precoce de complicações que possam trazer risco de vida.

REFERÊNCIAS BIBLIOGRÁFICAS

1. Egberts K, Brown WA, O'Brien PE. Systematic review of erosion after laparoscopic adjustable gastric banding. *Obes Surg* 2011;21(8):1272-79.
2. Neto MP, Ramos AC, Campos JM *et al.* Endoscopic removal of eroded adjustable gastric band: lessons learned after 5 years and 78 cases. *Surg Obes Relat Dis* 2010;6(4):423-27.
3. Panella NJ, Fernandez Jr AZ. Adjustable gastric band prolapse leading to near-fatal hemorrhage. *Am Surg* 2012;78(2):263-64.
4. Di Lorenzo N, Lorenzo M, Furbetta F *et al.* Intragastric gastric band migration: erosion: an analysis of multicenter experience on 177 patients. *Surg Endosc* 2013;27(4):1151-57.
5. Rao AD, Ramalingam G. Exsanguinating hemorrhage following gastric erosion after laparoscopic adjustable gastric banding. *Obes Surg* 2006;16(12):1675-78.
6. Bisso Andrade A. Upper digestive hemorrhage due to gastric band migration. *Rev Gastroenterol Peru* 2008;28(3):286.
7. Campos J, Ramos A, Galvao Neto M *et al.* Hypovolemic shock due to intragastric migration of an adjustable gastric band. *Obes Surg* 2007;17(4):562-64.
8. Torab FC, Hefny AF, Taha M *et al.* Delayed life-threatening upper gastrointestinal bleeding as a complication of laparoscopic adjustable gastric banding: case report and review of the literature. *Asian J Surg* 2012;35(3):127-30.
9. Lattuada E, Zappa MA, Mozzi E *et al.* Band erosion following gastric banding: how to treat it. *Obes Surg* 2007;17(3):329-33.
10. Mozzi E, Lattuada E, Zappa MA *et al.* Treatment of band erosion: feasibility and safety of endoscopic band removal. *Surg Endosc* 2011;25(12):3918-22.

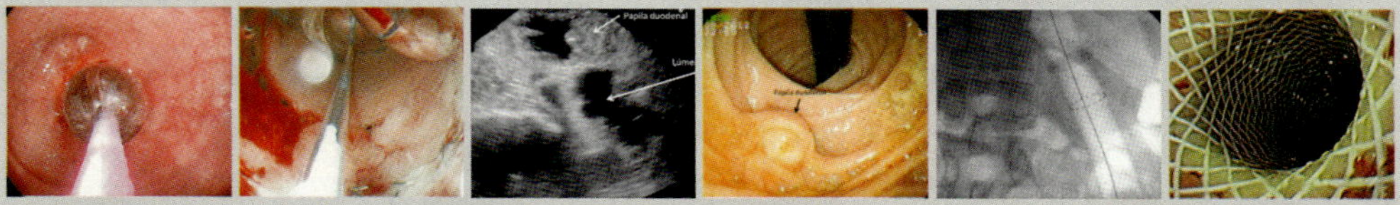

Capítulo **21**

NOTES COMBINADO – REMOÇÃO LAPAROENDOSCÓPICA DE BANDA GÁSTRICA COMPLICADA COM EROSÃO

Ricardo Zorron ▪ Wolfgang Moench

INTRODUÇÃO

Banda gástrica laparoscópica está em desuso, sendo indicada para pacientes com limitações clínicas que contraindiquem a realização de métodos mais efetivos, como *bypass* gástrico e gastrectomia vertical, ou quando é desejo do paciente. Uma das complicações relacionadas com a técnica de colocação da banda é erosão intraluminal, maior causa de retirada de banda (endoscópica ou laparoscópica).

Retirada endoscópica, apesar de não poder ser sempre realizada graças aos achados locais, é o método de primeira escolha para a retirada de banda, quando ocorre erosão.[1] Cirurgia através de orifício natural tem sido descrita para tratamento da obesidade mórbida.[2-4]

Gastrectomia vertical tem sido realizada em alguns centros, usando o acesso transvaginal para: câmera (ou endoscópio), retração e extração da peça gástrica.[4]

Objetiva-se avaliar técnica combinada de laparoscopia/endoscopia para retirada de banda gástrica em paciente séptico em razão de abscessos subfrênico e esplênico.

CASO CLÍNICO

Paciente de 70 anos, sexo feminino, submetida à colocação de banda gástrica há 3 anos, com perda de mais de 66% do excesso de peso (IMC = 29,2 kg/m^2), foi admitida no setor de emergência deste serviço. Há 4 dias deu entrada em outro serviço com quadro clínico semelhante: distensão e dor abdominal difusa, vômitos, febre (38,5ºC), leucocitose (23000) e proteína C reativa (PCR) elevada. Foi atendida duas vezes em emergência há 2 meses com o mesmo quadro, com melhora após hospitalização e antibiótico parenteral.

Punção guiada por USG

Na última admissão, foi realizada punção esplênica guiada por ultrassonografia, não sendo identificada bactéria.

TAC pré-operatória com contraste venoso

Abscesso intra-abdominal: peri e intraesplênico e subfrênico esquerdo.

Punção guiada por TAC: drenagem não foi indicada graças à complexidade e caráter multilocular (Figs. 21-1 e 21-2).

Endoscopia digestiva alta (EDA)

Banda gástrica com erosão (30%), com *locker* não visível.

Procedimento cirúrgico foi indicado para avaliar e drenar coleções sépticas.

Primeiro procedimento cirúrgico

- Desbridamento laparoscópico do abscesso periesplênico, durante 45 minutos, havendo sangramento mínimo.
- Drenagem e remoção do portal de subcutâneo da banda, com boa resolução do abscesso após drenagem laparoscópica.

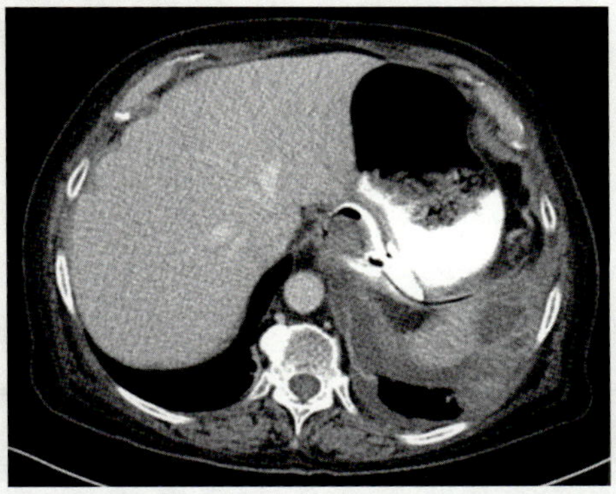

Fig. 21-1. TAC pré-operatória evidenciando abscessos intra-abdominal e esplênico provenientes da área de erosão da banda.

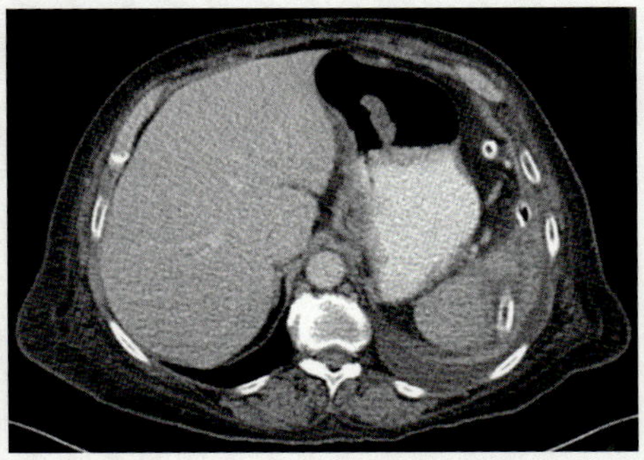

Fig. 21-2. Controle tomográfico após 5 dias da drenagem laparoscópica, mostrando drenos bem posicionados e controle de foco séptico.

Controle após 5 dias (TC)

Drenos bem posicionados e controle de foco séptico.

A banda foi deixada no local, com programação de segundo procedimento eletivo, com maior segurança.

Segundo procedimento cirúrgico: procedimento indicado 6 dias após o primeiro.

Técnica operatória

- Paciente em Trendelenburg, e o cirurgião posicionado entre as pernas.
- O primeiro assistente (câmera), do lado esquerdo do paciente.
- Trocarte de 10 mm foi colocado no umbigo pela técnica aberta de Hasson.
- Os outros cinco trocartes foram colocados no abdome superior esquerdo e direito.
- A banda gástrica só foi visível após dissecção, e bloqueio inflamatório impediu possível formação de fístula.
- Realizada gastrotomia anterior longitudinal a 2 cm da cárdia, utilizando *hook* monopolar.
- Realizadas duas suturas percutâneas transabdominais com mononáilon 2-0, para que não fossem necessários outros trocartes.
- A banda foi identificada e realizada dissecção intragástrica com bisturi bipolar, a fim de expor maior porção da banda e do *locker* (Fig. 21-3 a 21-5).
- A banda foi cortada utilizando-se tesoura laparoscópica, e removida por via oral por gastroscópio de canal único Olympus Excera (Olympus, Japan), usando pinça de polipectomia (Figs. 21-6 e 21-7).
- O defeito gástrico foi avaliado e deixado aberto, uma vez que havia bloqueio inflamatório adequado.
- Gastrotomia fechada com sutura contínua, usando fio PDS 3-0.
- Drenos permaneceram posicionados.

Resultados

- Tempo operatório = 75 min.
- Perda sanguínea próxima = 50 mL.
- Permanência pós-operatória de 6 dias, quando foram retirados drenos após normalização de parâmetros infecciosos, sendo administrado antibiótico via oral por 14 dias.
- Não houve complicação pós-operatória, e o paciente recusou outro procedimento bariátrico.

Controle pós-operatório

- TAC e radiografia contrastada.
- Resolução completa de sepse abdominal e fechamento de fístula gástrica.

DISCUSSÃO

Banda gástrica laparoscópica é considerada procedimento mais seguro que outras técnicas bariátricas. Entretanto, taxas de reoperação para remoção da banda variam de 5,9 a 10%.[5,6] Erosão de banda, uma das principais indicações de retirada do dispositivo, ocorre em 0,5 a 11%[7-10] O crescimento da cirurgia minimamente invasiva nas duas últimas décadas continua avançando, e mais procedimentos com esse perfil são indicados.[11,12] Em casos de erosão de banda gástrica, o método de escolha é a remoção endoscópica.[13] Infelizmente, esse procedimento é mais bem indicado quando há erosão de pelo menos 50% da circunferência da banda, e se o *locker* for endoscopicamente visível.

Em estudo envolvendo 78 pacientes, Galvão Neto *et al.* relataram retirada de banda com sucesso em 95% da casuística.[1] Em 85%, a banda foi removida na primeira sessão, sendo a duração média do procedimento de 55 minutos. Houve cinco casos de pneumoperitônio, três deles tratados conservadoramente, um por laparoscopia, e um por punção abdominal com agulha de Veress. Esse grupo encontrou limitações mínimas para a realização da técnica endoscópica.

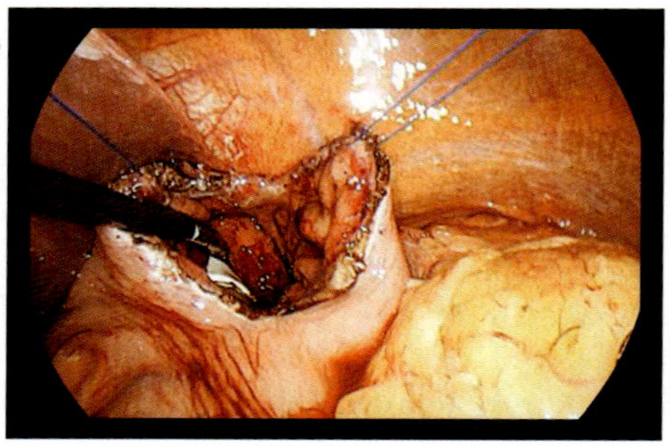

Fig. 21-3. Gastrotomia laparoscópica anterior e fios de sutura, promovendo boa visualização.

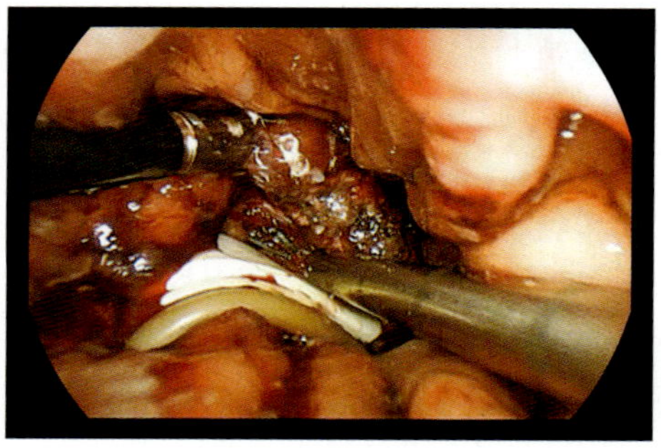

Fig. 21-4. Visualização da erosão intragástrica da banda (30%) e dissecção laparoscópica para exposição do *locker*.

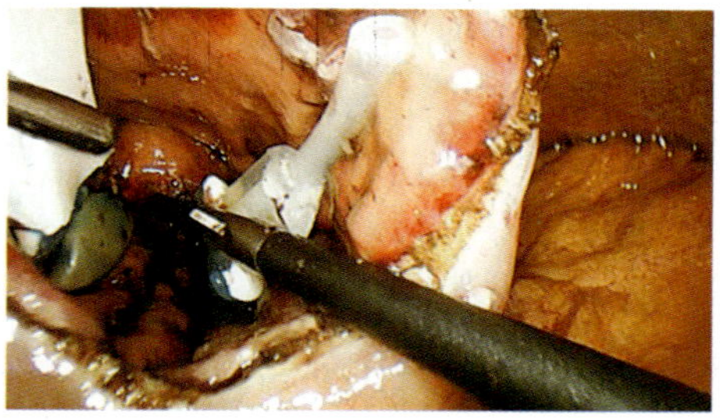

Fig. 21-5. Secção da banda.

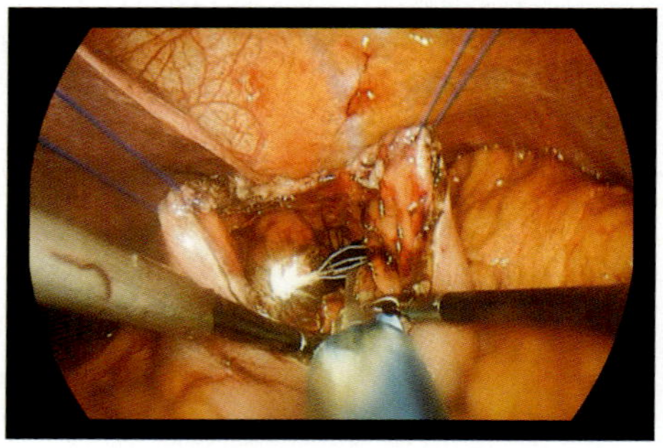

Fig. 21-6. Extração da banda por via oral com auxílio de pinça de polipectomia por via endoscópica.

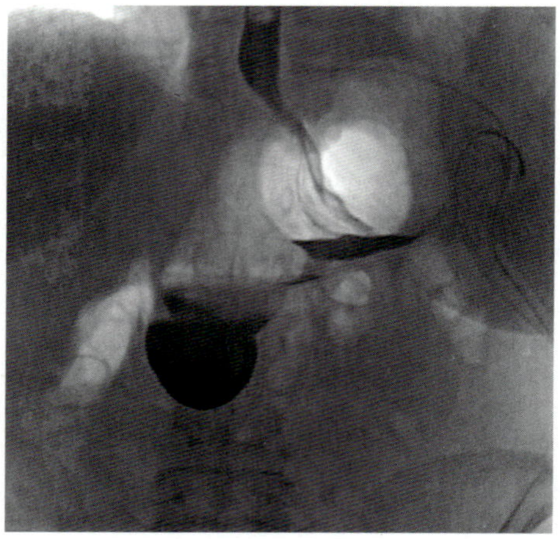

Fig. 21-7. RX contrastado sem evidência de fístula gástrica.

Quando o método laparoscópico é eleito, há duas técnicas mais realizadas: a primeira corresponde à remoção de banda através de incisão *in situ*, que significa acessar o dispositivo externamente no local, ou através de gastrotomia anterior com remoção intragástrica. A segunda técnica, e mais realizada, é escolhida quando a banda não é visível ou a dissecção do tecido friável é difícil, o que significa alto risco para o desenvolvimento de vazamento e formação de fístula gástrica crônica. Nas duas técnicas, fragmento do omento pode ser usado para fechar o defeito.[7]

A gastrotomia anterior laparoscópica é procedimento tecnicamente mais simples e seguro, não sendo necessário fechamento do defeito gástrico na área da erosão da banda, uma vez que há bloqueio inflamatório e aderências. Após a resolução da complicação, procedimento restritivo ou disabsortivo (gastrectomia vertical, *bypass* gástrico) pode ser indicado posteriormente, pois a inflamação local pode levar a complicações se realizado no mesmo tempo cirúrgico. Apesar de ser pouco indicada, nova banda gástrica também pode ser indicada, apesar de haver maior dificuldade técnica em decorrência das aderências.

No caso descrito, a condição séptica decorrente do abscesso intra-abdominal foi indicação de laparoscopia prévia para drenagem do foco séptico, em que também foi removido o portal de subcutâneo. No segundo procedimento, foi eleita a técnica combinada endoscópica/laparoscópica, a fim de se obter melhor controle do defeito gástrico e promover retirada por via oral, evitando maior contaminação peritoneal.

REFERÊNCIAS BIBLIOGRÁFICAS

1. Neto MP, Ramos AC, Campos JM *et al.* Endoscopic removal of eroded adjustable gastric band: lessons learned after 5 years and 78 cases. *Surg Obes Relat Dis* 2010;6(4):423-27.
2. Decarli L, Zorron R, Branco A *et al.* Natural orifice translumenal endoscopic surgery (NOTES) transvaginal cholecystectomy in a morbidly obese patient. *Obes Surg* 2008;18(7):886-89.
3. Ramos AC, Zundel N, Neto MG *et al.* Human hybrid NOTES transvaginal sleeve gastrectomy: initial experience. *Surg Obes Relat Dis* 2008;4(5):660-63.
4. Zorron R, Palanivelu C, Galvao Neto MP *et al.* International multicenter trial on clinical natural orifice surgery—NOTES IMTN study: preliminary results of 362 patients. *Surg Innov* 2010;17(2):142-58.
5. Favretti F, Segato G, Ashton D *et al.* Laparoscopic adjustable gastric banding in 1,791 consecutive obese patients: 12-year results. *Obes Surg* 2007;17(2):168-75.
6. Kohn GP, Hansen CA, Gilhome RW *et al.* Laparoscopic management of gastric band erosions: a 10-year series of 49 cases. *Surg Endosc* 2012;26(2):541-45.
7. Meir E, van Baden M. Adjustable silicone gastric banding and band erosion: personal experience and hypotheses. *Obes Surg* 1999;9(2):191-93.
8. Niville E, Dams A, Vlasselaers J. Lap-Band erosion: incidence and treatment. *Obes Surg* 2001;11(6):744-47.
9. Abu-Abeid S, Szold A. Laparoscopic management of Lap-Band erosion. *Obes Surg* 2001;11(1):87-89.
10. Cherian PT, Goussous G, Ashori F *et al.* Band erosion after laparoscopic gastric banding: a retrospective analysis of 865 patients over 5 years. *Surg Endosc* 2010;24(8):2031-38.
11. Osborne AJ, Clancy R, Clark GW *et al.* Single incision laparoscopic adjustable gastric band: technique, feasibility, safety and learning curve. *Ann R Coll Surg Engl* 2013;95(2):131-33.
12. Dapri G, El Mourad H, Mathonet P *et al.* Single-access laparoscopic adjustable gastric band removal: technique and initial experience. *Obes Surg* 2013;23(2):272-76.
13. Rogalski P, Hady HR, Baniukiewicz A *et al.* Gastric band migration following laparoscopic adjustable gastric banding (LAGB): two cases of endoscopic management using a gastric band cutter. *Wideochir Inne Tech Malo Inwazyjne* 2012;7(2):114-17.

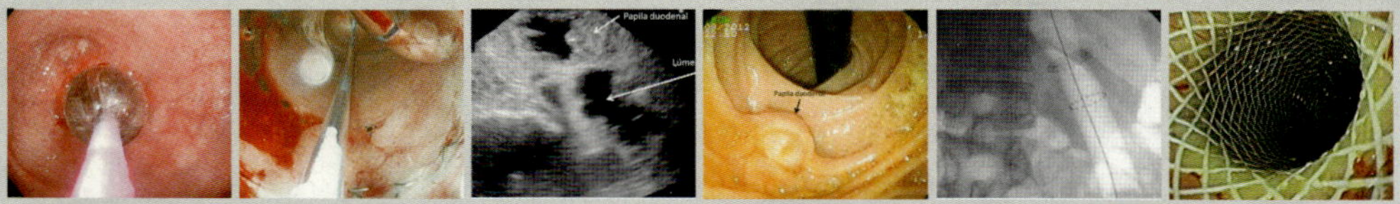

Capítulo 22

Erosión de Banda Gástrica Ajustable: Retirada por Técnica Mixta – Tiempo Único

Almino Cardoso Ramos ▪ Amador G. Ruiz de Gordejuela
Jordi Pujol ▪ Josemberg Campos

INTRODUCCIÓN

La banda gástrica ajustable se diseñó inicialmente como una técnica bariátrica restrictiva sencilla, con escasa morbilidad y mortalidad, y totalmente reversible. Con el paso de los años se ha podido comprobar que sus resultados en cuanto a pérdida ponderal no eran los mejores, y que además, las complicaciones relacionadas con la banda han ido en aumento y muchas veces son de difícil solución.[1,2]

Una de las complicaciones mejor conocidas es la migración intraluminal de la banda. Esta complicación es de difícil diagnóstico ya que generalmente se presenta de forma asintomática o con sintomatología muy inespecífica.[3] Las complicaciones potenciales de la migración pueden ser muy graves e incluyen la hemorragia digestiva, la perforación gástrica y la oclusión intestinal entre otras.[4-6]

El tratamiento de la migración de la banda consiste siempre en su retirada ya sea por vía endoscópica, laparoscópica o laparotómica. El abordaje endoscópico debería de ser la primera elección en todos los casos.

CASO CLÍNICO

Paciente mujer de 50 años sin antecedentes médicos de interés. Colocación de banda gástrica ajustable por laparotomía en el año 1996. En ese momento presentaba obesidad mórbida con un peso de 120 kg y un IMC de 46 kg/m^2. Buena evolución clínica y adecuada pérdida ponderal hasta un peso mínimo de 72 kg (IMC 27,6 kg/m^2). No complicaciones relacionadas con la banda. Último ajuste de inflado de la banda hace 10 años, desde entonces no controles en Consultas Externas.

Reconsulta por cuadro de epigastralgia hace 2 años en Urgencias. Dada la persistencia de la sintomatología se remite de nuevo a Consultas de Cirugía Bariátrica.

En la consulta se observa que la paciente ha presentado una leve reganancia ponderal hasta 85 kg (IMC 32 kg/m^2). La paciente refiere cuadros de epigastralgia sin reflujo ni clínica de pirosis desde hace 2 años. Coincidiendo con la reganancia ponderal. Niega antecedentes de episodios sépticos. Presenta una exploración física sin alteraciones aparentes. Se solicitan las siguientes exploraciones:

- Tránsito esofagogástrico baritado: *Access port* desconectado. Banda gástrica desinflada y normoposicionada.
- Endoscopia digestiva alta: erosión de banda gástrica (Fig. 22-1a y b).

Con el diagnóstico de banda gástrica incluida se programa para retirada endoscópica. No es posible la retirada endoscópica por muy difícil acceso a la banda y ausencia de material endoscópico adecuado para su corte en el centro. Ante estos eventos, se decide realizar retirada por técnica mixta laparoscópica y endoscópica.

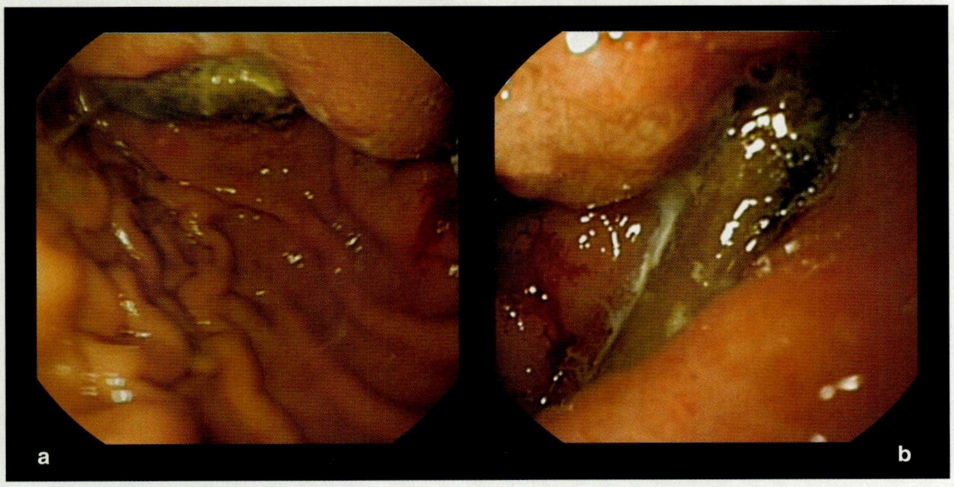

Fig. 22-1. a, b Endoscopía: Erosión de Banda Gástrica Ajustable.

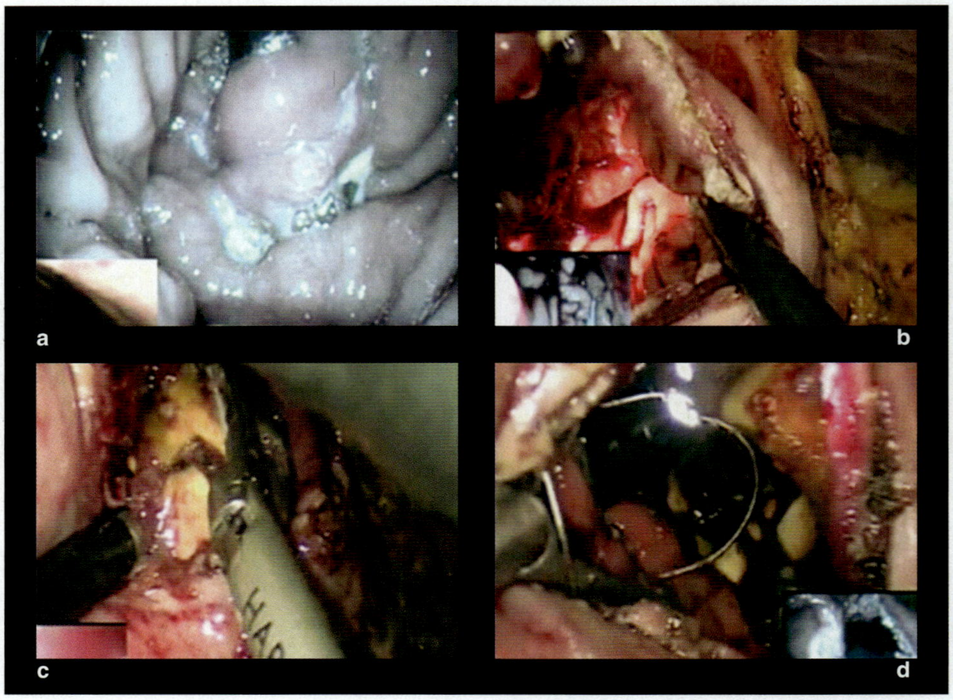

Fig. 22-2. Remoción de Banda Gástrica Ajustable por técnica mixta. a Erosion de la banda. b Gastrotomía en el cuerpo. c Sección de la banda con ultracision®. d Endoscopio con asa polipectomia para remoción oral de la banda.

DESCRIPCIÓN DE LA TÉCNICA (Fig. 22-2)

Con la paciente bajo anestesia general y en posición francesa se inicia la laparoscopia. Se realiza lisis de adherencias y se expone la cara anterior gástrica. A continuación se localiza y secciona el tubo conector de la banda.

Se realiza endoscopia digestiva alta que localiza la banda parcialmente migrada en el fundus. Guiado por la endoscopia, se realiza una gastrotomía en la cara anterior del estómago y se coge la banda. Se completa la sección de la misma por pinzas de laparoscopia y se facilita su retirada por el endoscopio.

El procedimiento finaliza con el cierre de la gastrotomía, que se comprueba por vía endoscópica, y la retirada del tubo conector y del puerto de la banda.

La evolución de la paciente en el postoperatorio es favorable, siendo alta a las 48 horas con dieta líquida. En los siguientes controles en Consultas se objetiva la resolución de la sintomatología de epigastralgia y la adecuada evolución ponderal.

Cronología de los hechos (Cuadro 22-1)

Cuadro 22-1. Cronología de los hechos

	Cuadro clínico	Tratamiento
Día 0	Obesidad mórbida	Banda gástrica
10 años	Último ajuste de inflado de la banda	Controles en consultas externas
12 años	Epigastralgia sin reflujo ni clínica de pirosis, leve reganancia ponderal EDA: erosión banda gástrica Postoperatorio es favorable (alta a las 48 horas con dieta líquida) Resolución de epigastralgia y evolución ponderal	Retirada endoscópica (sin efecto) Retirada por técnica mixta laparoscópica y endoscópica

DISCUSIÓN

La migración de la banda es una complicación con una incidencia de entre 0,23 y 32,65% en función de las series, con una media global de 1,46%. En caso de migración de la banda está indicada la retirada de la misma, debido a que puede originar complicaciones graves.[10] La vía de abordaje de elección es endoscópica, pero no siempre es posible realizarla (Cuadro 22-2).

El abordaje laparoscópico o laparotómico puro no está exento de complicaciones y no son técnicamente sencillos.[8] La fibrosis ocasionada por la reacción inflamatoria local relacionada con la migración de la banda, hacen que el acceso al estómago y/o a la banda sean técnicamente muy difíciles. Por otro lado, se suelen requerir de grandes gastrotomías para poder llegar a manipular de forma adecuada la banda migrada.

El abordaje mixto laparoscópico/endoscópico permiten combinar las ventajas de los dos procedimientos mínimamente invasivos. La endoscopia facilita la localización y movilización inicial de la banda, la laparoscopia permite la sección y movilización completa de la banda. La combinación de ambas consigue reducir el tamaño de la gastrotomía, retirar la banda sin contaminar la cavidad peritoneal. Finalmente se consigue doble comprobación para evitar la morbilidad relacionada con ambos abordajes.

Pese a que en la literatura haya mayor predisposición hacia la retirada de las bandas por vías no endoscópicas, los trabajos que presentan estos resultados denotan una escasa preparación endoscopia quirúrgica bariátrica o falta de material adecuado. La serie de Galvão publicada en 2010, es una de las más grandes del mundo hasta el momento y muestra más de un 90% de éxito por vía endoscópica, quedando para abordajes mixtos sólo un 5% de los casos (4 de 82 pacientes).[7]

CONSIDERACIONES FINALES

El abordaje mixto endoscópico/laparoscópico consigue resolver en un solo tiempo la retirada de la banda migrada pero debería quedar reservado sólo a aquellos casos en que la banda no puede ser retirada por vía endoscópica.

Cuadro 22-2. Causas que impiden retirada endoscópica

Causas que impiden retirada endoscópica
▪ Ausencia de personal entrenado para retirada endoscópica
▪ Ausencia de material adecuado para cortar o retirar la banda
▪ Imposibilidad de acceder a la banda por vía endoscópica
▪ Complicación grave durante la endoscopia (hemorragia, perforación, peritonitis..)
▪ Imposibilidad para traicionar y retirar la banda por endoscopia

REFERENCIAS BIBLIOGRÁFICAS

1. Westling A, Bjurling K, Ohrvall M *et al.* Silicone-adjustable gastric banding: disappointing results. *Obes Surg* 1998;8(4):467-74.
2. Niville E, Dams A, Vlasselaers J. Lap-Band erosion: incidence and treatment. *Obes Surg* 2001;11(6):744-47.
3. Di Lorenzo N, Lorenzo M, Furbetta F *et al.* Intragastric gastric band migration: erosion: an analysis of multicenter experience on 177 patients. *Surg Endosc* 2013;27(4):1151-57.
4. Campos J, Ramos A, Galvao Neto M *et al.* Hypovolemic shock due to intragastric migration of an adjustable gastric band. *Obes Surg* 2007;17(4):562-64.
5. Tan LB, So JB, Shabbir A. Connection tubing causing small bowel obstruction and colonic erosion as a rare complication after laparoscopic gastric banding: a case report. *J Med Case Rep* 2012;6:9.
6. Salar O, Waraich N, Singh R *et al.* Gastric band erosion, infection and migration causing jejunal obstruction. *BMJ Case Rep* 2013;2013.
7. Campos JM, Evangelista LF, Neto MP *et al.* Translumenal endoscopic drainage of abdominal abscess due to early migration of adjustable gastric band. *Obes Surg* 2010;20(2):247-50.
8. Yoon CI, Pak KH, Kim SM. Early experience with diagnosis and management of eroded gastric bands. *J Korean Surg Soc* 2012;82(1):18-27.
9. Neto MP, Ramos AC, Campos JM *et al.* Endoscopic removal of eroded adjustable gastric band: lessons learned after 5 years and 78 cases. *Surg Obes Relat Dis* 2010;6(4):423-27.

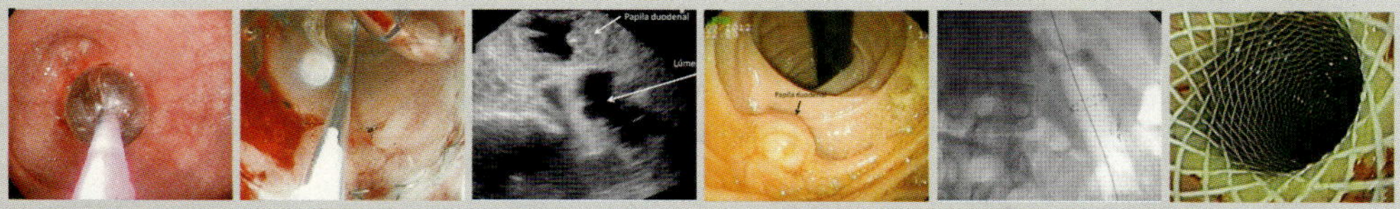

Capítulo 23

Pequena Erosão Intragástrica de Banda – Remoção Endoscópica por Incisão da Parede Gástrica

Josemberg Campos ▪ Manoel Galvão Neto
Ricardo Dib ▪ Almino Cardoso Ramos

INTRODUÇÃO

A remoção endoscópica de uma Banda Gástrica Ajustável (BGA) erodida já foi relatada na literatura.[1-3] Todavia, somente tem sido indicada quando ocorre penetração de mais da metade da banda no lúmen gástrico, facilitando o procedimento e diminuindo o risco de perfuração do estômago.[1,4] Quando ainda há pequena área de erosão (< 50%), pode ser adotada conduta expectante ou remoção cirúrgica, com ou sem auxílio de endoscopia.[2,5,6] A abordagem operatória é mais invasiva, com risco de gerar fístula.[2,7,8]

Objetiva-se apresentar um caso clínico com intensa dor no ombro em razão da pequena erosão intragástrica da banda, a qual foi seccionada por endoscopia para a remoção precoce, em um período de 7 dias.

CASO CLÍNICO

Paciente de 37 anos de idade, sexo masculino, com IMC = 42,2 kg/m^2, submetido ao implante de uma BGA (Ethicon Endosurgery, Cincinnati, OH) há 8 anos. Permaneceu assintomático por 7 anos, quando atingiu IMC = 27 kg/m^2. Evoluiu com celulite abdominal na área do portal, leve dor no ombro esquerdo e reganho de peso progressivo. A infecção foi tratada com antibiótico e posterior remoção do portal através de incisão abdominal subcutânea.

Abordagem cirúrgica

A dor no ombro aumentava com a ingestão de alimentos e, assim, foi tentada a remoção laparoscópica da banda, em outro serviço. Isto não foi possível graças às aderências peritoneais. No pós-operatório, houve piora da dor, que somente aliviava com uso de analgésico parenteral e dieta líquida.

Diagnóstico endoscópico

Realizado após 4 meses, em nossa instituição:

- À retrovisão, área de compressão da BGA abaixo da cárdia.
- Erosão intragástrica de pequena parte da banda (Fig. 23-1).

Terapêutica endoscópica

Remoção endoscópica da BGA:

- Regime ambulatorial.
- Paciente sob sedação profunda com propofol e fentanil, por anestesiologista.
- Decúbito lateral esquerdo.
- Endoscópio padrão de um canal (Pentax Medical, Montvale, NJ).

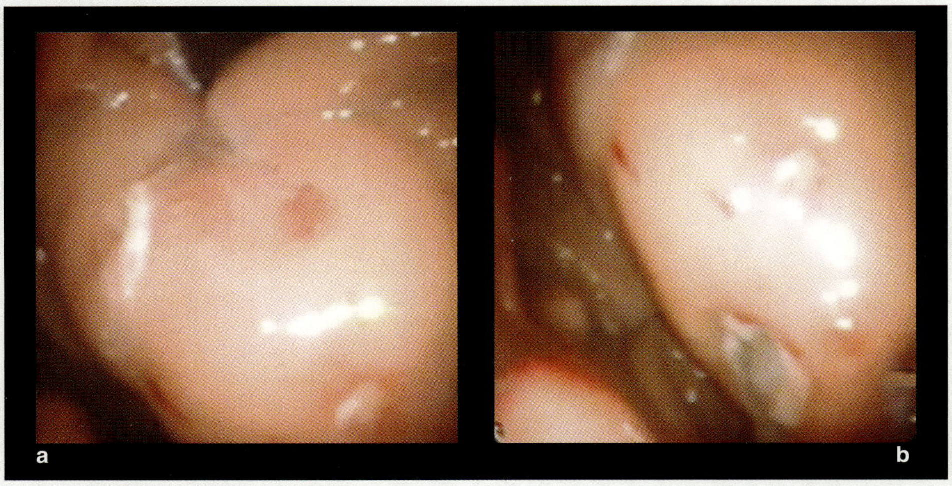

Fig. 23-1. Imagem endoscópica de compressão extrínseca de BGA com pequena área de erosão intragástrica.

- Incisão da parede gástrica que revestia a banda, utilizando *Needle-Knife* (Olympus, Tokyo, JP) e corrente de coagulação pura (Figs. 23-2 e 23-3).
- Houve maior penetração da banda, e o *locker* foi visualizado, resultando em imediata melhora da dor (Fig. 23-4).
- Duração do procedimento: 26 minutos.
- Alta após recuperação anestésica.

Terapêutica endoscópica

Realizada após 7 dias:

- Regime ambulatorial.
- O tubo da banda foi tracionado e girado em torno do eixo do endoscópio, usando uma pinça de corpo estranho (Olympus).
- Uma pinça tipo tesoura endoscópica (MTW endoskopie, Lehrte, Germany) cortou o fio cirúrgico que amarrava a BGA e parte do *locker* (Fig. 23-5).
- A BGA foi aberta e removida por via oral, usando uma pinça tipo *grasper* (Olympus) (Fig. 23-6).
- Revisão endoscópica imediata não mostrando sangramento ou perfuração gástrica.
- Duração do procedimento: 34 minutos.
- Alta após recuperação anestésica.
- Prescrição de dieta líquida por 3 dias, e inibidor de bomba de prótons – IBP (80 mg/dia) e sulcralfato (6 g/dia) por dois meses.

Seguimento

Após 6 meses, o paciente permanece sem dor no ombro e com IMC = 37,9 kg/m^2.

Cronologia dos eventos (Quadro 23-1)

Quadro 23-1. Descrição cronológica do quadro clínico e tratamento

	Quadro clínico	Tratamento
Dia 0	Obesidade mórbida (IMC = 42,2)	BGA
7 anos	Celulite em região do portal + dor em ombro + reganho de peso EDA: erosão mínima BGA	Antibiótico Extração cirúrgica do portal subcutâneo
7 anos e 1 mês	Piora dor ombro ao ingerir alimentos Persistência dor pós-operatória	Laparoscopia para remoção de BGA, sem sucesso Analgésicos venosos e dieta líquida
7 anos e 5 meses	EDA: erosão mínima da BGA e área de compressão abaixo da cárdia	EDA: incisão da parede gástrica com aumento da área de erosão e visualização do *locker*
7 anos, 5 meses e 1dia	Melhora da dor	EDA: BGA aberta e removida por via oral. IBP + sucralfato
6 meses após remoção da BGA	Assintomático IMC = 37,9 kg/m^2	Seguimento

DISCUSSÃO

Em alguns pacientes, após a colocação laparoscópica de BGA pode ocorrer dor no ombro no período pós-operatório. Nesta fase, a realização de endoscopia digestiva alta é fundamental para avaliar a

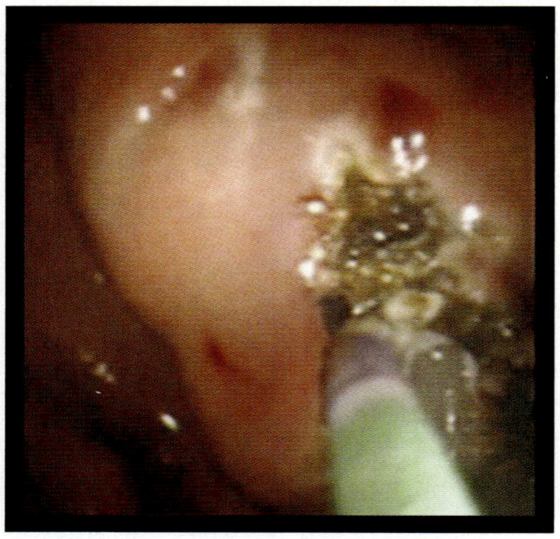

Fig. 23-2. Imagem endoscópica de incisão na parede gástrica com *Needle-Knife*.

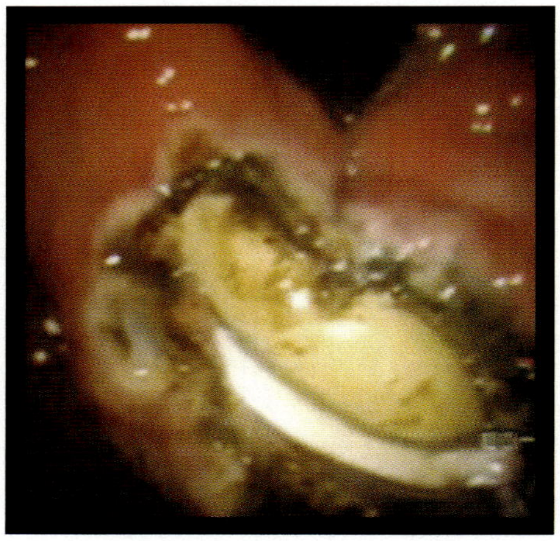

Fig. 23-3. Imagem endoscópica da parede gástrica após incisão, mostrando maior erosão da banda.

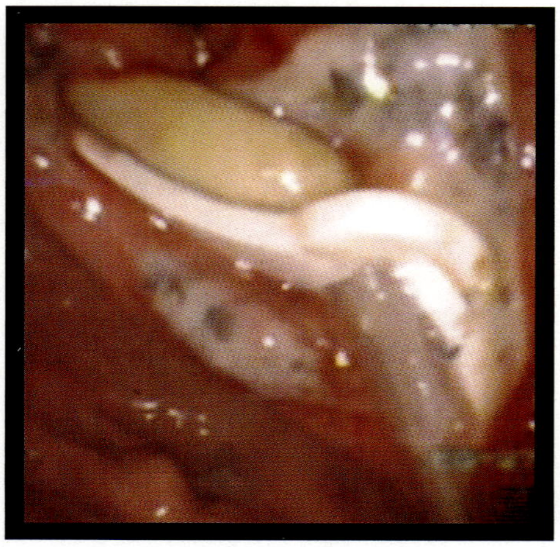

Fig. 23-4. Imagem endoscópica do *locker* da banda após incisão.

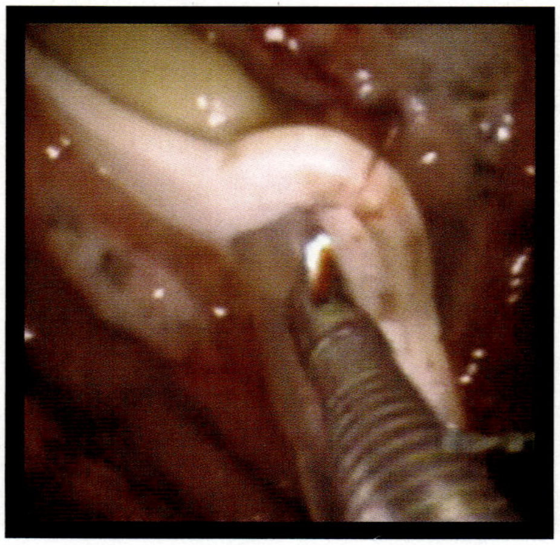

Fig. 23-5. Imagem endoscópica mostrando a secção do *locker* com tesoura.

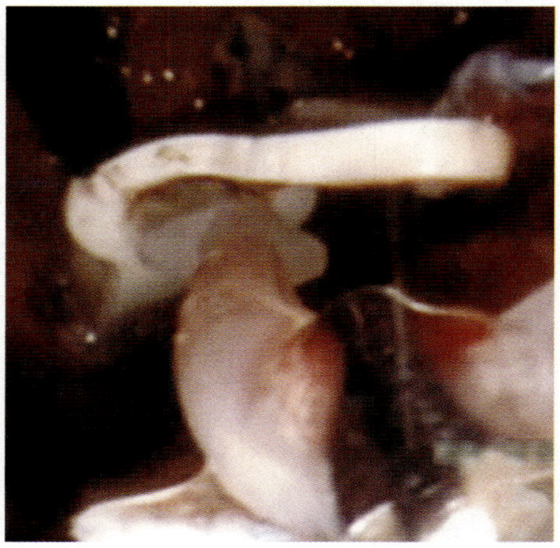

Fig. 23-6. Imagem endoscópica mostrando a tração da banda com pinça *grasper*.

possibilidade de erosão da banda, cuja complicação pode causar dor epigástrica, no dorso ou ombro em 31% dos casos.[1,5]

A suspeita de erosão aumenta quando há infecção do porte de insuflação, o que fortalece a necessidade de se realizar uma gastroscopia em fase precoce.[1,7] A conduta expectante antes da remoção endoscópica permite que ocorra maior penetração da banda em paciente oligossintomático.[6] Todavia, a dor incontrolável desse paciente impossibilitou esta conduta e justificou uma abordagem endoscópica mais invasiva. A retirada foi realizada com segurança por uma incisão da parede gástrica, considerando a experiência dos autores em outras situações de urgência, como hemorragia gástrica e abscesso abdominal.[9,10]

Este tipo de incisão foi descrita por Silecchia *et al.*, mas foi realizado como uma etapa de um procedimento combinado com minilaparotomia com intervalos de 5 a 8 meses entre a incisão endoscópica e a remoção cirúrgica da banda.[5]

Em nosso paciente, isto ocorreu em apenas sete dias, e o procedimento foi realizado completamente por via endoscópica. Isso demonstra que remoção precoce é segura, desde que o *locker* da banda esteja no lúmen gástrico, considerando que esta parte é mais difícil de passar na área da erosão gástrica graças ao seu maior diâmetro. No caso atual, a entrada do *locker* ocorreu em razão da rotação da banda em torno do endoscópio. Em seguida, o *locker* foi seccionado com uma pinça tipo tesoura, cujo método foi escolhido porque a banda era *soft* e a erosão intragástrica < 50%, considerando que este último aspecto dificulta a aplicação do cortador de banda gástrica.

A incisão da parede gástrica envolve risco de sangramento ou perfuração; esta complicação foi evitada, porque a incisão foi restrita à área abaulada pela banda, na região justacárdica e na parede anterior do estômago, onde havia uma cobertura gástrica externa (plicatura do fundo gástrico). Para prevenir sangramento, foram usadas corrente de coagulação pura, solução de adrenalina e incisão lenta. Para se evitar hemorragia tardia na área da úlcera residual, indicamos dieta líquida e redução da acidez gástrica através de medicamentos (IBP e sucralfato).

A maioria (85%) dos casos de banda com erosão consegue ser removida por endoscopia em uma única sessão, exceto nos casos de erosão inicial, quando é necessária conduta expectante por vários meses após o primeiro procedimento.[1,6,11,12] Incisão endoscópica na parede gástrica pode ser realizada, visando acelerar o processo de erosão, como no caso descrito. Isto também pode diminuir o número de sessões e aumentar a taxa de sucesso da remoção endoscópica, que varia entre 55 e 95%.[1,2] Em alguns casos, a banda erodida é seccionada por endoscopia, mas permanece fixa à parede do estômago, impossibilitando a sua remoção, cujo sucesso pode ser obtido pelo procedimento proposto neste caso.

CONSIDERAÇÕES FINAIS

Nem sempre é necessário esperar a completa penetração intragástrica para se realizar a remoção endoscópica de uma banda com mínima erosão. Abordagem precoce também é segura e eficaz através da incisão da parede gástrica na área da banda. No caso descrito, tal conduta acelerou a erosão, promoveu a cura da dor no ombro e evitou reoperação abdominal.

REFERÊNCIAS BIBLIOGRÁFICAS

1. Lattuada E, Zappa MA, Mozzi E *et al.* Band erosion following gastric banding: how to treat it. *Obes Surg* 2007;17(3):329-33.
2. Neto MP, Ramos AC, Campos JM *et al.* Endoscopic removal of eroded adjustable gastric band: lessons learned after 5 years and 78 cases. *Surg Obes Relat Dis* 2010;6(4):423-27.
3. Wilson TD, Miller N, Brown N *et al.* Stent induced gastric wall erosion and endoscopic retrieval of nonadjustable gastric band: a new technique. *Surg Endosc* 2013;27(5):1617-21.
4. Baldinger R, Mluench R, Steffen R *et al.* Conservative management of intragastric migration of Swedish adjustable gastric band by endoscopic retrieval. *Gastrointest Endosc* 2001;53(1):98-101.
5. Silecchia G, Restuccia A, Elmore U *et al.* Laparoscopic adjustable silicone gastric banding: prospective evaluation of intragastric migration of the lap-band. *Surg Laparosc Endosc Percutan Tech* 2001;11(4):229-34.
6. Nocca D, Frering V, Gallix B *et al.* Migration of adjustable gastric banding from a cohort study of 4236 patients. *Surg Endosc* 2005;19(7):947-50.
7. Abu-Abeid S, Szold A. Laparoscopic management of Lap-Band erosion. *Obes Surg* 2001;11(1):87-89.
8. Yoon CI, Pak KH, Kim SM. Early experience with diagnosis and management of eroded gastric bands. *J Korean Surg Soc* 2012;82(1):18-27.
9. Campos J, Ramos A, Galvao Neto M *et al.* Hypovolemic shock due to intragastric migration of an adjustable gastric band. *Obes Surg* 2007;17(4):562-64.
10. Campos JM, Evangelista LF, Neto MP *et al.* Translumenal endoscopic drainage of abdominal abscess due to early migration of adjustable gastric band. *Obes Surg* 2010;20(2):247-50.
11. Torab FC, Hefny AF, Taha M *et al.* Delayed life-threatening upper gastrointestinal bleeding as a complication of laparoscopic adjustable gastric banding: case report and review of the literature. *Asian J Surg* 2012;35(3):127-30.
12. El-Hayek K, Timratana P, Brethauer SA *et al.* Complete endoscopic/transgastric retrieval of eroded gastric band: description of a novel technique and review of the literature. *Surg Endosc* 2013 Aug.;27(8):2974-79.

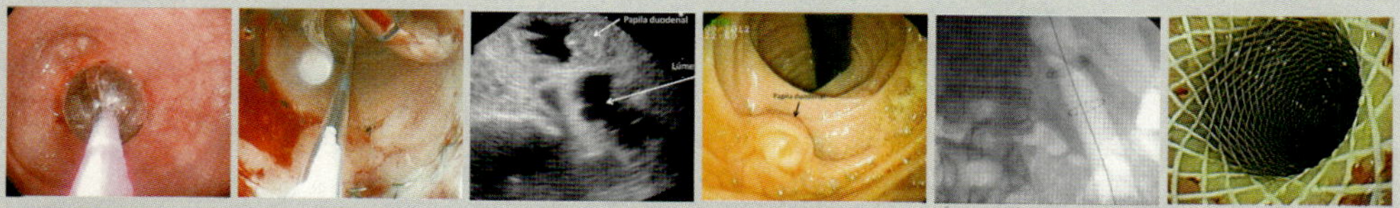

Capítulo 24

Erosão de Banda Gástrica – Pneumoperitônio após Remoção Endoscópica

Josemberg Campos ▪ Diego Awruch
José Inácio Sanseverino ▪ Flávio Ejima

INTRODUÇÃO

Apesar de ser método minimamente invasivo e reversível, a Banda Gástrica Ajustável (BGA) não é isenta de complicações.[1] De acordo com revisão sistemática que envolveu 25 estudos e 15.775 pacientes, erosão intragástrica de BGA surgiu em 1,46% dos casos, variando de 0,23 a 32,65%; isso ocorreu em média 12 meses após a colocação.[2]

Objetiva-se relatar o caso clínico de uma paciente submetida à remoção endoscópica de BGA com erosão intragástrica, que evoluiu com pneumoperitônio e foi conduzida clinicamente com sucesso.

CASO CLÍNICO

Paciente do sexo feminino, 37 anos de idade, com IMC = 43,28 kg/m^2, submetida a implante laparoscópico de BGA (Obtech-Ethicon) há 5 anos, com perda de 45 kg. No 40º DPO após a colocação, houve dor no local do dispositivo no flanco esquerdo. Durante 18 meses, o processo inflamatório persistiu e evoluiu com saída de secreção purulenta nesta região.

Abordagem cirúrgica (18 meses PO)

O portal do subcutâneo foi removido, mantendo o tubo de conexão aberto na cavidade peritoneal.

Diagnóstico endoscópico

Exame realizado 6 meses após a excisão do portal:

- Erosão de BGA.

1ª terapêutica endoscópica

Tentativa de remoção de BGA após secção:

- Regime ambulatorial.
- Paciente sob sedação profunda por anestesiologista.
- Decúbito lateral esquerdo.
- Banda seccionada por pinça tipo tesoura (KOBI/MTW endoskopie) (Fig. 24-1).
- Tentativa de remoção da banda com leve tração, sendo possível a rotação incompleta em razão da dificuldade de descolamento na parede gástrica (Fig. 24-2).

2ª terapêutica endoscópica

Remoção de BGA:

- Em regime hospitalar.
- Paciente sob anestesia geral e entubação orotraqueal.
- Decúbito lateral esquerdo.
- Banda removida com auxílio de alça de polipectomia e pinça de corpo estranho.

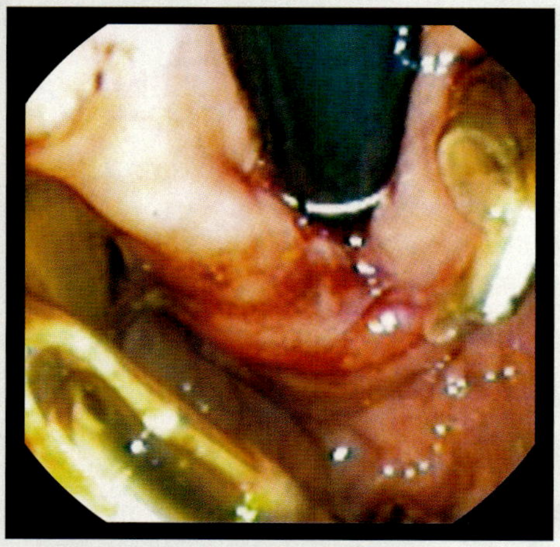

Fig. 24-1. Imagem endoscópica, mostrando banda seccionada por pinça tipo tesoura endoscópica.

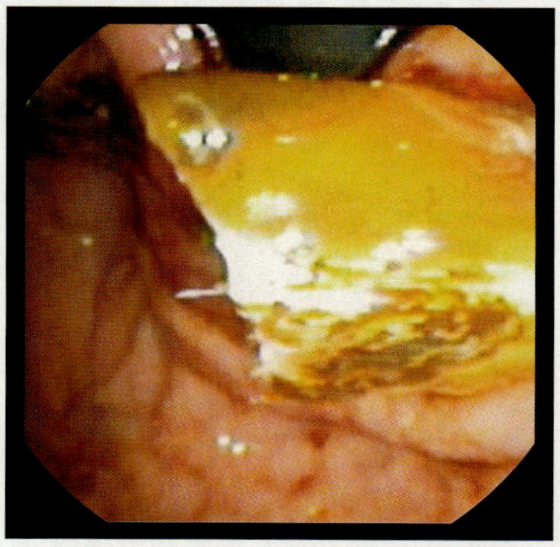

Fig. 24-2. Imagem endoscópica em retrovisão, mostrando face da banda seccionada após rotação.

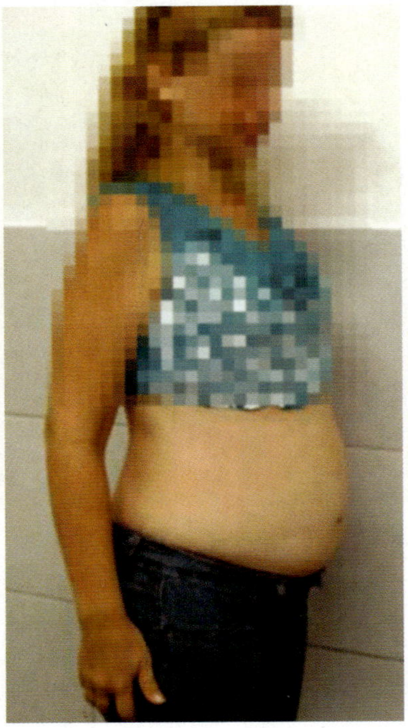

Fig. 24-3. Paciente apresentando distensão abdominal por pneumoperitônio.

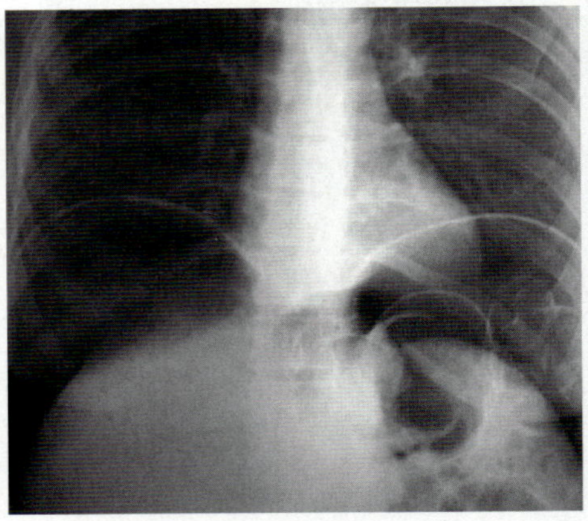

Fig. 24-4. Radiografia de tórax mostrando pneumoperitônio.

No primeiro dia após a remoção da BGA, a paciente estava assintomática e com exame físico normal, sendo indicada alta hospitalar com orientação para manter dieta líquida por 5 dias. No quarto DPO, surgiu distensão abdominal, sem dor (Fig. 24-3). Realizado radiografia de tórax evidenciou-se pneumoperitônio (Fig. 24-4). Foi mantida dieta líquida por mais 5 dias, com acompanhamento ambulatorial mais frequente.

Seguimento: atualmente, 3 anos após a remoção da banda, a paciente encontra-se assintomática, com IMC = 26 kg/m^2.

Cronologia dos eventos (Quadro 24-1)

Quadro 24-1. Descrição cronológica do quadro clínico e tratamento

	Quadro clínico	Tratamento
Dia 0	Obesidade mórbida	BGA
40 dias	Dor em região periportal em subcutâneo	–
18 meses	Persistência de dor Saída de secreção purulenta em região periportal em subcutâneo	EDA + excisão cirúrgica do porte Programação para retirada da banda
24 meses	Quadro clínico estável	EDA + secção da banda com pinça tipo tesoura + tentativa de remoção sem sucesso
24 meses e 1 dia	Quadro clínico estável	EDA + remoção de banda com alça de polipectomia e pinça de corpo estranho
1 dia após remoção da BGA	Exame físico normal	Alta hospitalar com dieta líquida por 5 dias
4 dias após remoção da BGA	Distensão abdominal, sem dor Raios X: pneumoperitônio	Dieta líquida por mais 5 dias Acompanhamento ambulatorial
3 anos após remoção da BGA	Assintomática Peso atual = 70 kg	Seguimento

DISCUSSÃO

Erosão intragástrica de BGA pode apresentar os seguintes sintomas inespecíficos: dor epigástrica com irradiação para dorso, dor retroesternal ou intensa dor no ombro. Outros possíveis sintomas são reganho de peso e infecção do porte subcutâneo, enquanto EDA de rotina habitualmente promove confirmação diagnóstica.[3]

A remoção endoscópica tem sido a terapêutica mais empregada, com pequena probabilidade de complicação e baixo custo, em comparação à abordagem cirúrgica. Quando é diagnosticada erosão menor que 50%, conduta expectante pode ser adotada, aguardando maior penetração, o que facilita a remoção com cortador de banda gástrica.[4,5]

Apesar de pouco frequente, pneumoperitônio é uma das possíveis complicações da remoção endoscópica de BGA, podendo ser tratado conservadoramente.

Em uma série de oito casos de erosão tratada por endoscopia, Sakai *et al.* relataram a ocorrência de dor abdominal e em dorso após este tipo de procedimento, sendo diagnosticado pneumoperitônio. No restante dos casos, a recuperação ocorreu sem intercorrências.[6]

Dois mecanismos podem ser envolvidos: passagem de ar através da banda patente (após a secção endoscópica do dispositivo de silicone) e do tubo conector, além de possível vazamento de ar através de pequena abertura resultante da remoção da banda.[6] Todavia, habitualmente essa complicação é tratada clinicamente.

CONSIDERAÇÕES FINAIS

Durante remoção endoscópica de BGA, pneumoperitônio é mais frequente quando o portal é removido previamente, e o tubo de conexão não tem sido amarrado com fio.

Assim, ocorre passagem de ar para a cavidade peritoneal através da banda seccionada e do tubo. Isto pode ser prevenido realizando as seguintes medidas:

- Deixar a retirada do portal para a última etapa do procedimento.
- Amarrar o tubo de conexão da banda.
- Evitar hiperinsuflação endoscópica.

REFERÊNCIAS BIBLIOGRÁFICAS

1. Yoon CI, Pak KH, Kim SM. Early experience with diagnosis and management of eroded gastric bands. *J Korean Surg Soc* 2012;82(1):18-27.
2. Egberts K, Brown WA, O'Brien PE. Systematic review of erosion after laparoscopic adjustable gastric banding. *Obes Surg* 2011;21(8):1272-79.
3. Neto MP, Ramos AC, Campos JM *et al.* Endoscopic removal of eroded adjustable gastric band: lessons learned after 5 years and 78 cases. *Surg Obes Relat Dis* 2010;6(4):423-27.
4. Lattuada E, Zappa MA, Mozzi E *et al.* Band erosion following gastric banding: how to treat it. *Obes Surg* 2007;17(3):329-33.
5. Campos J, Ramos A, Galvao Neto M *et al.* Hypovolemic shock due to intragastric migration of an adjustable gastric band. *Obes Surg* 2007;17(4):562-64.
6. Sakai P, Hondo FY, de Almeida Artifon EL *et al.* Symptomatic pneumoperitoneum after endoscopic removal of adjustable gastric band. *Obes Surg* 2005;15(6):893-96.

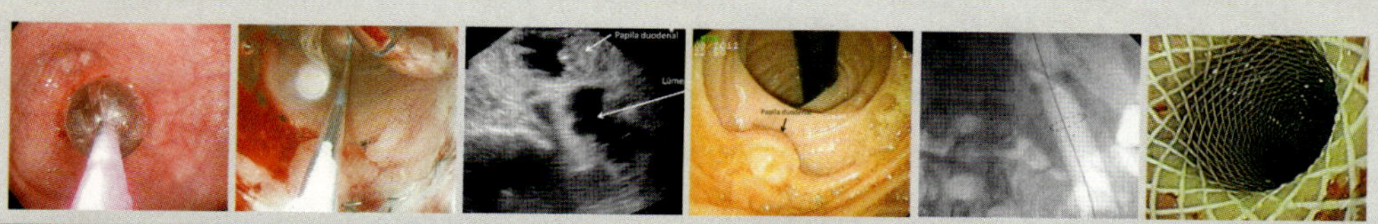

Capítulo 25

NOTES PARA DRENAGEM TRANSGÁSTRICA DE ABSCESSO APÓS EROSÃO DE BANDA

Josemberg Campos ▪ Eduardo Franca
Lyz Bezerra da Silva ▪ Victor Dib

INTRODUÇÃO

A ocorrência de infecção associada à erosão intragástrica de Banda Gástrica Ajustável (BGA) é uma manifestação potencialmente grave que necessita de rápida intervenção.[1,2] Há poucas referências sobre esse tema, e a terapia usual tem sido laparoscopia ou laparotomia.[3-5]

Objetiva-se relatar o caso clínico de abscesso perigástrico causado por erosão intraluminal de BGA, que foi tratado com sucesso por drenagem endoscópica transgástrica.

CASO CLÍNICO

Paciente do sexo masculino, 40 anos de idade, com IMC = 39 kg/m^2, que foi submetido à colocação laparoscópica de BGA (Obtech-Ethicon®), com perda de 31 kg. Quatro anos após, surgiu dor em região do portal em subcutâneo, epigastralgia com irradiação para o dorso, febre e leucocitose.

Diagnóstico endoscópico

- Pequena área de erosão intragástrica de BGA.
- Extensa área de abaulamento na parede anterior do antro (Fig. 25-1A).

Tomografia de abdome

- Abscesso de 10 cm envolvendo o tubo de conexão da banda (Fig. 25-1b) e área no subcutâneo onde foi removido o portal (seta).
- Pequena área de erosão da banda (setas) (Fig. 25-1c).

Foi iniciado tratamento com ceftriaxona e programada drenagem endoscópica transgástrica.

1ª abordagem cirúrgica

Remoção do portal do subcutâneo, sob anestesia local:

- Removido o portal no subcutâneo.
- Oclusão do tubo de conexão que foi amarrado com fio cirúrgico.

Terapêutica endoscópica

Secção de mucosa e dilatação para drenagem:

- Procedimento realizado em ambiente hospitalar.
- Paciente em decúbito lateral esquerdo, sob sedação profunda com propofol e fentanil por anestesiologista.
- Uso de endoscópio padrão de um canal.

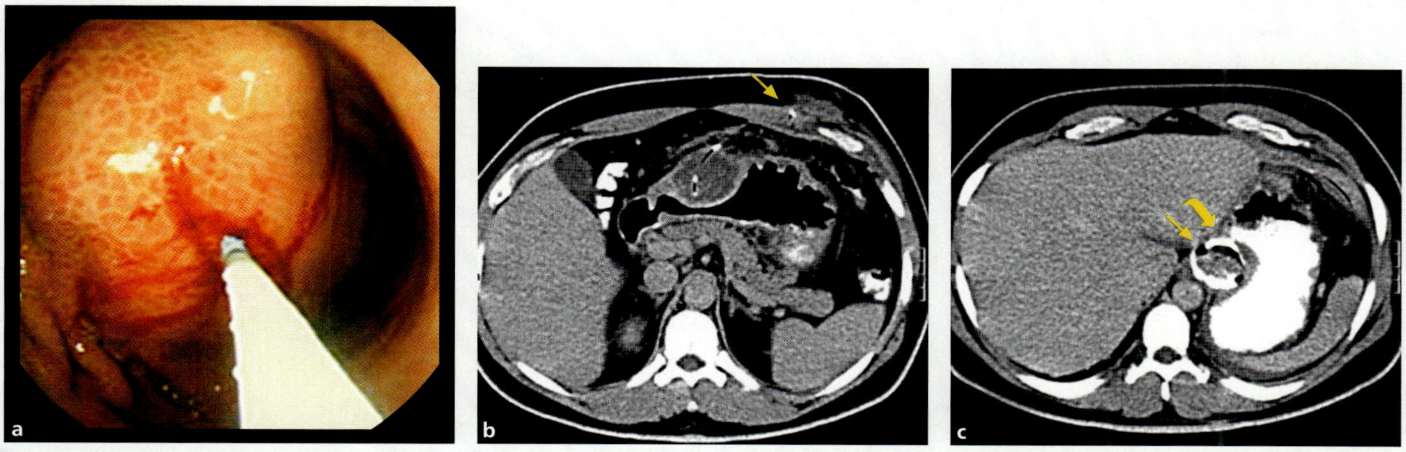

Fig. 25-1. a Área de abaulamento na parede anterior do antro vista à endoscopia e tomografia de abdome. **b** Portal situado na parede abdominal (seta branca). **c** Ar próximo à banda (seta fina) e pequena erosão preenchida por contraste (seta grossa).[14]

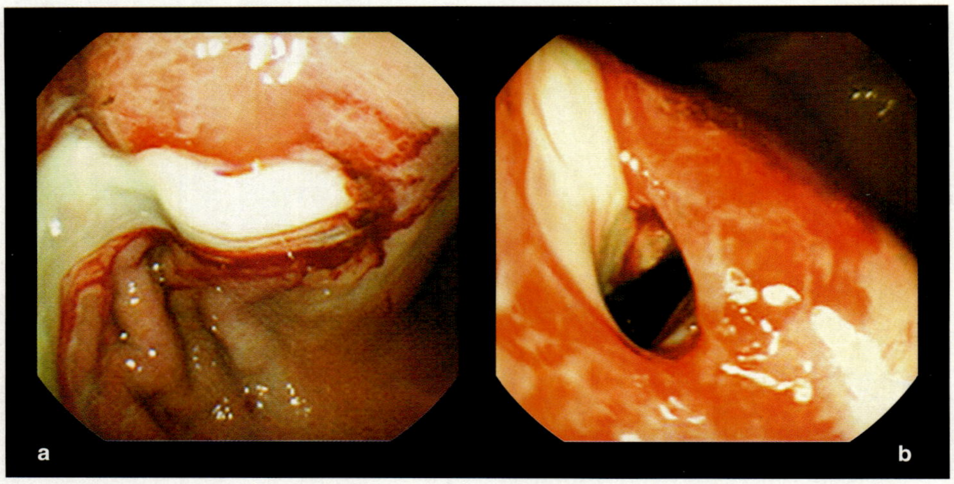

Fig. 25-2. a Imagem endoscópica de saída abundante de secreção purulenta para o lúmen gástrico. **b** Através de orifício criado na parede do antro.[14]

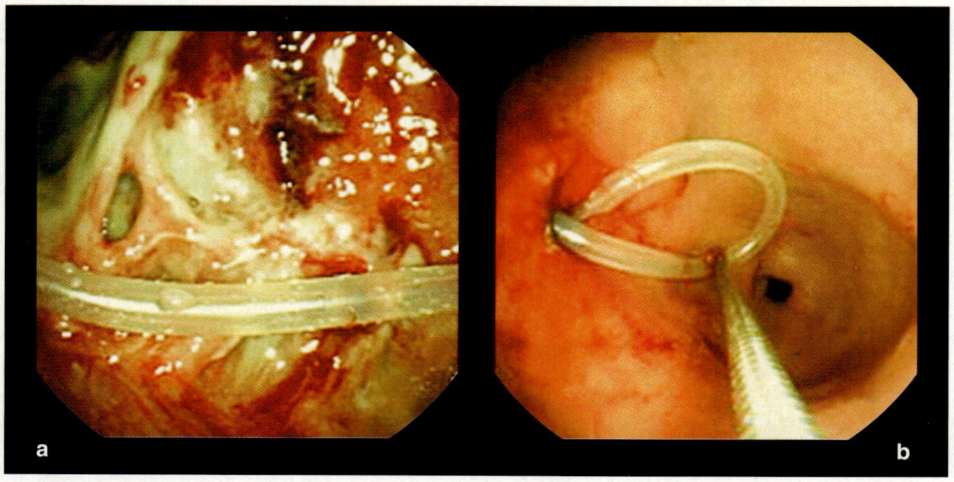

Fig. 25-3. a Imagem endoscópica da cavidade do abscesso e tubo de conexão da BGA. **b** Tracionado para o lúmen gástrico com pinça endoscópica.[14]

- Realizada pequena secção na área de maior abaulamento da parede gástrica, usando *needle-knife* (Olympus®), com eliminação de grande quantidade de pus para o interior do estômago (Fig. 25-2a).
- Dilatação da área de secção com balão TTS de 15 mm (Boston Scientific, Natick, MA), causando ampliação da área de drenagem (Fig. 25-2b).
- Entrada do endoscópio na cavidade do abscesso com visualização do tubo de conexão (Fig. 25-3a).
- Mobilização do tubo de conexão para o estômago, utilizando uma pinça de corpo estranho (Fig. 25-3b).
- Secção da mucosa que recobria a banda, visando acelerar o processo de erosão/migração, usando *needle-knife*.
- Alta hospitalar após 24 horas, em uso de antibioticoterapia oral.

Controle endoscópico

Após 5 dias:

- Ausência da compressão extrínseca.
- Cavidade perigástrica limpa.
- Tubo da banda na luz do estômago, mantendo o pertuito e promovendo a drenagem interna no abscesso.

O paciente apresentava melhora clínica, com regressão dos sintomas infecciosos e normalização do leucograma.

Seguimento: realizado em intervalos de 2 meses, com mais duas sessões de incisão endoscópica da mucosa gástrica, causando erosão suficiente da BGA. A remoção endoscópica da prótese foi realizada 7 meses após a drenagem do abscesso.

Cronologia dos eventos (Quadro 25-1)

Quadro 25-1. Descrição cronológica do quadro clínico e tratamento

	Quadro clínico	Tratamento
Dia 0	Obesidade grau II	BGA
4 anos	Dor epigástrica + febre + leucocitose EDA: erosão BGA + compressão abscesso na parede anterior do antro TC Abd.: abscesso 10 cm envolvendo o tubo da banda + pequena área de erosão	Ceftriaxona Remoção cirúrgica do portal do subcutâneo EDA + drenagem transgástrica
4 anos e 1 dia	Melhora clínica + regressão quadro infeccioso	Alta hospitalar + antibiótico via oral
4 anos e 5 dias	Melhora clínica + leucograma normal EDA: sem compressão extrínseca, cavidade perigástrica limpa e o tubo da banda na luz do estômago, mantendo o pertuito	EDA de controle Programada nova EDA com 2 m
4 anos e 2 meses	Assintomático Reganho de peso EDA: erosão parcial de BGA	Duas sessões de EDA + incisão na mucosa com intervalo de 1 m Programada retirada
4 anos e 7 meses	Assintomático Reganho de peso EDA: maior erosão intragástrica BGA	EDA + retirada da BGA Alta hospitalar
6 anos	Assintomático IMC = 31,5	Seguimento

DISCUSSÃO

A erosão de BGA pode apresentar complicações, como infecção do portal, sintomas obstrutivos, hemorragia, infecção perigástrica ou em outros órgãos a distância.[4,6-9]

A fisiopatologia da erosão intragástrica envolve uma lenta penetração e a formação de um processo inflamatório sobre a banda. Isto provavelmente tem evitado a passagem de secreção para a cavidade peritoneal. Entretanto, o paciente em questão parece ter apresentado saída de secreção gástrica para uma área adjacente à parede anterior do antro, próximo ao tubo de conexão, o que levou à formação de um abscesso de grande volume.

Considerando a experiência com a drenagem endoscópica de pseudocisto pancreático, bem como os experimentos iniciais com o acesso transgástrico do Natural Orifice Transluminal Endoscopic Surgery (NOTES), neste paciente foi proposta e realizada, com sucesso, a drenagem transgástrica do abscesso por via endoscópica.[10-13] A comunicação entre a cavidade do abscesso e a luz do estômago foi mantida pelo tubo de conexão, tracionado para o interior do órgão, substituindo a colocação de um *stent*, o qual poderia ter maior dificuldade em permanecer no local. Isto provavelmente evitou a recidiva do abscesso.

O portal subcutâneo foi removido no mesmo dia da drenagem do abscesso, para prevenir infecção subcutânea, com a extremidade distal do tudo de conexão sendo ocluída por fio cirúrgico, o que evita pneumoperitônio.

Na ocasião do procedimento havia pequena área de erosão de banda, o que impossibilitava a sua imediata retirada. No entanto, a parede gástrica que recobria a prótese foi seccionada parcialmente para acelerar a migração, facilitando a remoção endoscópica em uma fase posterior.[8,14] Nesse paciente, a remoção completa da BGA foi realizada 7 meses depois, após haver erosão suficiente da banda. Abordagem direta do processo inflamatório por laparotomia e/ou laparoscopia teria sido um procedimento com maior dificuldade técnica e possibilidade de expor a cavidade peritoneal à contaminação.[1,4,6,15,16]

Em comparação à drenagem percutânea, o amplo diâmetro da área de drenagem transgástrica promovida por dilatação endoscópica com balão foi decisivo para a rápida melhora do quadro infeccioso. Isto evitou o uso de dreno externo e possibilitou a completa eliminação do pus em curto espaço de tempo. Além disso, o acesso transgástrico evitou a formação de fístula entre órgãos intra-abdominais e a pele, o que poderia ocorrer na drenagem percutânea, considerando que o abscesso era proveniente de uma comunicação gástrica na área da erosão da banda.

CONSIDERAÇÕES FINAIS

Tem sido descrito outras situações com processo infeccioso associado à erosão intraluminal, como: abscesso cavitário, trombose de veias porta e esplênica, além de pileflebite portal. Em todos os casos, houve necessidade de cirurgia abdominal e internamento por longo período.[1,4,6,15] No caso atual, o procedimento endoscópico permitiu alta hospitalar precoce, além de evitar laparoscopia e/ou laparotomia.

REFERÊNCIAS BIBLIOGRÁFICAS

1. Wylezol M, Sitkiewicz T, Gluck M *et al.* Intra-abdominal abscess in the course of intragastric migration of an adjustable gastric band: a potentially life-threatening complication. *Obes Surg* 2006;16(1):102-4.
2. Stirnemann J, Adavane S, Rouaghe S *et al.* Hepatic and lung abscess in a woman with gastric band. *Rev Med Interne* 2006;27(5):420-21.
3. Chin PL. Gastrobronchial fistula as a complication of laparoscopic adjustable gastric banding. *Surg Obes Relat Dis* 2008;4(5):671-73.
4. Mahtemework Y, Powers CJ, Geiss AC *et al.* Jejunal erosion in laparoscopic adjustable gastric band. *Surg Obes Relat Dis* 2009;5(2):269-70.
5. Cintolo JA, Levine MS, Huang S *et al.* Intraluminal erosion of laparoscopic gastric band tubing into duodenum with recurrent port-site infections. *J Laparoendosc Adv Surg Tech A* 2012;22(6):591-94.
6. De Roover A, Detry O, Coimbra C *et al.* Pylephlebitis of the portal vein complicating intragastric migration of an adjustable gastric band. *Obes Surg* 2006;16(3):369-71.
7. Bueter M, Thalheimer A, Meyer D *et al.* Band erosion and passage, causing small bowel obstruction. *Obes Surg* 2006;16(12):1679-82.
8. Campos J, Ramos A, Galvao Neto M *et al.* Hypovolemic shock due to intragastric migration of an adjustable gastric band. *Obes Surg* 2007;17(4):562-64.
9. Salar O, Waraich N, Singh R *et al.* Gastric band erosion, infection and migration causing jejunal obstruction. *BMJ Case Rep* 2013;2013.
10. Galvão Neto M, Moura EGH, Campos JM. Gastrojejunostomy stenosis: endoscopic dilatation with TTS balloons in 107 patients. *Obes Surg* 2005;15:942.
11. Galvão Neto MP, Ramos AC, Campos JM *et al.* Transgastric salpingectomy in a porcine animal. A NOTES procedure. *Surg Endosc* 2007(21):299-339.
12. Baron TH. Endoscopic drainage of pancreatic pseudocysts. *J Gastrointest Surg* 2008;12(2):369-72.
13. Rische S, Riecken B, Degenkolb J *et al.* Transmural endoscopic necrosectomy of infected pancreatic necroses and drainage of infected pseudocysts: a tailored approach. *Scand J Gastroenterol* 2013;48(2):231-40.
14. Di Lorenzo N, Lorenzo M, Furbetta F *et al.* Intragastric gastric band migration: erosion: an analysis of multicenter experience on 177 patients. *Surg Endosc* 2013;27(4):1151-57.
15. Campos JM, Evangelista LF, Neto MP *et al.* Translumenal endoscopic drainage of abdominal abscess due to early migration of adjustable gastric band. *Obes Surg* 2010;20(2):247-50.
16. Yoon CI, Pak KH, Kim SM. Early experience with diagnosis and management of eroded gastric bands. *J Korean Surg Soc* 2012;82(1):18-27.

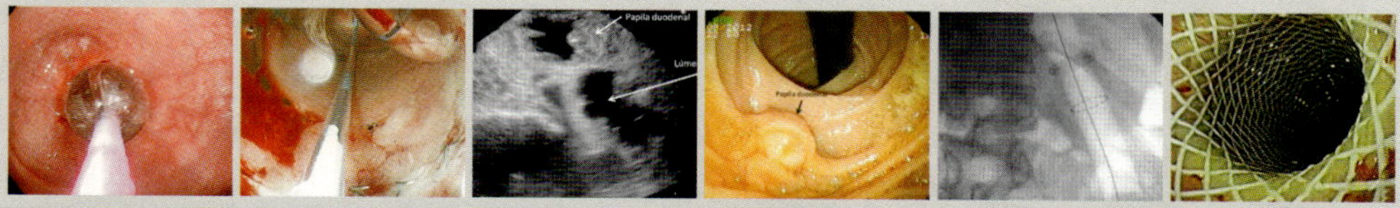

Capítulo **26**

Estenose Persistente após Remoção de Banda Gástrica Ajustável – Insucesso do Tratamento Endoscópico

Salman K. Al Sabah ▪ Lyz Bezerra da Silva ▪ Josemberg Campos ▪ Almino Cardoso Ramos

INTRODUÇÃO

Após a colocação da banda gástrica ajustável (BGA) por via laparoscópica, sintomas obstrutivos podem ocorrer em decorrência da formação de cicatriz na área da banda. Em alguns casos, a persistência de sintomas após o esvaziamento do dispositivo pode indicar remoção da banda.

Objetiva-se relatar um caso clínico de uma paciente com sintomas obstrutivos persistentes após a remoção de BGA, que não foi resolvido mesmo após dilatações endoscópicas com balão de acalasia. Assim, foi necessário tratamento cirúrgico.

CASO CLÍNICO

Paciente do sexo feminino, 31 anos de idade, foi submetida a implante de BGA em 2008. Após 18 meses, surgiu dor epigástrica e disfagia, que não desapareceram após esvaziamento do portal da banda. A BGA foi removida 4 anos após o implante, com perda de 25 kg. Após a remoção, houve persistência da epigastralgia não irradiada, com episódios de náuseas, vômitos e disfagia, com duração de 1 ano, sendo encaminhada ao serviço médico de um dos autores (SKS).

Clinicamente, a paciente estava consciente, alerta, sem dor, estável e com leucócitos normais, sendo atendida em caráter ambulatorial. Foram realizados exames para esclarecimento diagnóstico (Quadro 26-1) (Figs. 26-1 e 26-2).

Após três sessões de dilatação endoscópica (Fig. 26-3), não houve melhora dos sintomas. Assim, foi indicado tratamento cirúrgico (Quadro 26-2 e Fig. 26-4). Após a cirurgia, houve adequada aceitação da dieta com completa resolução dos sintomas. Ocorreu ganho de 8 kg 2 meses após a cirurgia.

Quadro 26-1. Investigação – exames de imagem

	Exame	Diagnóstico
08-02-11	TC tórax e abdome (Fig. 26-1)	Esôfago inferior dilatado com estenose abaixo do fundo (área fibrótica)
22-12-11	Esofagograma (Fig. 26-2)	Esvaziamento lento do bário, dilatação do esôfago inferior
28-02-12	EDA	Espessamento gastroesofágico a 37 cm do local prévio da banda; estreitamento da JGE; dilatação balão de 19 mm
13-03-12	EDA	Estreitamento abaixo do prévio local da banda (abaixo JGE); dilatação balão de 19 mm
27-03-12	EDA (Fig. 26-3)	Dilatação balão de 30 mm

DISCUSSÃO

Quando os sintomas persistem, apesar do esvaziamento da BGA, a remoção da banda deve ser realizada por via laparoscópica. Embora

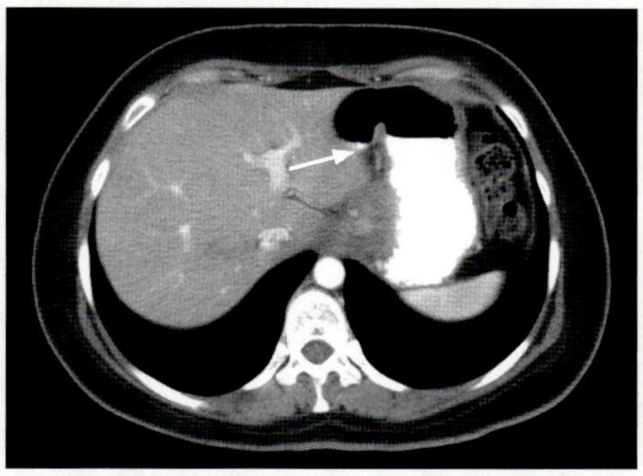

Fig. 26-1. TC tórax e abdome: esôfago inferior dilatado com evidência de segmento estenosado abaixo do fundo, sugerindo área fibrótica.

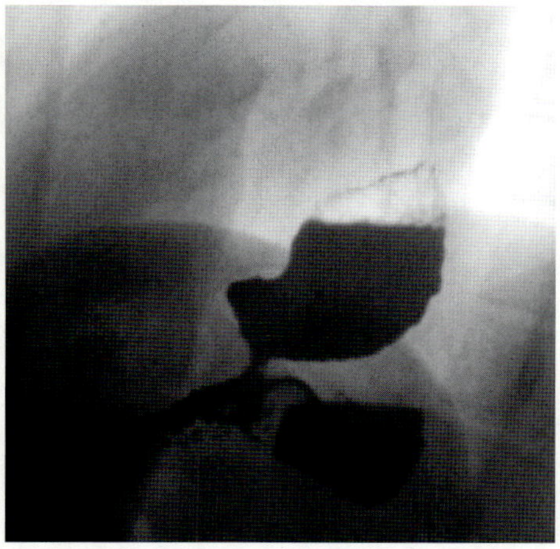

Fig. 26-2. Esofagograma: esvaziamento lento do bário, com discreta dilatação do esôfago inferior.

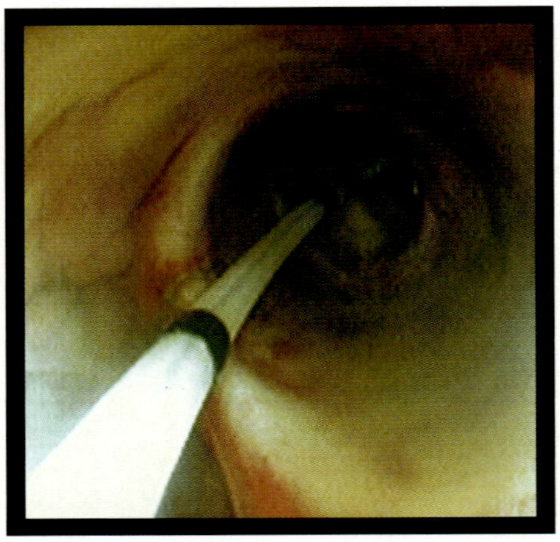

Fig. 26-3. Visão endoscópica: dilatação com balão de acalasia de 30 mm.

Quadro 26-2. Terapêutica cirúrgica

Data		Procedimento
14-04-12	Admissão	–
15-04-12	Laparoscopia (Fig. 26-4)	Remoção de área fibrótica em local prévio da banda, dissecção fígado e pequena curvatura
15-04-12	Endoscopia intraoperatória	Sem estenose; passagem normal do endoscópio
16-04-12	Dieta líquida	Sem anormalidades
18-04-12	Assintomático	Alta hospitalar

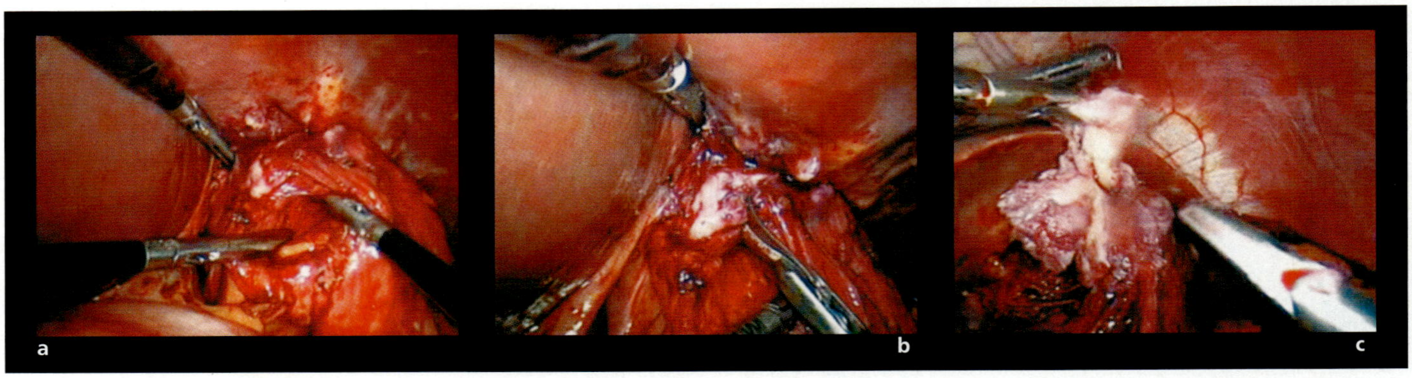

Fig. 26-4. Visão laparoscópica. **a** Início da secção em local prévio da banda. **b** Remoção parcial da área fibrótica usando tesoura. **c** Tecido endurecido sendo retirado.

a possibilidade de desenvolvimento de fibrose entre a parede gástrica e a banda seja conhecida, é raro relato de obstrução gástrica tardia secundária à reação fibrótica.[1,2]

Em relato de caso, por Reavis *et al.* mesmo após o esvaziamento da banda, os sintomas não se resolveram, graças ao esofagograma mostrar bolsa gástrica ampla e obstrução no local da banda. Esta prótese foi removida, e a endoscopia intraoperatória mostrou estenose persistente; isso foi resolvido após excisão da cicatriz e dilatação endoscópica, com alívio de sintomas imediato no pós-operatório.[1]

Em muitos casos, somente o tratamento endoscópico é suficiente para eliminar a fibrose e manter o lúmen gástrico sem estenose. No entanto, quando a fibrose intraluminal resulta em estenose fixa, o tratamento definitivo requer a remoção laparoscópica da banda e liberação da cicatriz.[1,2]

CONSIDERAÇÕES FINAIS

Este caso mostra a limitação da dilatação endoscópica para o tratamento de estenose após remoção de banda, quando há fibrose. Nesse caso, a excisão laparoscópica da cicatriz é imperativa e resulta em tratamento eficaz.

REFERÊNCIAS BIBLIOGRÁFICAS

1. Reavis KM, Hinojosa MW, Smith BR *et al.* Treatment of chronic obstruction as late complication of adjustable gastric band. *Surg Obes Relat Dis* 2008;4(6):770-72.
2. Vallin M, Robert M, Roman S *et al.* Persistent dysphagia after removal of an adjustable gastric band for morbid obesity: a rare complication. *Dis Esophagus* 2011;24(6):401-3.

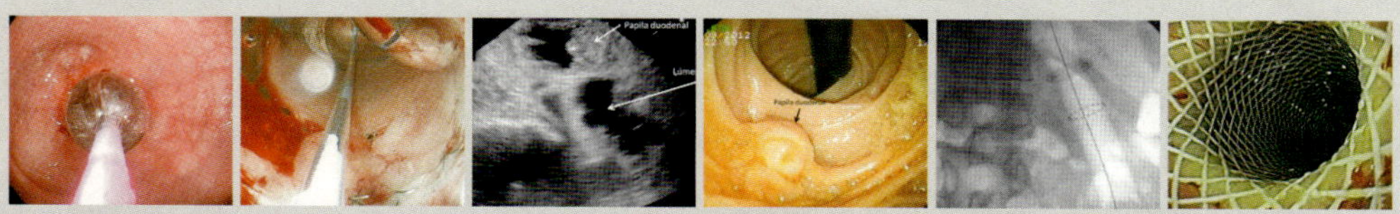

Capítulo 27

Esofagite e Esôfago de Barrett após Banda Gástrica

Sílvia Mansur Reimão ▪ Eduardo Hourneaux de Moura
Paulo Sakai ▪ Everson Almeida Artifon

INTRODUÇÃO

A esofagite é uma das complicações mais comuns da banda gástrica ajustável (BGA). Estima-se que 25% dos pacientes têm o diagnóstico de esofagite após a colocação da BGA, contra 6% antes do procedimento.[1,2]

A maioria dos portadores de doença do refluxo gastroesofágico (DRGE) apresenta evolução benigna, e cerca de 40% evoluem com esofagite de refluxo.[3,4] Com a colocação da banda, a DRGE pode ser precipitada ou piorada.

O esôfago de Barrett é uma complicação conhecida da DRGE, porém pouco frequente e, em raras ocasiões, progride para displasia e adenocarcinoma esofágico.[3,5,6] Assim como na DRGE, o esôfago de Barrett após colocação da BGA é raro, porém pode ocorrer principalmente diante de excessiva restrição gástrica.[3,7]

O objetivo do estudo foi apresentar o caso clínico de um paciente que evoluiu com DRGE e esôfago de Barrett após implante de BGA.

CASO CLÍNICO

Paciente do sexo feminino, 46 anos, submetida à colocação de BGA há 8 anos. Na ocasião era assintomática, IMC 38,4 kg/m^2, endoscopia digestiva alta (EDA) normal. Houve perda ponderal de 28 kg no primeiro ano. Entretanto, começou a apresentar regurgitação e dor retroesternal.

A EDA mostrou esofagite erosiva (Fig. 27-1a). Foi iniciado tratamento medicamentoso para DRGE. Com o passar dos anos, houve reganho de 10 kg. Apresentou melhora, mas ainda havia persistência dos sintomas.

No último ano, foi submetida a novo exame endoscópico, que mostrou três projeções digitiformes em esôfago distal, com mucosa de aspecto aveludado, de coloração róseo-salmão, medindo cerca de 2 cm de extensão (Fig. 27-1b). Além disso, foi observada extrusão da banda (Fig. 27-2). As biópsias realizadas revelaram diagnóstico de esôfago de Barrett.

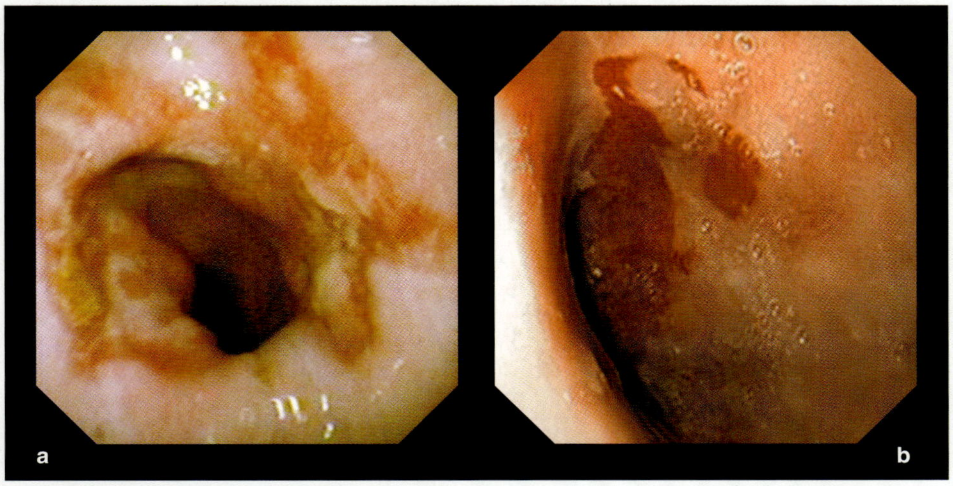

Fig. 27-1. a Imagem endoscópica da transição esofagogástrica: erosões recobertas por fibrina, > 5 mm, confluentes. Esofagite erosiva classe D de Los Angeles. **b** Projeção digitiforme de mucosa róseo-salmão, aveludada, epitélio colunar (histo = esôfago de Barrett).

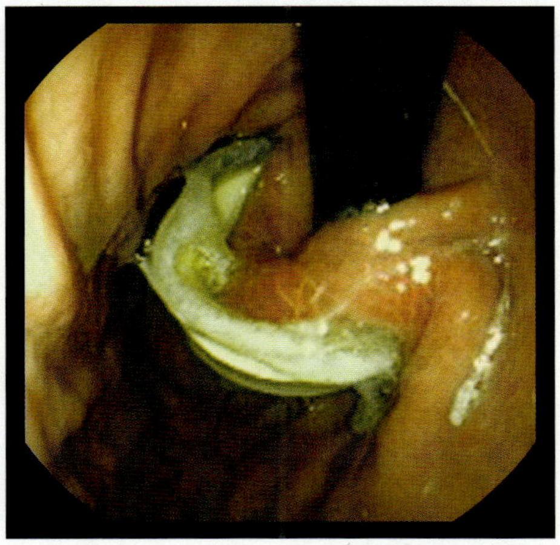

Fig. 27-2. Imagem endoscópica em retrovisão: erosão intragástrica de banda (aproximadamente 50%).

Quadro 27-1. Descrição cronológica do quadro clínico e tratamento

	Quadro clínico	Tratamento
Dia 0	Obesidade mórbida	BGA
1 ano PO	Regurgitação Dor retroesternal EDA: esofagite erosiva	IBP
8 anos PO	EDA: projeção em esôfago distal + erosão da BGA Biópsia: esôfago de Barrett	Remoção da BGA IBP Seguimento: controle EDA + biópsia

Diagnóstico endoscópico

Epitélio colunar sugestivo de Barrett em esôfago distal e extrusão total da BGA (Figs. 27-1 e 27-2).

Terapêutica

- Remoção da BGA migrada.
- Tratamento medicamentoso para DRGE, assim como controle endoscópico com biópsias do esôfago distal.

DISCUSSÃO

De acordo com a literatura, entre 8 e 20% dos pacientes com esofagite evoluem para esôfago de Barrett, lesão pré-maligna caracterizada pela presença de epitélio intestinal metaplásico com células caliciformes.[8,9]

Em pacientes com BGA, a DRGE é a complicação mais comum, não havendo necessidade de reoperação na maioria dos casos. O refluxo pode estar associado ao aumento do diâmetro da bolsa gástrica, em decorrência de insuflação excessiva da banda.

A exposição contínua do esôfago distal ao ácido predispõe metaplasia de mucosa. Há também uma relação com a redução do clareamento e dilatação esofágica. Além disso, pesquisadores sugerem que a longo prazo pode haver indução de dismotilidade esofágica.[10] Nesses pacientes, a manometria mostra uma redução do tônus do esfíncter esofágico inferior.[1,11,12]

Em portadores de dismotilidade esofágica pré-operatória, pode ocorrer agravamento dos sintomas de refluxo após o implante de BGA, cursando com aumento do diâmetro esofágico.[10] Nesse grupo, o retardo do tratamento ou persistência da terapêutica clínica isolada pode levar à dilatação da bolsa gástrica e do esôfago em diversos graus, podendo cursar com o aparecimento de sintomas de acalasia *like*.[1]

Entretanto, nos pacientes com BGA bem posicionada e sem formação de bolsa gástrica redundante, o dispositivo é efetivo na perda de peso e funciona como uma barreira antirrefluxo, mas ainda é necessário seguimento em longo prazo.[13-15]

Na presença de sintomatologia de DRGE, a endoscopia está indicada para avaliação de possíveis alterações na banda bem como da mucosa esofágica. O exame radiológico também está indicado para estudo da anatomia da região esofagogástrica, e a manometria pode revelar alterações na motilidade esofágica.[16]

Durante os ajustes da banda gástrica pode-se identificar deslizamento ou formação de bolsa gástrica dilatada. Nesta situação, indica-se desinsuflação ou remoção da banda, de acordo com os sintomas existentes.

Em relação às alterações endoscópicas que podem sugerir DRGE, a esofagite erosiva se caracteriza por perda de integridade da mucosa, principalmente junto à transição esofagogástrica. As erosões podem variar de tamanho, forma e confluir ou não. Existem algumas classificações endoscópicas para esofagite erosiva. A mais utilizada é a de Los Angeles. Na presença de erosões isoladas junto à transição esofagogástrica, biópsias devem ser realizadas para descartar lesões infecciosas ou induzidas por medicação.

Quando há hiperinsuflação da banda, além da esofagite, pode-se diagnosticar abertura da cárdia e dilatação esofágica.[16]

Abaixo da transição esofagogástrica, a endoscopia pode visualizar alterações que estejam promovendo sintomas de refluxo, como banda apertada, impactação de corpo estranho ou de alimentos, dilatação da bolsa gástrica e deslizamento distal do dispositivo.[11]

Na presença de epitélio colunar esofágico sugestivo de Barrett, a conduta inclui biópsias, segundo o protocolo de Paris, seguimento, além de tratamentos clínico e endoscópico.

CONSIDERAÇÕES FINAIS

Pacientes candidatos a implante de banda gástrica devem ser submetidos à avaliação endoscópica pré-operatória, podendo incluir manometria e pHmetria. Além disso, seguimentos endoscópico e radiológico devem ser realizados diante de sintomas de refluxo.

REFERÊNCIAS BIBLIOGRÁFICAS

1. Mittermair R, Aigner F, Obermuller S. High complication rate after Swedish adjustable gastric banding in younger patients < or = 25 years. *Obes Surg* 2009;19(4):446-50.
2. Tutuian R. Reflux after baratric operations. *Ther Umsch* 2013;70(2):129-33.
3. Gutschow CA, Collet P, Prenzel K *et al.* Long-term results and gastroesophageal reflux in a series of laparoscopic adjustable gastric banding. *J Gastrointest Surg* 2005;9(7):941-48.
4. Varela JE. Barrett's esophagus: a late complication of laparoscopic adjustable gastric banding. *Obes Surg* 2010;20(2):244-46.
5. Velanovich V. Management of Barrett's esophagus. *Am Surg* 2012;78(11):1193-200.
6. Eusebi LH, Fuccio L, Bazzoli F. The role of obesity in gastroesophageal reflux disease and Barrett's esophagus. *Dig Dis* 2012;30(2):154-57.
7. Stauffer JA, Mathew J, Odell JA. Esophageal adenocarcinoma after laparoscopic gastric band placement for obesity. *Dis Esophagus* 2011;24(1):E8-10.
8. Younes Z, Johnson DA. Diagnostic evaluation in gastroesophageal reflux disease. *Gastroenterol Clin North Am* 1999;28(4):809-30.
9. Lichtenstein DR, Cash BD, Davila R *et al.* Role of endoscopy in the management of GERD. *Gastrointest Endosc* 2007;66(2):219-24.
10. Naef M, Mouton WG, Naef U *et al.* Esophageal dysmotility disorders after laparoscopic gastric banding-an underestimated complication. *Ann Surg* 2011;253(2):285-90.
11. Forsell P, Hallerback B, Glise H *et al.* Complications following Swedish adjustable gastric banding: a long-term follow-up. *Obes Surg* 1999;9(1):11-16.
12. Suter M, Dorta G, Giusti V *et al.* Gastric banding interferes with esophageal motility and gastroesophageal reflux. *Arch Surg* 2005;140(7):639-43.
13. Klaus A, Gruber I, Wetscher G *et al.* Prevalent esophageal body motility disorders underlie aggravation of GERD symptoms in morbidly obese patients following adjustable gastric banding. *Arch Surg* 2006;141(3):247-51.
14. de Jong JR, Besselink MG, van Ramshorst B *et al.* Effects of adjustable gastric banding on gastroesophageal reflux and esophageal motility: a systematic review. *Obes Rev* 2010;11(4):297-305.
15. Woodman G, Cywes R, Billy H *et al.* Effect of adjustable gastric banding on changes in gastroesophageal reflux disease (GERD) and quality of life. *Curr Med Res Opin* 2012;28(4):581-89.
16. Campos JM, Neto MPG, Moura EGH. Endoscopia em cirurgia da obesidade. São Paulo: Santos, 2008. p. 163-69.

Seção V

BYPASS GÁSTRICO

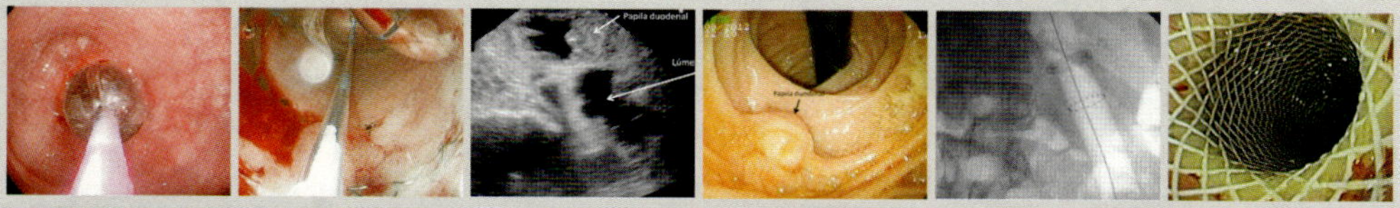

Capítulo **28**

BYPASS GÁSTRICO EM Y DE *ROUX* – *OVERVIEW*

Josemberg Campos ▪ Manoela de Santana Galvão
Patrícia de Paula ▪ Almino Cardoso Ramos

INTRODUÇÃO

O *bypass* gástrico em Y de *Roux* (BGYR) é uma das técnicas mais realizada no tratamento da obesidade grave em razão da superioridade dos resultados, em comparação a outros procedimentos, inclusive a gastrectomia vertical.[1,2] No entanto, Paluszkiewicz *et al.*, na Polônia, mostram resultados semelhantes quando da comparação entre os dois procedimentos.[3] No final da década de 1980 e início de 1990, Fobi e Capella publicaram séries iniciais de pacientes submetidos a BGYR com a colocação de anel ou fita de polipropileno em volta da bolsa gástrica, sendo mais um fator restritivo ao esvaziamento gástrico.[4-6] Todavia, nos últimos anos, há uma tendência ao não uso do anel em virtude da ocorrência de algumas complicações.

Objetiva-se apresentar os principais aspectos do BGYR, descrevendo a técnica, os benefícios e os efeitos adversos que podem ocorrer no pós-operatório precoce ou tardio; os temas específicos desta cirurgia serão discutidos com maior profundidade nos capítulos subsequentes deste módulo.

TÉCNICA

O BGYR apresenta componente restritivo e disabsortivo, sendo confeccionada uma bolsa gástrica com volume aproximado de 30 mL a partir da secção do estômago, paralelamente à pequena curvatura e em direção ao ângulo de His (Fig. 28-1).[7] O estômago excluso fica fora do trânsito alimentar e em continuidade com o duodeno. Pode ser executado por laparotomia ou por via laparoscópica, sendo este procedimento minimamente invasivo a primeira escolha, atualmente.

O componente restritivo pode ainda ser intensificado pela colocação de um anel em torno da bolsa gástrica, que diminui a velocidade de esvaziamento gástrico, o que pode contribuir para a manutenção da perda de peso a longo prazo.[8,9] A decisão do uso desta prótese pode implicar em mudança na técnica cirúrgica, resultando na confecção de uma bolsa gástrica com maior comprimento (Fig. 28-2).

Inicialmente, o pneumoperitônio é realizado, e são introduzidos entre cinco e seis trocartes, seguido do posicionamento do cirurgião à direita ou entre as pernas do paciente. Logo após, a dissecção do estômago é executada a partir do ângulo de His, continuando na pequena curvatura a aproximadamente 7 cm da junção esofagogástrica. Isto permite a visualização da retrocavidade gástrica e a exposição da parede posterior, sendo posicionado o grampeador para secção e confecção do *pouch*; este primeiro dispositivo é colocado em posição oblíqua na pequena curvatura, moldando uma sonda de Fouchet no interior da bolsa gástrica, resultando em uma linha de grampos vertical no sentido do ângulo de His; com isso, o estômago é dividido em duas partes: o *pouch* e o estômago excluso.

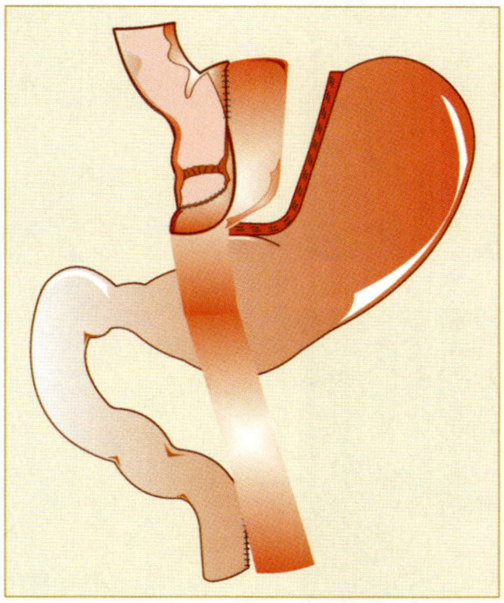

Fig. 28-1. Ilustração do *bypass* gástrico.

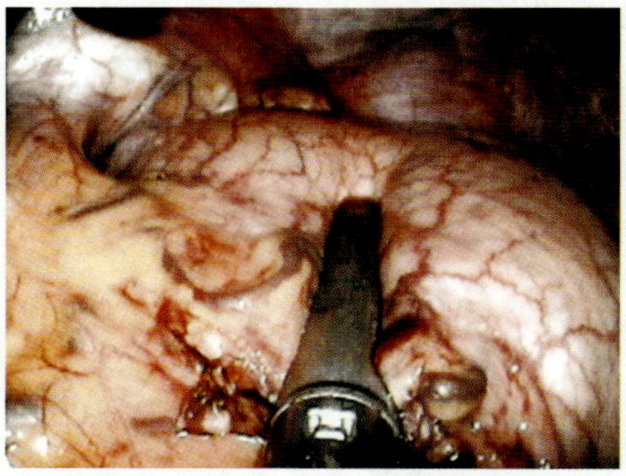

Fig. 28-2. Imagem laparoscópica da confecção do *pouch* no BGYR, usando grampeador.

Em torno da bolsa gástrica, pode-se colocar um anel de comprimento entre 6 e 7 cm. As técnicas de grampeamento e formação da bolsa gástrica podem variar, entretanto, o volume do neoestômago não deve ultrapassar 30 mL.

Após a conclusão do *pouch*, o cólon transverso é elevado para identificação do ângulo de Treitz; o jejuno em forma de alça é levado para o andar supramesocólico (pré-cólica) para realizar a anastomose gastrojejunal terminolateral com grampeador linear (Fig. 28-3). Em continuidade, realiza-se a enteroanastomose laterolateral com grampeador linear, variando entre 100 e 150 cm de distância do ângulo de Treitz (Fig. 28-4).

A integridade das duas anastomoses é testada pela administração de azul de metileno por uma sonda orogástrica. Finalmente, para a criação do "Y de *Roux*", o jejuno é seccionado próximo à anastomose gastrojejunal, em local situado entre 50 e 70 cm do ângulo de Treitz (Fig. 28-5).

BENEFÍCIOS

Estudos prospectivos têm demonstrado que o BGYR está associado à manutenção de perda de peso a longo prazo, além do controle de comorbidades como hipertensão arterial, diabetes melito e dislipidemia, quando comparado ao tratamento clínico.[10-13]

Perda de peso

Este resultado é um dos fatores determinantes no adequado controle das comorbidades, sendo esperada uma perda de aproximadamente de 30% do peso corporal.[14] Os adequados resultados pós-operatórios têm sido bem descritos na literatura; a manutenção da perda ponderal a longo prazo parece ser melhor nos pacientes com anel restritivo,[13,15] apesar da maior possibilidade de ocorrência de efeitos colaterais.

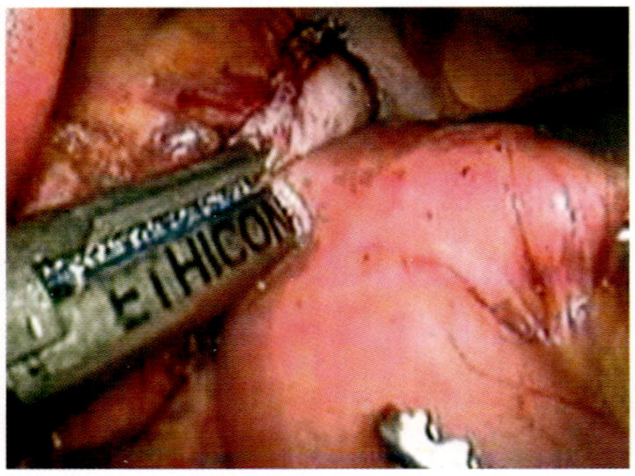

Fig. 28-3. Imagem laparoscópica da confecção da anastomose gastrojejunal no BGYR.

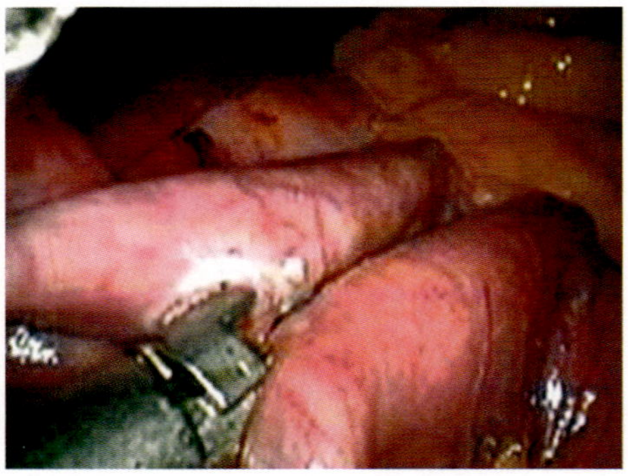

Fig. 28-4. Imagem laparoscópica da confecção da anastomose intestinal do BGYR.

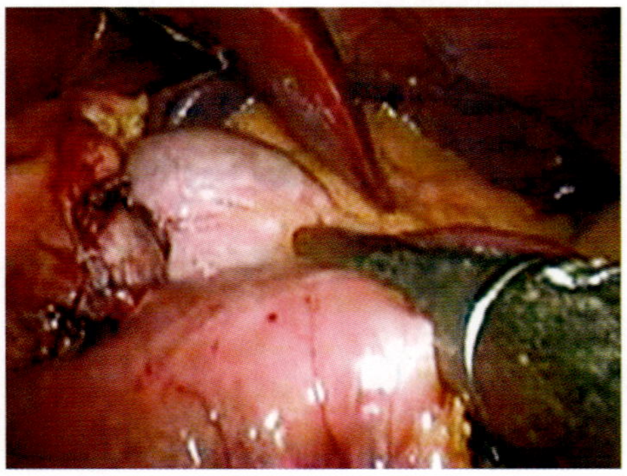

Fig. 28-5. Imagem laparoscópica da secção da alça biliopancreática do BGYR.

Diabetes melito tipo 2 (DM2)

É frequente a associação entre elevação do peso e DM2, principalmente a obesidade abdominal; alguns estudos sugerem que a cirurgia bariátrica e metabólica pode promover controle glicêmico de maneira mais rápida e eficaz.[1,16] Em 2011, De Sá *et al.* publicaram estudo prospectivo, envolvendo 27 pacientes que apresentavam obesidade grau I, submetidos ao BGYR para o tratamento da DM2.

Foi observada melhora dos níveis glicêmicos em 100% dos casos, sendo alcançada remissão completa da doença em 48%.[17] Na literatura, há poucos estudos comparando tratamento farmacológico e cirurgia bariátrica em pacientes obesos e com DM2. Os bons resultados são indicados pela capacidade de descontinuar completamente a administração de medicamentos para promover manutenção de níveis normais de glicose sérica e hemoglobina glicosilada. Estima-se que a resolução completa ou melhor controle da doença sejam alcançados em mais de 80% dos pacientes diabéticos submetidos ao BGYR.[12,18]

Hipertensão arterial sistêmica

A redução dos níveis pressóricos é alcançada de maneira eficaz após significativa perda ponderal. Dessa maneira, o importante impacto do BGYR no controle da hipertensão arterial é uma das grandes vantagens deste método antiobesidade.[19] É esperado que aproximadamente 80% dos pacientes apresentem remissão da doença ou melhora significativa no controle dos níveis pressóricos.[13]

Dislipidemia

A perda de peso está intimamente relacionada com o controle dos níveis séricos de lipídeos. Assim, o BGYR contribui significativamente para o tratamento da dislipidemia, sendo verificada melhora em aproximadamente 70% dos pacientes operados.[13,19]

COMPLICAÇÕES

Como toda cirurgia, o BGYR também pode apresentar complicações. Em geral, esta taxa é baixa, sendo representada principalmente por problemas peroperatórios e pós-operatórios.[20,21]

As complicações peroperatórias envolvem sangramento, lesão esplênica, lesões do trato gastrointestinal e até acidentes relacionados com o grampeador. No período pós-operatório, complicações relacionadas com o anel, como migração ou erosão intragástrica, deslizamento ou estenose da via de saída da bolsa gástrica podem ocorrer tardiamente.[22,23] Além disso, o surgimento de complicações mais graves, como fístula (gastrobrônquica, gastrogástrica, gastrocutânea), não está descartado.[9,24,25]

Aspectos clínicos e terapêuticos de tais complicações serão abordados com detalhes nos próximos capítulos.

CONSIDERAÇÕES FINAIS

- BGYR está associado à manutenção de perda de peso a longo prazo e promove melhora das comorbidades.
- Tem efeito metabólico que resulta no controle do DM2 e dislipidemia.

- A baixa taxa de complicações pós-operatórias decorre da maior habilidade das equipes e da técnica minimamente invasiva.
- Esta técnica apresenta adequada relação risco-benefício, resultando em diminuição da mortalidade a longo prazo.

REFERÊNCIAS BIBLIOGRÁFICAS

1. Haslam DW, James WP. *Obesity. Lancet* 2005;366(9492):1197-209.
2. Abeles D, Shikora SA. Bariatric surgery: current concepts and future directions. *Aesthet Surg J* 2008;28(1):79-84.
3. Capella RF, Capella JF, Mandec H *et al.* Vertical Banded Gastroplasty-Gastric Bypass: preliminary report. *Obes Surg* 1991;1(4):389-95.
4. Mason EE, Ito C. Gastric bypass in obesity. 1967. *Obes Res* 1996;4(3):316-19.
5. Fobi MA, Lee H. The surgical technique of the Fobi-Pouch operation for obesity (the transected silastic vertical gastric bypass). *Obes Surg* 1998;8(3):283-88.
6. Paluszkiewicz R, Kalinowski P, Wroblewski T *et al.* Prospective randomized clinical trial of laparoscopic sleeve gastrectomy versus open Roux-en-Y gastric bypass for the management of patients with morbid obesity. *Wideochir Inne Tech Malo Inwazyjne* 2012;7(4):225-32.
7. Szego TM, Lazzarini CJ, Bitran A *et al.* Derivação gástrica em Y de Roux com bandagem gástrica por videolaparoscopia/Laparoscopic Roux-en-Y gastric bypass with banding. *Einstein* 2006;4(Suppl 1): S107-13.
8. Crampton NA, Izvornikov V, Stubbs RS. Silastic ring gastric bypass: results in 64 patients. *Obes Surg* 1997;7(6):489-94.
9. Fobi M. Banded gastric bypass: combining two principles. *Surg Obes Relat Dis* 2005;1(3):304-9.
10. Sjostrom L, Lindroos AK, Peltonen M *et al.* Lifestyle, diabetes, and cardiovascular risk factors 10 years after bariatric surgery. *N Engl J Med* 2004;351(26):2683-93.
11. Buchwald H, Avidor Y, Braunwald E *et al.* Bariatric surgery: a systematic review and meta-analysis. *JAMA* 2004;292(14):1724-37.
12. Kim S, Richards WO. Long-term follow-up of the metabolic profiles in obese patients with type 2 diabetes mellitus after Roux-en-Y gastric bypass. *Ann Surg* 2010;251(6):1049-55.
13. Schauer PR, Kashyap SR, Wolski K *et al.* Bariatric surgery versus intensive medical therapy in obese patients with diabetes. *N Engl J Med* 2012;366(17):1567-76.
14. Valezi AC, De Almeida Menezes M, Mali Jr J. Weight Loss Outcome After Roux-en-Y Gastric Bypass: 10 Years of Follow-up. *Obes Surg* 2013 Aug.;23(8):1290-93.
15. Demaria EJ. Bariatric surgery for morbid obesity. *N Engl J Med* 2007;356(21):2176-83.
16. Bradley D, Magkos F, Klein S. Effects of bariatric surgery on glucose homeostasis and type 2 diabetes. *Gastroenterology* 2012;143(4):897-912.
17. De Sa VC, Ferraz AA, Campos JM *et al.* Gastric bypass in the treatment of type 2 diabetes in patients with a BMI of 30 to 35 kg/m. *Obes Surg* 2011;21(3):283-87.
18. Mingrone G, Panunzi S, De Gaetano A *et al.* Bariatric surgery versus conventional medical therapy for type 2 diabetes. *N Engl J Med* 2012;366(17):1577-85.
19. Papapietro K, Diaz E, Csendes A *et al.* Effects of gastric bypass on weight, blood glucose, serum lipid levels and arterial blood pressure in obese patients. *Rev Med Chil* 2005;133(5):511-16.
20. Martins-Filho ED, Câmara-Neto JB, Ferraz AAB *et al.* Evaluation of risk factors in superobese patients submitted to conventional Fobi-Capella surgery. *Arq Gastroenterol* 2008;45:3-10.
21. Martins-Filho ED, Katz L, Amorim M *et al. Prediction of severe complicatons and death in superobese patients undergoing open gastric bypass with the Recife Score. Arq Gastroenterol* 2011;48:8-14.
22. Ferraz AAB, Sá VCTD, Arruda PCLD *et al.* Obstrução gastrointestinal por fitobezoar na cirurgia bariátrica. *Rev Col Bras Cir* 2006;33:35-38.
23. Ferraz A, Campos JM, Dib V *et al.* Food intolerance after banded gastric bypass without stenosis: aggressive endoscopic dilation avoids reoperation. *Obes Surg* 2013.
24. Fobi M, Lee H, Igwe D *et al.* Band erosion: incidence, etiology, management and outcome after banded vertical gastric bypass. *Obes Surg* 2001;11(6):699-707.
25. Campos JM, Pereira EF, Evangelista LF *et al.* Gastrobronchial fistula after sleeve gastrectomy and gastric bypass: endoscopic management and prevention. *Obes Surg* 2011;21(10):1520-29.

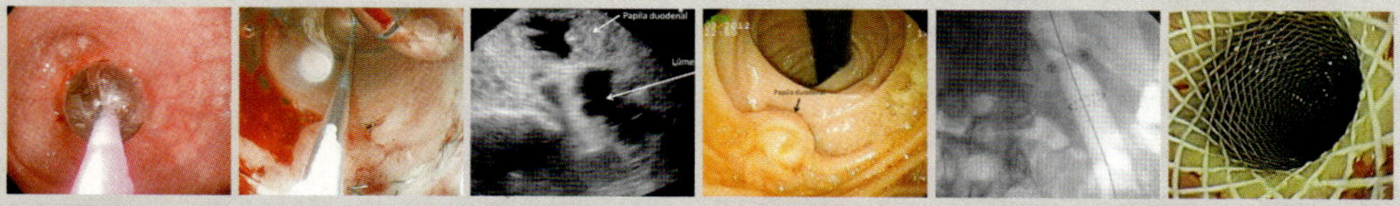

Capítulo 29

Estenose de Anastomose Gastrojejunal – Dilatação com Balão TTS

Horácio Ferreira Filho ▪ Daniela Ferreira
Flávio Ferreira ▪ Josemberg Campos

INTRODUÇÃO

O *bypass* gástrico em Y de *Roux* (BGYR) por via laparoscópica ou aberta pode evoluir com estenose de anastomose gastrojejunal (EAGJ), que acomete cerca de 3 a 27% dos pacientes. Geralmente, o surgimento coincide com a transição da dieta pastosa para a sólida, em torno de 4 semanas de pós-operatório.[1-4]

A dilatação endoscópica com balão é segura e eficaz na resolução da EAGJ, sendo pouco frequente a abordagem cirúrgica, que tem sido indicada quando não há melhora da sintomatologia, após três ou quatro sessões consecutivas de dilatação.[5,6]

REVISÃO DA LITERATURA

Os 23 artigos científicos envolvidos foram publicados entre 1988 e 2010 e avaliam a eficácia e a segurança da dilatação endoscópica na condução da EAGJ (Quadro 29-1).[7,8] O balão TTS foi utilizado na maioria dos estudos, podendo diminuir risco de perfuração. Todavia, Escalona e Fernández-Esparrach usaram velas de Savary-Gilliard para dilatação, com pequena taxa de complicações, sendo uma delas a ocorrência de fístula nos primeiros dias após BGYR.[7-9]

Quadro 29-1. Diâmetro, número e média de dilatações e taxa de sucesso

Variável	nº	Mínimo	Média	Máximo	Desvio-padrão
Diâmetro (Savary) (mm)	5	11,0	13,7	20,0	3,6
Diâmetro (TTS) (mm)	16	12,0	17,3	25,0	3,5
Número de dilatações	23	6,0	56,9	200,0	47,7
Tempo máximo de dilatação (min)	13	1,0	1,5	3,0	0,8
Média de dilatação	23	1,0	1,6	2,4	0,4
Taxa de sucesso (%)	23	42,9	95,3	100,0	13,0
Total	103				

O diâmetro médio dos balões utilizados foi de 17 mm, enquanto pesquisadores consideram um tamanho inicial de 12 mm na primeira dilatação. Ahmad *et al.* observaram que um diâmetro de 15 mm está relacionado com a taxa de sucesso de 58% e sugere que esta seja a medida primeiramente empregada.[10] Huang *et al.* propõem que a dilatação endoscópica não exceda 15 mm para se evitar reganho de peso.[11] Por fim, Espinel *et al.* concluíram que um diâmetro entre 12 e 15 mm pode ser utilizado na primeira sessão e deve ser aumentado nas sessões seguintes, observando-se à resposta a dilatação prévia.[4]

A maioria dos pesquisadores realiza esse procedimento por cerca de 1 minuto, no entanto, não há recomendação sobre o tempo ideal. O procedimento deve ser interrompido, se o paciente apresentar dor abdominal ou de acordo com a experiência de cada profissional. Nos estudos selecionados, nenhuma dilatação excedeu 3 minutos.[8]

Visando atingir adequada resposta terapêutica, esta revisão mostra que é necessário realizar entre uma e duas dilatações, em média. Neste estudo, 1.298 dilatações foram executadas em 760 pacientes, com média de 1,7 dilatação por paciente (Quadro 29-2).[8]

Há detalhes da técnica cirúrgica que podem influenciar na EAGJ, o uso de grampeador circular nas cirurgias videolaparoscópicas resulta em maior risco. Nguyen *et al.* relataram aumento do risco de EAGJ, após BGYR por via laparoscópica, ao utilizar grampeador circular de 21 mm, em comparação ao grampeador de 25 mm.[8,12]

Foi encontrada menor taxa de estenose ao ser realizada sutura manual, em comparação ao uso de grampeador. Galvão Neto observou diferença significativa nas taxas de EAGJ, usando fio de sutura não absorvível (poliéster 8,26%) *versus* fio de sutura absorvível (polidioxanona 1,6%).[13]

Procedimento de dilatação foi realizado de forma ambulatorial em 91% dos estudos, a não ser que o paciente já estivesse hospitalizado por intolerância à ingesta de sólido ou líquido ou desidratação. A sedação consciente foi a forma anestésica mais comum (86%).[8]

Estudos pioneiros não deixam claro se há necessidade de radioscopia para monitoração da dilatação, outros referem não utilizar fluoroscopia, enquanto Espinel *et al.* declaram que é possível a dilatação sem o auxílio da radioscopia, tornando a técnica mais simples.[1]

Quadro 29-2. Aspectos relevantes de dilatação endoscópica de estenose de anastomose gastrojejunal

Número de pacientes	Uso de grampeador	Ambiente	Procedimento anestesiologia	Dilatações (nº)	Tipo de balão/ dilatador	Diâmetro do balão/dilatador (mm)	Duração da dilatação (min)	Complicações (nº)	Taxa de sucesso (%)	Revisão cirúrgica (nº)
760	15 (65,2%) grampeador	9 (39,1%) A	12 (52,2%) sedação consciente	1.298	17 (73,9%) balão	Savary: 5-20	13 (56,5%) 1-3 min	7 (30,4%) Sim		
	2 (8,7%) grampeador ou sutura manual	1 (4,4%) H	2 (8,7%) sedação consciente ou anestesia geral		2 (8,7%) Savary	TTS ou outro balão: 6-25	10 (43,5%) ND	16 (69,6%) Não	98	15
	1 (4,4%) sutura manual	1 (4,4%) A ou H	9 (39,1%) → ND		2 (8,7%) Savary ou balão					
	5 (21,7%) ND	12 (52,1%) ND			2 (8,7%) ND					
Total	23 artigos (100%)									

De acordo com a literatura, foi percebido que a dilatação endoscópica apresenta baixa taxa de morbimortalidade. A complicação mais comum deste procedimento foi a perfuração, ocorrendo em 1,86% dos pacientes; na maioria das vezes tratada conservadoramente. Ukleja *et al.* reportaram três pacientes que foram submetidos à exploração cirúrgica. Todavia, não foi possível a visualização do sítio da perfuração em nenhum deles. Estes pacientes foram tratados com jejum, colocação de dreno e antibiótico intravenoso, com resultado satisfatório.[8,14]

Objetiva-se apresentar o caso clínico de um paciente com EAGJ, que foi submetido a tratamento endoscópico com sucesso realizado pelos autores.

CASO CLÍNICO

Paciente do sexo masculino, 27 anos de idade, peso = 100 kg, IMC = 39,6 kg/m^2, sem comorbidades, que foi submetido a BGYR por videolaparoscopia. Nas primeiras semanas de pós-operatório, evoluiu com aceitação alimentar adequada de líquidos e pastosos. Ao introduzir dieta sólida, em torno do 30º dia de pós-operatório (DPO), o paciente iniciou quadro de disfagia, vômitos pós-prandiais e dor epigástrica, com peso = 85 kg.

Diagnóstico endoscópico

A endoscopia digestiva alta, realizada no 32º DPO, mostrou anastomose gastrojejunal com diâmetro = 5 mm (estenose de anastomose); não foi possível a passagem de um endoscópio padrão de 9,8 mm (Fig. 29-1).

Terapêutica endoscópica

Foi realizada dilatação com balão TTS (*through the scope*), com paciente em decúbito lateral esquerdo e sob sedação profunda com propofol e fentanil, por anestesiologista, seguindo a técnica a seguir:

- Identificação da área de estenose.
- Introdução de balão TTS por canal de trabalho do aparelho e da ponta do cateter-balão através da EAGJ, visando atingir a alça alimentar (Fig. 29-2).
- Visualização da ponta proximal do balão, cujo centro foi posicionado na área da estenose (Fig. 29-3).
- Insuflação lenta do balão com soro fisiológico, através de insuflador específico, acoplado a manômetro, até atingir o diâmetro desejado, entre 12 e 16 mm (15 mm neste caso) (Fig. 29-4).
- Fixação do balão para evitar deslocamento distal ou proximal durante o procedimento.
- Todo o ato foi realizado sob visão endoscópica direta, enquanto manteve-se o balão insuflado por cerca de 3 minutos.

Após o procedimento, o conjunto (balão e aparelho) foi empurrado distalmente para verificar possível sangramento e/ou perfuração (Fig. 29-5). Diante da existência de ponto hemorrágico, pode-se reposicionar o balão nesta área para reinsuflação, enquanto aguarda-se a preparação de solução de adrenalina para injeção, o que não foi necessário no presente caso.

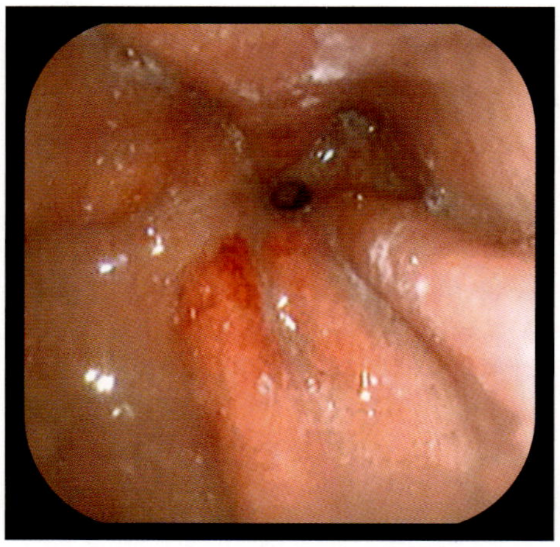

Fig. 29-1. Imagem endoscópica de estenose de anastomose gastrojejunal após *bypass* gástrico, com diâmetro de 5 mm, não transponível ao aparelho.

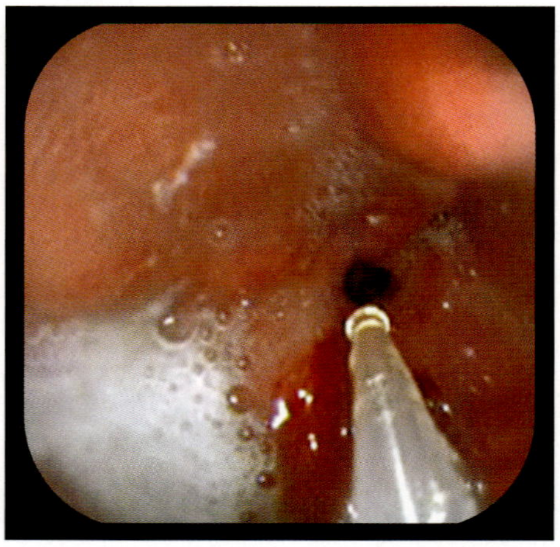

Fig. 29-2. Imagem endoscópica: passagem do balão através da estenose.

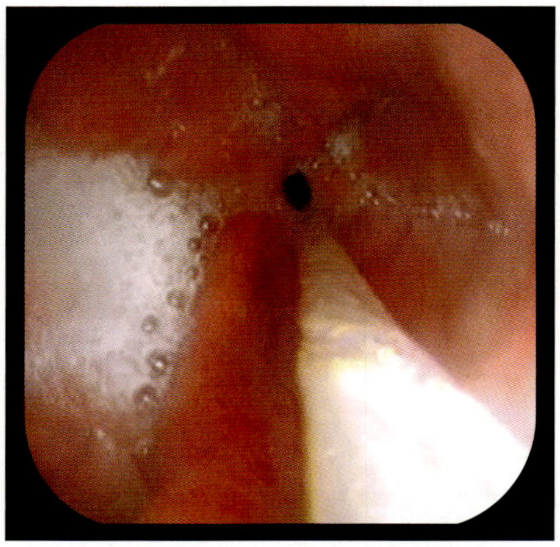

Fig. 29-3. Imagem endoscópica: adequada localização do balão na região estenótica.

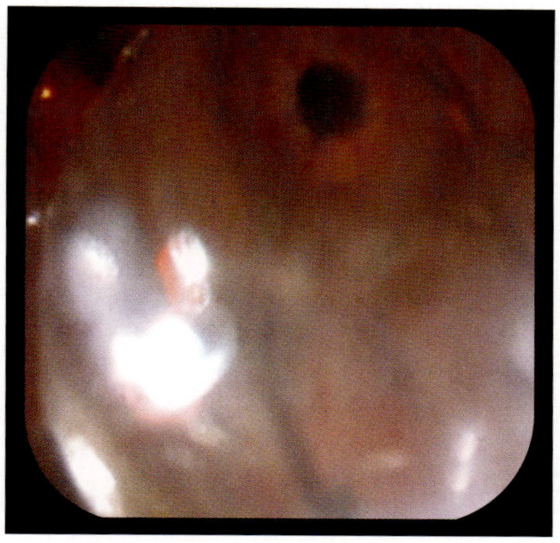

Fig. 29-4. Imagem endoscópica obtida por transparência através do balão dilatador, com detalhe para área esbranquiçada ao redor da mesma decorrente da compressão do balão.

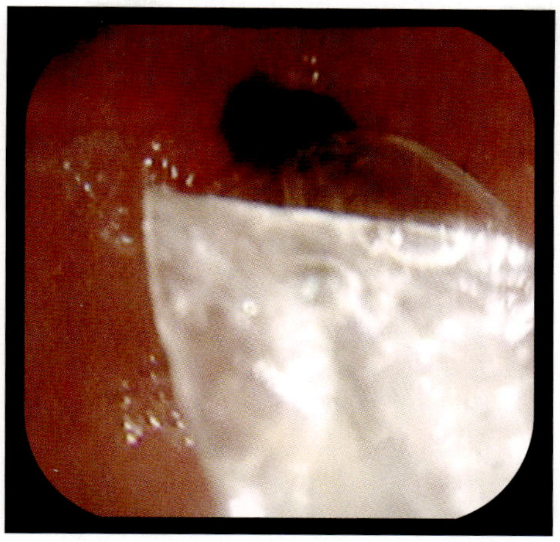

Fig. 29-5. Imagem endoscópica: desinsuflação do balão, sem retirada imediata do mesmo, para avaliação de presença ou não de sangramento.

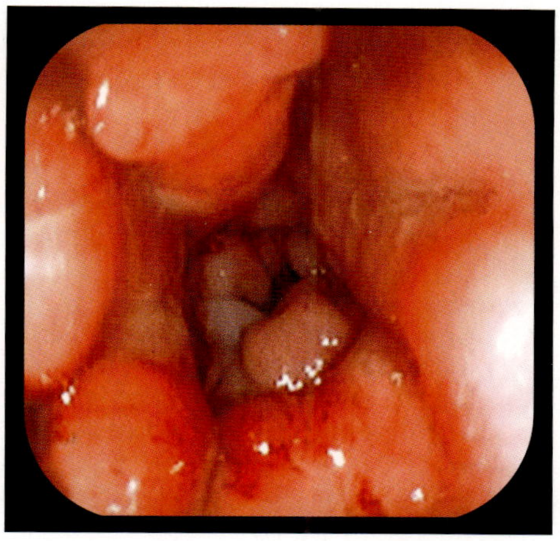

Fig. 29-6. Imagem endoscópica: controle após remoção do balão, evidenciando anastomose com diâmetro de 10 mm, permitindo a justa passagem do aparelho, com mínimo trauma local.

O procedimento foi concluído, e o paciente recebeu as seguintes orientações: dieta líquida por 24 horas, progressão para ingestão de alimentos pastosos e sólidos após 2 dias; prescrição de inibidor de bomba de próton (IBP) por 1 mês.

Abordagem cirúrgica

Não foi necessária.

Seguimento

Após 15 dias, foi realizada nova endoscopia para revisão, sendo visualizada anastomose gastrojejunal pérvia, com diâmetro aproximado de 10 mm, permitindo a justa passagem do aparelho (Fig. 29-6). O paciente já estava com dieta sólida e assintomático.

Evolução

Sete meses após a cirurgia, o paciente apresentava peso = 61,5 kg, e IMC = 24 kg/m^2, porém queixava-se de desconforto abdominal após a ingestão de alguns alimentos sólidos, como carne.

Cronologia dos eventos (Quadro 29-3)

Quadro 29-3. Descrição cronológica do quadro clínico e tratamento

	Quadro clínico	Tratamento
Dia 0	Obesidade mórbida	BGYR
Dia 32	Vômitos, dor epigástrica, disfagia Endoscopia = EAGJ	Dilatação endoscópica com balão Dieta líquida por 24 horas IBP
Dia 47	Assintomática EDA: anastomose pérvia	Seguimento ambulatorial Retorno precoce, se sintomas obstrutivos
7 meses	Desconforto epigástrico com dieta sólida	Programar nova EDA diagnóstica

EDA = endoscopia digestiva alta; EAGJ = estenose da anastomose gastrojejunal.

DISCUSSÃO

A EAGJ é uma das complicações mais frequentes do BGYR, realizado por via aberta ou laparoscópica. O mecanismo responsável pelo desenvolvimento desta estenose ainda não foi elucidado com exatidão, porém acredita-se que alguns fatores, como isquemia, hipersecreção gástrica, reação de corpo estranho e a técnica utilizada na confecção da anastomose, possam estar relacionados.[2,15]

A terapêutica endoscópica da EAGJ tem sido uma tendência, já que a reabordagem cirúrgica é complexa e pode apresentar maior morbidade. A dilatação com balão é um tratamento adequado, porém ainda não há consenso sobre o tipo de dilatador empregado (balão ou Savary). No caso atual, o resultado foi favorável havendo resolução da EAGJ através da dilatação com balão; esta conduta está de acordo com a literatura, sendo capaz de solucionar a maioria dos casos de EAGJ após BGYR.

A técnica empregada neste paciente reflete o método usado na prática clínica de serviços de endoscopia com experiência no tratamento de EAGJ, a saber: dilatação com balão de até 15 mm (em pós-operatório de até 35 dias), em caráter ambulatorial, sem radioscopia, sob sedação consciente, necessitando em torno de duas sessões terapêuticas.

CONSIDERAÇÕES FINAIS

A dilatação endoscópica com balão é eficaz, segura e com baixa taxa de morbidade no tratamento de EAGJ, principalmente após 15 dias de pós-operatório de BGYR.

Antes de 15 dias de pós-operatório, o uso de corticoide parenteral e dimeticona por via oral pode postergar a necessidade de dilatação com balão.

Raramente pode ocorrer pneumoperitônio, que tem sido tratado de maneira conservadora na maioria dos casos.

REFERÊNCIAS BIBLIOGRÁFICAS

1. Rossi TR, Dynda DI, Estes NC *et al.* Stricture dilation after laparoscopic Roux-en-Y gastric bypass. *Am J Surg* 2005;189(3):357-60.
2. Peifer KJ, Shiels AJ, Azar R *et al.* Successful endoscopic management of gastrojejunal anastomotic strictures after Roux-en-Y gastric bypass. *Gastrointest Endosc* 2007;66(2):248-52.
3. Da Costa M, Mata A, Espinos J *et al.* Endoscopic dilation of gastrojejunal anastomotic strictures after laparoscopic gastric bypass. Predictors of initial failure. *Obes Surg* 2011;21(1):36-41.
4. Espinel J, Pinedo E. Stenosis in gastric bypass: Endoscopic management. *World J Gastrointest Endosc* 2012;4(7):290-95.
5. Rosenthal RJ. Dilating the stenotic gastrojejunostomy after laparoscopic Roux-en-Y gastric bypass for morbid obesity: when things go wrong. *J Gastrointest Surg* 2009;13(9):1561-63.
6. Lee JK, Van Dam J, Morton JM *et al.* Endoscopy is accurate, safe, and effective in the assessment and management of complications

following gastric bypass surgery. *Am J Gastroenterol* 2009;104(3):575-82.

7. Fernandez-Esparrach G, Bordas JM, Llach J *et al.* Endoscopic dilation with Savary-Gilliard bougies of stomal strictures after laparosocopic gastric bypass in morbidly obese patients. *Obes Surg* 2008;18(2):155-61.
8. Campos JM, Mello FS, Ferraz AA *et al.* Endoscopic dilation of gastrojejunal anastomosis after gastric bypass. *Arq Bras Cir Dig* 2012;25(4):283-89.
9. Escalona A, Devaud N, Boza C *et al.* Gastrojejunal anastomotic stricture after Roux-en-Y gastric bypass: ambulatory management with the Savary-Gilliard dilator. *Surg Endosc* 2007;21(5):765-68.
10. Ahmad J, Martin J, Ikramuddin S *et al.* Endoscopic balloon dilation of gastroenteric anastomotic stricture after laparoscopic gastric bypass. *Endoscopy* 2003;35(9):725-28.
11. Huang CS, Forse RA, Jacobson BC *et al.* Endoscopic findings and their clinical correlations in patients with symptoms after gastric bypass surgery. *Gastrointest Endosc* 2003;58(6):859-66.
12. Nguyen NT, Stevens CM, Wolfe BM. Incidence and outcome of anastomotic stricture after laparoscopic gastric bypass. *J Gastrointest Surg* 2003;7(8):997-1003.
13. Kravetz AJ, Reddy S, Murtaza G *et al.* A comparative study of handsewn versus stapled gastrojejunal anastomosis in laparoscopic Roux-en-Y gastric bypass. *Surg Endosc* 2011;25(4):1287-92.
14. Ukleja A, Afonso BB, Pimentel R *et al.* Outcome of endoscopic balloon dilation of strictures after laparoscopic gastric bypass. *Surg Endosc* 2008;22(8):1746-50.
15. Mathew A, Veliuona MA, Depalma FJ *et al.* Gastrojejunal stricture after gastric bypass and efficacy of endoscopic intervention. *Dig Dis Sci* 2009;54(9):1971-78.

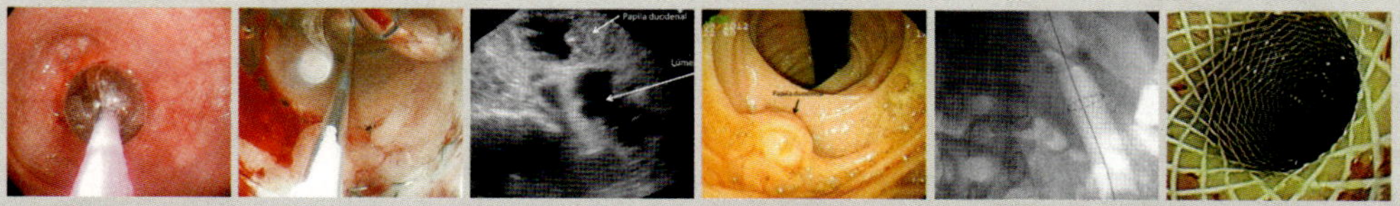

Capítulo 30

Dilatación con Balón de Estenosis de Anastomosis Gastroyeyunal

Luis Caro ▪ Cristian Sánchez ▪ Antonio Moreira Mendes Filho

INTRODUCCIÓN

La cirugía bariátrica eficaz para el descenso de peso y que más se aplica en nuestro medio es el *bypass* gastroyeyunal.[1] Las complicaciones más frecuentes son las fístulas, la úlcera de la anastomosis y la estenosis de las distintas anastomosis que se realizan.[2-4] Sin duda la complicación más habitual es la estenosis de la anastomosis gastroyeyunal. Los pacientes se presentan con vómitos alimentarios, disfagia a sólidos, regurgitación y/o dolor epigástrico.[5]

Los mecanismos fisiopatológicos implicados en esta complicación incluyen la isquemia, técnica quirúrgica inadecuada y el estrechamiento cicatrizal no isquémico. Se ha reportado al *Helicobacter pylori* como cofactor asociado a esta complicación.

El objetivo de este trabajo es presentar un caso clínico.

CASO CLÍNICO

Paciente femenino de 63 años con antecedentes de obesidad mórbida, IMC = 41 kg/m^2, diabética tipo 2 e hipertensión arterial. Se realiza *bypass* gastroyeyunal laparoscópico el 11/10/11 con sutura mecánica lineal y refuerzo manual, sin complicaciones inmediatas. Es dada de alta a las 72 h según protocolo habitual del equipo quirúrgico. A las cinco semanas presenta disfagia a sólidos y vómitos recurrentes.

1° diagnóstico endoscópico

Pouch gástrico sin lesiones y estenosis severa de la anastomosis (5 mm) gastroyeyunal.

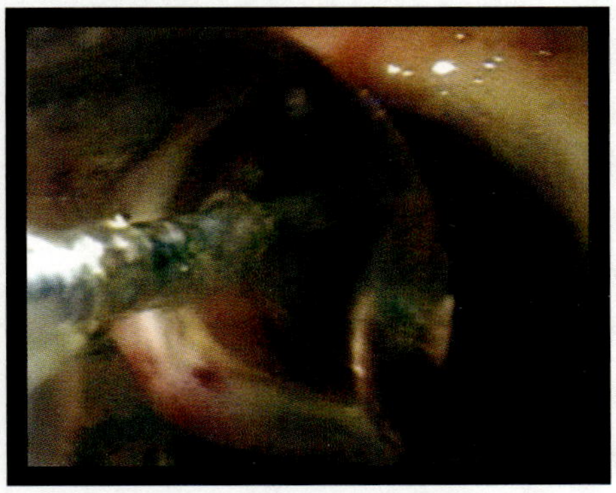

Fig. 30-1. Dilatación con balón tipo TTS a 12 mm.

1° tratamiento endoscópico

Dilatación con balón tipo CRE con guía bajo visión directa, sin control radiológico, en forma progresiva desde 10 mm luego 11 mm, hasta 12 mm (Fig. 30-1). Se logra pasar a asa yeyunal que no muestra lesiones. Se indica control endoscópico en una semana.

2° diagnóstico endoscópico

En la 6ª semana se realiza nueva endoscopia que muestra estenosis moderada de 9 mm y úlcera de anastomosis (Fig. 30-2).

2° tratamiento endoscópico

Se dilata nuevamente hasta 12 mm en forma exitosa, con mejoría de la disfagia. En la semana 10 presenta nuevamente disfagia.

3° diagnóstico endoscópico

Estenosis leve (10 mm) y úlcera de la anastomosis (Fig. 30-3).

3° tratamiento endoscópico

Dilatación hasta 12 mm.

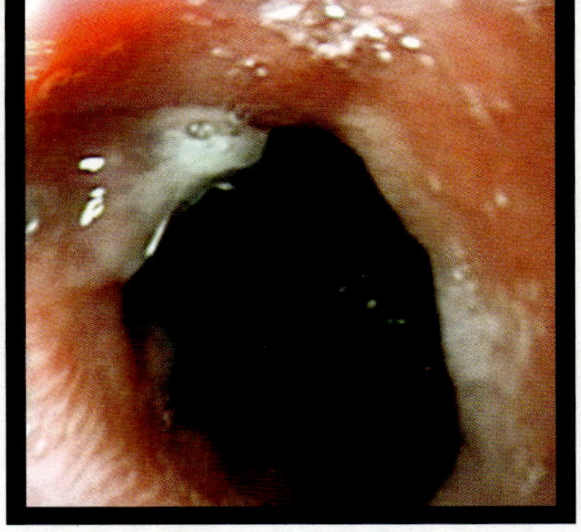

Fig. 30-2. Estenosis moderada (9 mm).

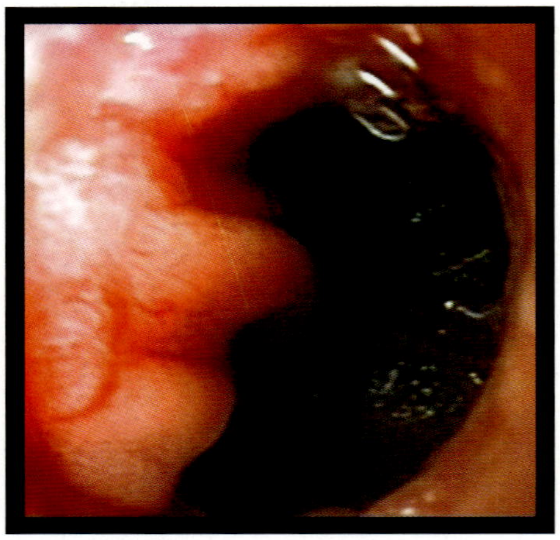

Fig. 30-3. Anastomosis dilatada con úlcera de anastomosis.

4° diagnóstico endoscópico

Se programa control en la semana 12 que muestra nuevamente estenosis leve (10 mm).

4° tratamiento endoscópico

Dilatación con balón hasta 12 mm y se constata mejoría de la úlcera asociada. Buena evolución con tolerancia a la dieta, sin vómitos ni regurgitación. Descenso de peso de 35 kg en los primeros 3 meses postquirúrgicos.

Cronología de los hechos (Cuadro 30-1)

Cuadro 30-1. Cronologia de los hechos

	Cuadro clínico	Tratamiento
Día 0	Obesidad mórbida	BGYR
5 semanas	Vómitos, epigastralgia; estenosis gastroyeyunal (GY) 5 mm	1º dilatación con balón (ambulatorio)
6 semanas	Control endoscópico. Vómitos a sólidos + estenosis GY 9 mm + úlcera	2º dilatación con balón (ambulatorio)
10 semanas	Disfagia, vómitos Estenosis GY 10 mm + úlcera en remisión	3º dilatación com balón (ambulatorio)
12 semanas	Control endoscópico: disfagia leve Estenosis GY 10 mm + úlcera en remisión	4º dilatación con balón (ambulatorio)
24 semanas	Asintomática	Seguimiento

DISCUSIÓN

La estenosis gastroyeyunal es una de las complicaciones más habituales del *bypass* gastroyeyunal. Se frecuencia es del 4% al 28%.[6] El cuadro clínico se caracteriza por vómitos, epigastralgia y disfagia en el primer año postquirúrgico, principalmente en los primeros 3 meses. Estenosis de las otras anastomosis son posibles pero son mucho menos frecuentes.[7] La endoscopía es el método de elección para el diagnóstico ya que permite realizar terapéutica en forma inmediata.[7]

El tratamiento más eficaz es la dilatación con balón a través del endoscopio (TTS *balloon*).[4,6,8] También se describe la dilatación con bujías.[9] La eficacia de la dilatación endoscópica es mayor al 98% y rara vez se requiere de resolución quirúrgica.[4] El número de dilataciones necesarias en promedio son dos[4,10,11] pero pueden realizarse varias dilataciones más sin complicaciones mayores. El diámetro máximo de dilatación descripto es 18 mm. En nuestro caso, dilatamos hasta 12 mm para que no se pierda la capacidad restrictiva que otorga la anastomosis gastroyeyunal.

La presencia de úlcera de la anastomosis asociada a estenosis es frecuente, y no debe contraindicar la dilatación ya que no se ha demostrado que aumente el riesgo de complicaciones perforativas.[10] La isquemia local, la presencia de material de sutura, el ácido, los Aines y el H. pylori son los factores asociados a la presencia de úlcera.

Por último, las complicaciones de las dilataciones son infrecuentes, siendo la microperforación las más grave y se presenta en menos del 2%.[4,11]

CONSIDERACIONES FINALES

La estenosis de la anastomosis gastroyeyunal es una complicación habitual del *bypass* gastroyeyunal. La dilatación con balón tipo TTS es muy eficaz y segura y debe ser realizada por endoscopistas experimentados en el manejo de pacientes con cirugía bariátrica.[12]

REFERENCIAS BIBLIOGRÁFICAS

1. Haslam DW, James WP. *Obesity. Lancet* 2005;366(9492):1197-209.
2. Campos JM, Siqueira LT, Meira MR *et al.* Gastrobronchial fistula as a rare complication of gastroplasty for obesity: a report of two cases. *J Bras Pneumol* 2007;33(4):475-79.
3. Rasmussen JJ, Fuller W, Ali MR. Marginal ulceration after laparoscopic gastric bypass: an analysis of predisposing factors in 260 patients. *Surg Endosc* 2007;21(7):1090-94.
4. Campos JM, Mello FS, Ferraz AA *et al.* Endoscopic dilation of gastrojejunal anastomosis after gastric bypass. *Arq Bras Cir Dig* 2012;25(4):283-89.
5. Ferraz A, Campos JM, Dib V *et al.* Food Intolerance After Banded Gastric Bypass Without Stenosis: Aggressive Endoscopic Dilation Avoids Reoperation. *Obes Surg* 2013.
6. Anderson MA, Gan SI, Fanelli RD *et al.* Role of endoscopy in the bariatric surgery patient. *Gastrointest Endosc* 2008;68(1):1-10.
7. Obstein KL, Thompson CC. Endoscopy after bariatric surgery (with videos). *Gastrointest Endosc* 2009;70(6):1161-66.
8. Peifer KJ, Shiels AJ, Azar R *et al.* Successful endoscopic management of gastrojejunal anastomotic strictures after Roux-en-Y gastric bypass. *Gastrointest Endosc* 2007;66(2):248-52.
9. Escalona A, Devaud N, Boza C *et al.* Gastrojejunal anastomotic stricture after Roux-en-Y gastric bypass: ambulatory management with the Savary-Gilliard dilator. *Surg Endosc* 2007;21(5):765-68.
10. Caro L, Sanchez C, Rodriguez P *et al.* Endoscopic balloon dilation of anastomotic strictures occurring after laparoscopic gastric bypass for morbid obesity. *Dig Dis* 2008;26(4):314-17.
11. Goitein D, Papasavas PK, Gagne D *et al.* Gastrojejunal strictures following laparoscopic Roux-en-Y gastric bypass for morbid obesity. *Surg Endosc* 2005;19(5):628-32.
12. Carrodeguas L, Szomstein S, Zundel N *et al.* Gastrojejunal anastomotic strictures following laparoscopic Roux-en-Y gastric bypass surgery: analysis of 1291 patients. *Surg Obes Relat Dis* 2006;2(2):92-97.

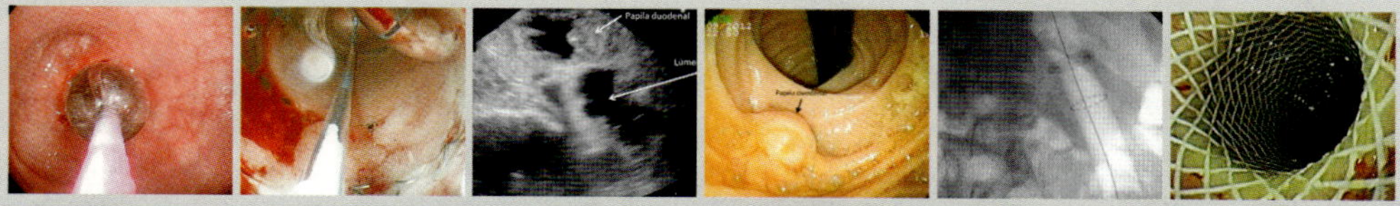

Capítulo 31

Estenose Puntiforme de Anastomose após BGYR – Dilatação Endoscópica

Luiz Claudio Miranda da Rocha ▪ Gilberto Mansur ▪ Manoel Galvão Neto ▪ Ricardo Dib

INTRODUÇÃO

A anastomose gastrointestinal, após *bypass* gástrico em Y de *Roux* (BGYR), geralmente tem calibre entre 10 e 12 mm, com objetivo de limitar o esvaziamento da bolsa e maximizar o efeito restritivo da cirurgia. A estenose da anastomose é definida como impossibilidade ou dificuldade da passagem do endoscópio, o que ocorre habitualmente quando o calibre é inferior a 10 mm. A incidência desta complicação varia de 3 a 12% em um estudo[1] e de 3 a 28% em outros.[2,3]

Objetiva-se relatar o caso clínico de uma paciente com estenose puntiforme de anastomose gastrojejunal, que foi tratada com sucesso por dilatação endoscópica com balão hidrostático.

CASO CLÍNICO

Paciente do sexo feminino, 39 anos de idade, IMC = 44 kg/m^2, artropatia grave nos joelhos, sem outras comorbidades. Foi submetida a BGYR por via laparoscópica, evoluiu bem e recebeu alta hospitalar no 3° dia de pós-operatório (DPO). Em consulta de controle no 10° DPO, havia adequada aceitação de dieta líquida, sem queixas. No entanto, após a liberação de dieta pastosa, surgiu quadro de náuseas, vômitos e sialorreia pós-prandial, sendo indicadas orientações dietéticas. No 21° DPO, houve piora da sintomatologia.

Diagnóstico endoscópico (24° DPO)

- Esôfago normal.
- Bolsa gástrica com mucosa sem alterações e estenose puntiforme da anastomose gastrointestinal, impedindo a passagem do aparelho (Fig. 31-1).

Terapêutica endoscópica (27° DPO)

Dilatação da anastomose, usando balão hidrostático com fio-guia, que foi insuflado até 12 mm de diâmetro, sendo posicionado pelo canal do endoscópio (Fig. 31-2). Como se tratava de estenose puntiforme, foi realizada inicialmente dilatação até 12 mm, que permitiu a passagem do aparelho de 9,8 mm de diâmetro, com aspecto final satisfatório (Fig. 31-3). (*Ver completa descrição da técnica no Capítulo 29.*)

Paciente apresentou melhora imediata das queixas e evolução progressiva da dieta.

Controle endoscópico (37° DPO)

Foi realizada revisão endoscópica, 10 dias após o primeiro procedimento, havendo difícil passagem do aparelho na anastomose.

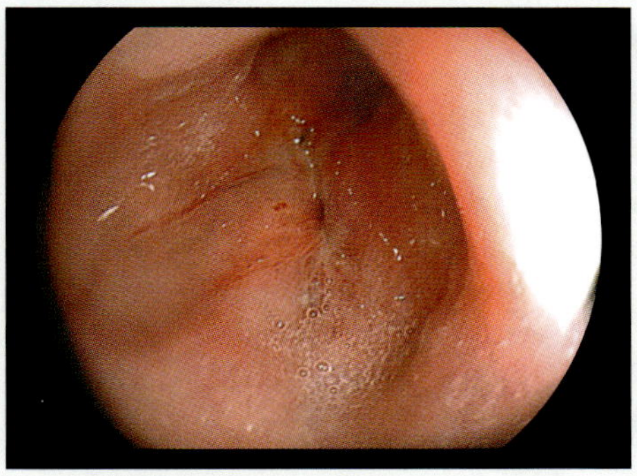

Fig. 31-1. Imagem endoscópica de bolsa gástrica com estenose puntiforme da anastomose gastrojejunal.

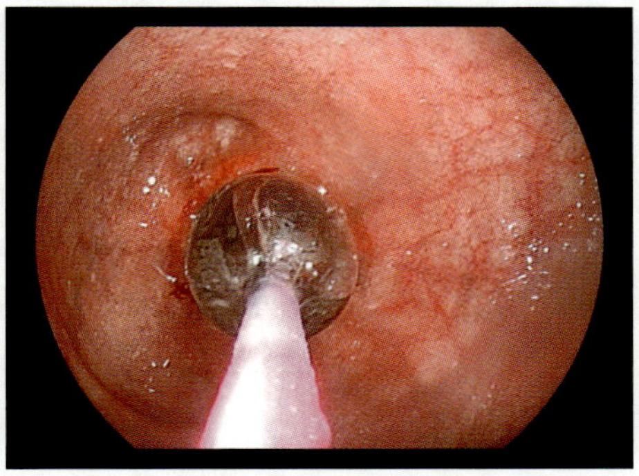

Fig. 31-2. Imagem endoscópica mostrando balão dilatando a estenose da anastomose.

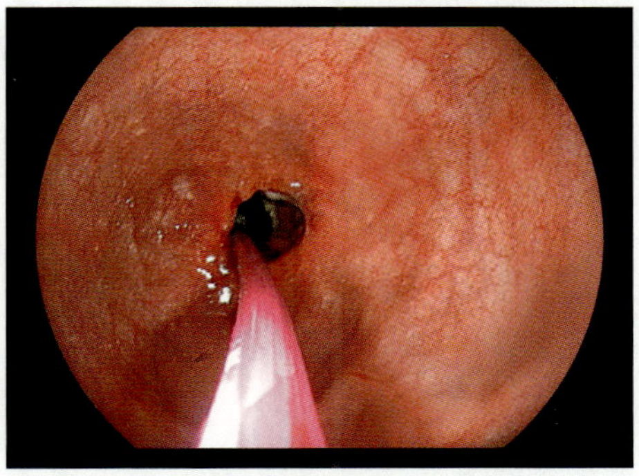

Fig. 31-3. Imagem endoscópica mostrando cateter-balão através da anastomose após a dilatação.

Terapêutica endoscópica (37° DPO)

Dilatação com balão, que foi insuflado até 15 mm (Figs. 31-4 e 31-5).

Seguimento (2 meses de pós-operatório)

A paciente teve alta da endoscopia após a segunda sessão de dilatação e evoluiu satisfatoriamente.

Cronologia dos eventos (Quadro 31-1)

Quadro 31-1. Descrição cronológica do quadro clínico e tratamento

	Quadro clínico	Tratamento
Dia 0	Obesidade Artropatia de joelho	BGYR
Dia 10	Assintomática Dieta líquida adequada	Acompanhamento
Dia 15	Náuseas + vômitos + sialorreia após a alimentação	Orientação dietética
Dia 24	Piora da sintomatologia EDA: estenose puntiforme da AGJ	Indicada dilatação com balão
Dia 27	Persistência de sintomas	EDA + dilatação (1ª sessão) Evolução progressiva da dieta
Dia 37	Melhora de sintomas	EDA + dilatação (2ª sessão)
2 meses	Assintomática Dieta sólida adequada	Acompanhamento

DISCUSSÃO

A ocorrência de estenose da anastomose gastrojejunal pode estar associada a vários fatores etiopatogênicos, que incluem a úlcera marginal.[4,5] Habitualmente, o quadro clínico envolve náuseas, vômitos, sialorreia e disfagia nas primeiras semanas ou meses de pós-operatório.[3,6] A área de estreitamento pode ser identificada no exame radiológico contrastado, mas a endoscopia é preferível, pois a visualização direta tem alta sensibilidade, além da identificação de úlcera marginal e permitir o planejamento terapêutico.

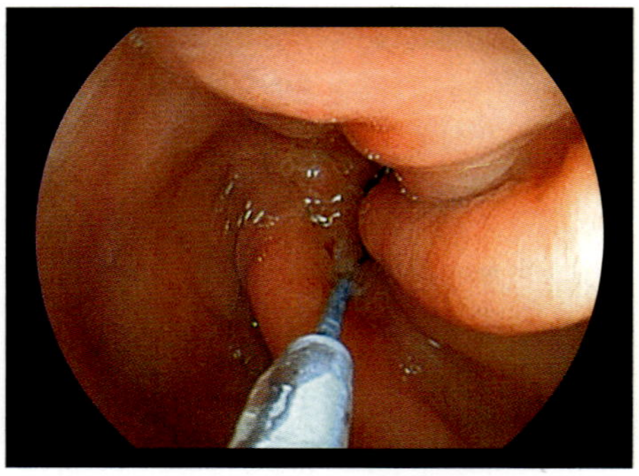

Fig. 31-4. Imagem endoscópica mostrando cateter-balão vazio com fio-guia, passando através da anastomose estenosada.

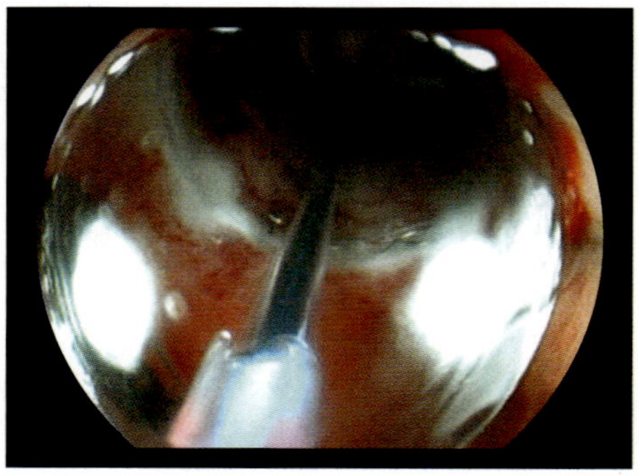

Fig. 31-5. Imagem endoscópica mostrando balão dilatando a estenose da anastomose.

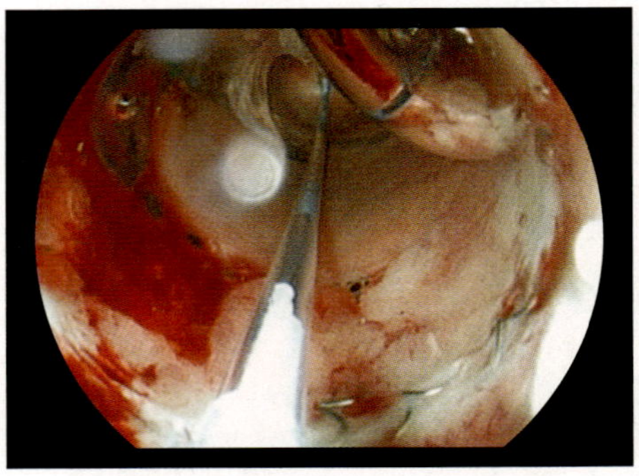

Fig. 31-6. Imagem endoscópica através do balão insuflado na anastomose, onde se visualizam halo branco e grampos cirúrgicos.

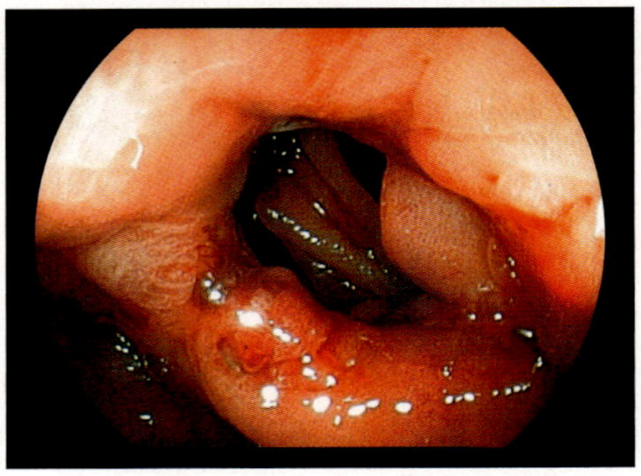

Fig. 31-7. Imagem endoscópica da anastomose ampla pós-dilatação.

A dilatação com balão hidrostático é segura e eficaz;[7] quando não é possível a passagem do aparelho, o fio-guia deve ser insinuado pela estenose e posicionado preferencialmente na alça eferente (alça alimentar).[8] Após isso, o balão deve ser posicionado suavemente, visando a uma insuflação segura, que dispensa o uso de fluoroscopia e minimiza o risco de perfuração da alça intestinal; isto pode ocorrer na tentativa de passagem do balão às cegas, sem orientação do fio-guia. É possível monitorar a dilatação, aproximando-se o endoscópio do balão e visualizando-se a linha de anastomose sendo rompida, com pequena laceração e sangramento leve (Fig. 31-6). Logo em seguida, o balão é retirado para avaliação do aspecto final (Fig. 31-7).

Discute-se a realização de dilatação gradual, em duas ou três sessões, para minimizar o risco de perfuração. Também é controverso se uma dilatação até 15 ou 16 mm poderia causar reganho ou perda de peso insuficiente.[9] Habitualmente, a primeira sessão de dilatação até 15 mm não está associada a complicações ou a alterações na perda de peso, além de reduzir o número de sessões terapêuticas.[8,10]

CONSIDERAÇÕES FINAIS

- A dilatação com balão hidrostático é método eficaz no tratamento da estenose de anastomose após BGYR.
- A técnica mais usada envolve a insuflação progressiva do balão entre 12 e 15 mm de diâmetro, seguindo a pressão recomendada pelo fabricante.
- O uso de fio-guia posicionado na alça alimentar pela estenose pode evitar perfuração intestinal.
- Habitualmente é necessária uma ou duas sessões de dilatação até 15 mm de diâmetro, mesmo em estenose puntiforme.
- O controle clínico e/ou endoscópico tem sido recomendado entre 10 e 15 dias após o procedimento inicial.

REFERÊNCIAS BIBLIOGRÁFICAS

1. Huang CS. The role of the endoscopist in a multidisciplinary obesity center. *Gastrointest Endosc* 2009;70(4):763-67.
2. Carrodeguas L, Szomstein S, Zundel N *et al.* Gastrojejunal anastomotic strictures following laparoscopic Roux-en-Y gastric

bypass surgery: analysis of 1291 patients. *Surg Obes Relat Dis* 2006;2(2):92-97.

3. Anderson MA, Gan SI, Fanelli RD *et al.* Role of endoscopy in the bariatric surgery patient. *Gastrointest Endosc* 2008;68(1):1-10.
4. Ahmad J, Martin J, Ikramuddin S *et al.* Endoscopic balloon dilation of gastroenteric anastomotic stricture after laparoscopic gastric bypass. *Endoscopy* 2003;35(9):725-28.
5. Espinel J, Pinedo E. Stenosis in gastric bypass: Endoscopic management. *World J Gastrointest Endosc* 2012;4(7):290-95.
6. Ferraz A, Campos J, Dib V *et al.* Food intolerance after banded gastric bypass without stenosis: aggressive endoscopic dilation avoids reoperation. *Obes Surg* 2013.
7. Campos JM, Mello FS, Ferraz AA *et al.* Endoscopic dilation of gastrojejunal anastomosis after gastric bypass. *Arq Bras Cir Dig* 2012;25(4):283-89.
8. Caro L, Sanchez C, Rodriguez P *et al.* Endoscopic balloon dilation of anastomotic strictures occurring after laparoscopic gastric bypass for morbid obesity. *Dig Dis* 2008;26(4):314-17.
9. Huang CS, Forse RA, Jacobson BC *et al.* Endoscopic findings and their clinical correlations in patients with symptoms after gastric bypass surgery. *Gastrointest Endosc* 2003;58(6):859-66.
10. Peifer KJ, Shiels AJ, Azar R *et al.* Successful endoscopic management of gastrojejunal anastomotic strictures after Roux-en-Y gastric bypass. *Gastrointest Endosc* 2007;66(2):248-52.

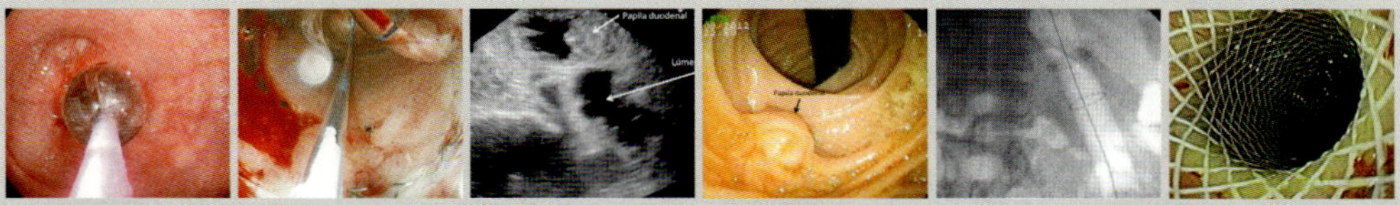

Capítulo 32

Estenosis de Anastomosis Gastroyeyunal – Dilatación Endoscópica con Sonda de Savary

Fernando Muñoz ▪ Fernando Pimentel ▪ Alex Escalona

INTRODUCCIÓN

La estenosis de la anastomosis gastroyeyunal es una de las complicaciones post operatorias más frecuentes en pacientes operados de *bypass* gástrico por obesidad mórbida.[1] Generalmente se presenta dos semanas a dos meses después de la cirugía. Se han reportado incidencias de estenosis de 3 a 27%.[2-4] En nuestro centro se reportó una incidencia de 6,9% tanto en procedimientos abiertos como laparoscópicos.[3] Csendes *et al.* reportaron un 23% de estenosis al utilizar *stapler* circular 25, y 36% en anastomosis manuales, de estos pacientes, un 60% tenían estenosis moderada entre 6 a 7 mm de diámetro siendo un 29% de estos pacientes asintomáticos. Las estenosis graves correspondieron a un 19%.[4]

Los síntomas incluyen disfagia (inicialmente a sólidos y posteriormente a líquidos) y vómitos, pudiendo o no estar asociada a dolor abdominal.

CASO CLÍNICO

Paciente masculino de 22 años, con antecedentes de hígado graso y resistencia a la insulina, fumador de 1,05 paquetes año, sedentario, obeso desde los 6 años.

Consulta por obesidad para solicitar evaluación para eventual tratamiento quirúrgico. Sus medidas en el primer control fueron: peso =151 kg, talla = 1,75 m, IMC = 49,3 kg/m^2, destacando al examen físico acentuada *acantosis nigricans*. Se solicitan exámenes preoperatorios y evaluación por equipo multidisciplinario donde destacan: ecotomografía abdominal con esteatosis hepática difusa grave, endoscopía digestiva alta (EDA) normal, HOMA 9,6. Se inicia tratamiento con metformina completando evaluación por equipo multidisciplinario. Evaluado por cirujano digestivo, se indica *bypass* gástrico laparoscópico y se programa cirugía.

Técnica

Se realiza *bypass* gástrico en Y de Roux (BGYR) laparoscópico, seccionando intestino delgado con carga blanca a 30 cm del ángulo de Treitz, se confecciona entero-enteroanastomosis con asa desfuncionalizada de 150 cm cerrando defecto con Vycril 3-0, se confecciona bolsa gástrica de 30 cc. realizando sutura de refuerzo y gastroenteroanastomosis manual con Vycril 3-0 en dos planos. Cirugía sin complicaciones.

Paciente evoluciona favorablemente en el post operatorio, iniciando régimen hídrico fraccionado al primer día, progresando en la alimentación, por lo que se decide alta a domicilio al segundo día.

Paciente se presenta a control a las dos semanas del alta, presentando baja de peso adecuada, sin molestias a la alimentación oral con papilla fraccionada. En el siguiente control al mes post operatorio refiere disfagia a sólidos y líquidos, asociado a nauseas, por lo que se decide EDA de control, la cual se realiza dos días posterior al control.

Endoscopía

Bolsa gástrica pequeña con estenosis parcial de la anastomosis gastroyuyenal (Fig. 32-1).

Tratamiento endoscópico

Dilatación con Sonda de Savary nº 11.

Durante el procedimiento no se reportaron incidentes. Posterior a dilatación se realiza nueva EDA logrando introducir endoscopio sin dificultad al asa eferente logrando explorar aproximadamente 20 cm (Fig. 32-2).

Evolución

Paciente se va de alta el mismo día continuando con su alimentación progresiva habitual sin inconvenientes, no presenta disfagia ni dolor, por lo que mantiene sus controles habituales.

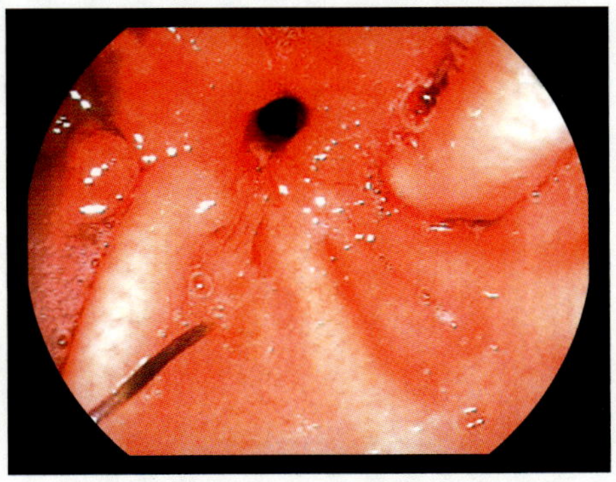

Fig. 32-1. Endoscopía: estenosis de la anastomosis gastroyeyunal.

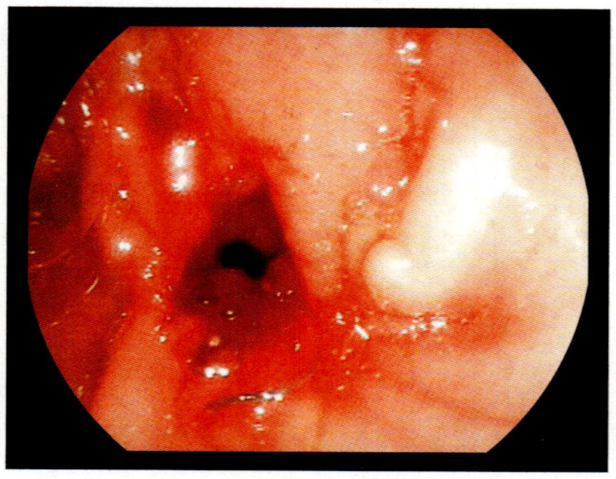

Fig. 32-2. Endoscopía: anastomosis gastroyeyunal posterior a dilatación con sonda de Savary.

Cronología de los hechos (Cuadro 32-1)

Cuadro 32-1. Descripción cronológica del cuadro clínico y tratamiento

	Cuadro clínico	Tratamiento
Día 0	Obesidad (IMC = 49,3 kg/m^2) Hígado graso + resistencia a la insulina	BGYR
Día 02	Post operatorio sin complicaciones	Alta a domicilio
Día 15	Baja de peso adecuada, sin molestias a la alimentación oral con papilla fraccionada	Consulta de control
Día 30	Disfagia a sólidos y líquidos, asociado a nauseas	Endoscopía de control
Día 32	EDA: bolsa gástrica pequeña con estenosis parcial de la anastomosis gastroyuyenal	EDA + dilatación con sonda de Savary nº 11 Alta a domicilio
Día 40	Alimentación progresiva habitual sin inconvenientes, no presenta disfagia	Controles habituales

DISCUSIÓN

El dilatador Savary-Gilliard (Wilson-Cook Medical Inc., Winston Salem, NC, USA) es utilizado para el tratamiento de la estenosis esofágica maligna y benigna, también se puede utilizar para la dilatación de estenosis gástricas, duodenales y colónicas. Están confeccionados de policloruro de vinilo (PVC), son semirígidos, y poseen un canal central el cual permite la inserción de una guía para su correcta instalación.[5,6] Nuestro equipo, evaluó la seguridad y eficacia de la dilatación con Savary-Gilliard demostrando que es un método efectivo y seguro con bajas tasas de complicación y de fallas del procedimiento a diferencia de la dilatación con balón.[3]

Las ventajas de la dilatación con sonda de Savary-Gilliard son principalmente la posibilidad de poder realizarse de forma ambulatoria con menores costos económicos para el paciente.[6]

En nuestro centro, el procedimiento se realiza en la unidad de endoscopía digestiva, con el paciente en decúbito lateral izquierdo y sedación farmacológica. Se realiza una EDA de control evaluando el grado de estenosis de la anastomosis. Si el endoscopista lo considera necesario, se realiza dilatación de la estenosis con dilatador de Savary-Gilliard durante el mismo procedimiento, insertando una guía hidrofílica por el canal de trabajo del endoscopio introduciéndola a través de la gastroyeyunoanastomosis estenótica. Posterior a esto se retira el endoscopio y se introduce suavemente el dilatador Savary-Gilliard a través de la guía hidrofílica hasta encontrar resistencia.[2]

Se realiza una nueva EDA de control para visualizar el éxito del procedimiento. Luego del procedimiento el paciente recupera la conciencia y se evalúa tolerancia oral con dieta blanda, siendo dado de alta a domicilio a las pocas horas posterior al procedimiento.[2]

La mayoría de los pacientes necesitan solo uno o dos procedimientos de dilatación con tasas de éxito de 100% y bajo número de complicaciones.[3,4,6]

Los materiales utilizados en el procedimiento también son más económicos respecto a la dilatación con balón, la cual necesita un balón endoscópico no reutilizable a diferencia de la sonda de Savary-Gilliard que tiene menor costo y se puede reutilizar, además la dilatación con balón necesita más sesiones, encareciendo los costos para el paciente.[4]

CONSIDERACIONES FINALES

La dilatación con sonda de Savary-Gilliard es un procedimiento efectivo, económico y seguro para tratar las estenosis de las anastomosis gastroyeyunales en operados de BGYR.

REFERENCIAS BIBLIOGRÁFICAS

1. Campos JM, Mello FS, Ferraz AA *et al.* Endoscopic dilation of gastrojejunal anastomosis after gastric bypass. *Arq Bras Cir Dig* 2012;25(4):283-89.
2. Escalona A, Devaud N, Boza C *et al.* Gastrojejunal anastomotic stricture after Roux-en-Y gastric bypass: ambulatory management with the Savary-Gilliard dilator. *Surg Endosc* 2007;21(5):765-68.
3. Fernandez-Esparrach G, Bordas JM, Llach J *et al.* Endoscopic dilation with Savary-Gilliard bougies of stomal strictures after laparosocopic gastric bypass in morbidly obese patients. *Obes Surg* 2008;18(2):155-61.
4. Csendes A, Burgos AM, Burdiles P. Incidence of anastomotic strictures after gastric bypass: a prospective consecutive routine endoscopic study 1 month and 17 months after surgery in 441 patients with morbid obesity. *Obes Surg* 2009;19(3):269-73.
5. Bell RL, Reinhardt KE, Flowers JL. Surgeon-performed endoscopic dilatation of symptomatic gastrojejunal anastomotic strictures following laparoscopic Roux-en-Y gastric bypass. *Obes Surg* 2003;13(5):728-33.
6. Espinel J, Pinedo E. Stenosis in gastric bypass: endoscopic management. *World J Gastrointest Endosc* 2012;4(7):290-95.

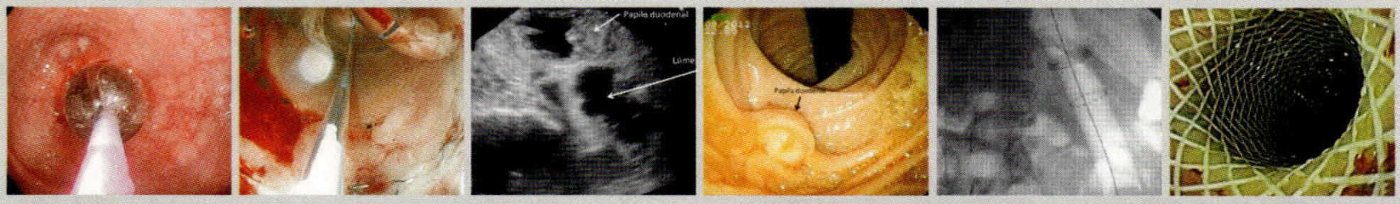

Capítulo 33

Estenose de Anastomose de Difícil Tratamento – Estenotomia e Dilatação com Balão de Acalasia

Horácio Ferreira Filho ▪ Flávio Ferreira
Josemberg Campos ▪ Ricardo Dib

INTRODUÇÃO

A estenose de anastomose gastrojejunal (EAGJ) após *bypass* gástrico em Y de *Roux* (BGYR) é caracterizada por sintomatologia obstrutiva alta e impossibilidade de passagem de endoscópio 9,8 mm.[1] Pode ser tratada, habitualmente, por dilatação com balão, mas são necessárias outras abordagens diante de casos refratários.[2]

Este capítulo tem por objetivo relatar um caso clínico de estenose refratária de anastomose gastrojejunal, tratado por estenotomia e dilatação endoscópica com balão de acalasia.

CASO CLÍNICO

Paciente do sexo feminino, 46 anos de idade, com IMC = 39,6 kg/m^2, sem comorbidades, que foi submetida a BGYR sem anel, por via aberta (laparotomia). Evoluiu no pós-operatório precoce, durante progressão de dieta pastosa para sólida, com intolerância à dieta oral, com vômitos pós-alimentares, inicialmente.

Após 5 dias, apresentou dor abdominal e vômitos incoercíveis, sendo encaminhada para a unidade de emergência. Na ocasião com IMC = 28,89 kg/m^2, totalizando perda de 27,6 kg.

Exames laboratoriais

Ausência de leucocitose ou sinais infecciosos.

Diagnóstico tomográfico

- TAC de abdome total.
- Ausência de coleções.

Diagnóstico endoscópico de urgência

- Bolsa gástrica com mucosa íntegra.
- EAGJ com diâmetro inferior a 8 mm.

Terapêutica endoscópica (Fig. 33-1)

Foram realizadas oito sessões de estenotomia e dilatação da estenose, sendo as cinco primeiras dilatações realizadas com balão de 20 mm e as três últimas com balão de 30 mm.

Técnica de dilatação com balão de 20 mm

- Procedimento realizado em regime ambulatorial.
- Paciente em decúbito lateral esquerdo, sob sedação profunda, com uso de propofol e fentanil por anestesiologista.
- Uso de endoscópio padrão de um canal.
- Estenotomia (Fig. 33-1): identificação da área estenótica e da alça alimentar, para evitar lesão intestinal inadvertida. Caso não seja possível a identificação desta área, sugere-se realizar dilatação prévia com balão 20 mm.
- Incisão na área estenótica, com *Needle-Knife®* (*Olympus*), sob corrente de corte pura, na potência de 30 W.
- Passagem de balão de 20 mm TTS - CRE® (Boston Scientific, Natick, MA).
- Insuflação até 20 mm, durante 3-5 minutos.
- Desinsuflação e remoção do balão.
- Revisão endoscópica para diagnóstico de possíveis sinais de hemorragia ou perfuração.

Técnica de dilatação com balão de 30 mm

- Procedimento realizado em regime ambulatorial.
- Paciente em decúbito lateral esquerdo, sob sedação profunda, com uso de propofol e fentanil por anestesiologista.
- Uso de endoscópio padrão de um canal.
- Estenotomia: incisão na área estenótica, com *Needle-Knife®* (*Olympus*), sob corrente de corte pura, na potência de 30 W, em três ou quatro quadrantes (Fig. 33-1).
- Passagem do fio-guia metálico de *Savary®* (Wilson-Cook Medical Inc., Winston Salem, NC, EUA), através de visualização direta, em alça alimentar. Quando não era possível transpor a estenose, foi utilizado fio-guia hidrofílico de 0,038 ou 0,035 polegada, em direção à alça, para evitar perfuração pela extremidade do fio-guia metálico.
- Passagem de balão Rigiflex® 30 mm (Boston Scientific, Natick, MA), cuja extremidade proximal era posicionada logo abaixo da junção esofagogástrica.
- Insuflação do balão até 15 psi, usando insuflador com pera e manômetro.
- Visualização da dilatação somente através de endoscopia, sem uso de radioscopia.[3]

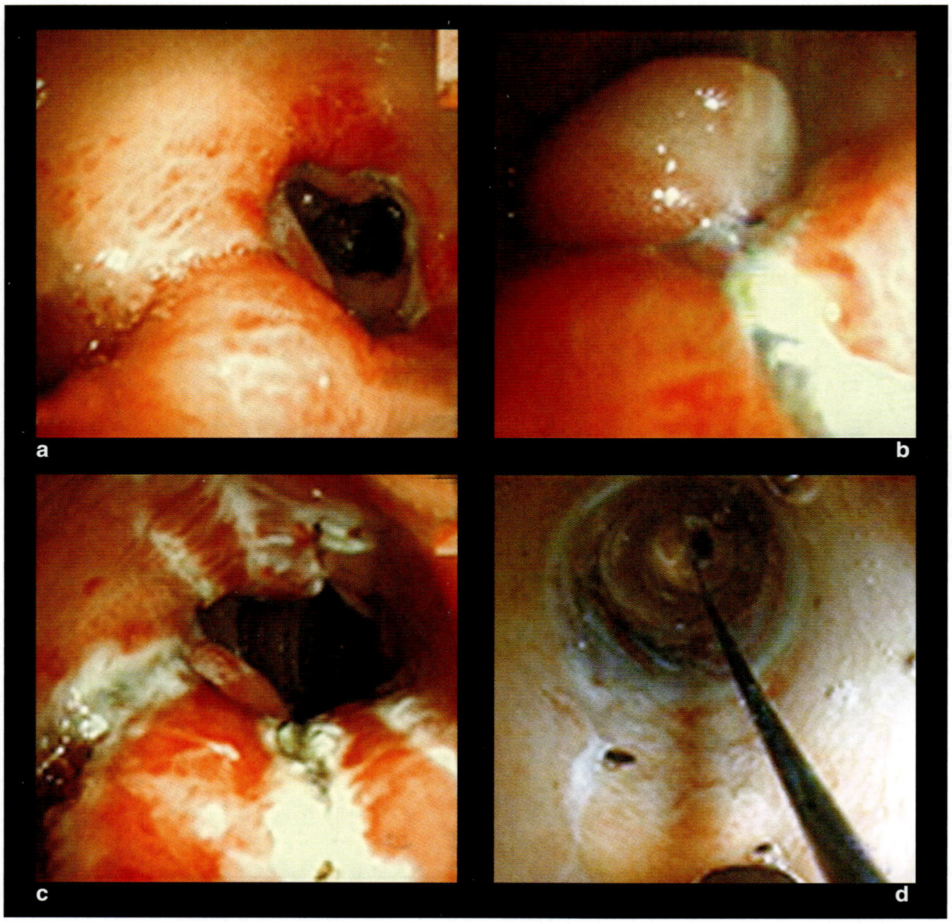

Fig. 33-1. a, b Imagens endoscópicas de estenose de anastomose gastrojejunal antes e após terapêutica endoscópica inicial. **c** Estenotomia nos quatro quadrantes, **d** seguida por dilatação com balão.

- Permanência da insuflação por cerca de 10 minutos.
- Desinsuflação e remoção do balão.
- Revisão endoscópica para diagnóstico de possíveis sinais de hemorragia ou perfuração.

Paciente encaminhada para domicílio, após recuperação anestésica. Retorno a atividades laborais no dia seguinte.

Para facilitar a técnica, é de crucial importância o adequado posicionamento do endoscópio, mantendo a área a ser trabalhada na posição de saída dos acessórios endoscópicos.

Na presença de sangramento leve, procedia-se à coagulação com o próprio estilete, utilizando corrente de coagulação entre 30 e 50 W, ou plasma de argônio. Em sangramento de maior intensidade, procedia-se à injeção de solução de adrenalina 1:10.000 ou 1:20.000.

Abordagem cirúrgica

Não houve.

Cronologia dos eventos (Quadro 33-1)

Quadro 33-1. Descrição cronológica do quadro clínico e tratamento

	Quadro clínico	Tratamento
Dia 0	Obesidade	BGYR
Dia 20	Intolerância à dieta oral + vômitos pós-alimentares	Conduta clínica
Dias 25 – 4º mês	Dor abdominal + vômitos IMC = 28,8 kg/m^2 (perda de 27 kg) TAC abd: sem infecção abdominal EDA: AGJ com diâmetro < 8 mm	EDA + 5 sessões estenotomia + dilatação balão 20 mm
4º-6º mês	Melhora dos sintomas	EDA + 3 sessões estenotomia + dilatação balão 30 mm
7º mês	Assintomática	Seguimento

DISCUSSÃO

A área de estreitamento da anastomose gastrojejunal no BGYR leva à restrição alimentar e saciedade precoce. Assim, espera-se um diâmetro anastomótico entre 10 e 12 mm[4] no pós-operatório, sendo que medida inferior pode determinar quadro compatível com EAGJ. Isso é caracterizado pela associação de sintomas obstrutivos, achados endoscópicos e radiológicos. Náuseas, vômitos, disfagia, sialorreia e dor abdominal representam as queixas clínicas;[5] os achados radiográficos são afilamento e retardo da progressão da coluna de contraste oral, em topografia da anastomose gastrojejunal.[6] Enfim, o aspecto endoscópico demonstra a incapacidade em se ultrapassar a área estreitada com um aparelho de diâmetro entre 9 e 9,8 mm, independentemente dos sintomas.

Há elevada taxa de sucesso no tratamento de estenose de anastomose após cirurgia bariátrica, através do emprego de dilatação com balão hidrostático, no entanto, alguns casos mostram-se refratários à terapia, sendo necessárias outras formas de tratamento, seja ele cirúrgico,[2] relacionado com maior morbidade, ou endoscópico.[6,7]

Desse modo, pacientes clinicamente estáveis, com estreitamentos persistentes (além da terceira sessão de dilatação endoscópica), podem ser mantidos com tratamento endoscópico, pelo emprego de prótese autoexpansível, com boa efetividade, porém com considerável índice de migração, ou da associação de dilatação com estenotomia.[8]

A estenotomia consiste na realização de incisões endoscópicas com eletrocautério, em dois a quatro quadrantes com estilete ou *Needle-Knife* (*Olympus*)®, objetivando seccionar a área fibrótica ou anel estenótico, mantendo certa semelhança técnica com a estenotomia realizada para estenoses actínicas ou pós-cirúrgicas em outras regiões digestivas, como esofagogastroanastomose ou anastomoses colorretais.[9]

CONSIDERAÇÕES FINAIS

A associação da técnica de dilatação com estenotomia é segura e eficaz, apesar da necessidade de múltiplas sessões quando há recidiva da estenose. Apesar disso, pode-se reduzir a necessidade de complexas reoperações abdominais em obesos, que apresentam tais complicações pós-operatórias, que podem ser agravadas por alteração nutricional em razão da dificuldade de ingesta.

Dilatação com balão de acalasia somente deve ser indicada nos casos refratários, de difícil tratamento, considerando o potencial risco de perfuração e sangramento.

REFERÊNCIAS BIBLIOGRÁFICAS

1. Csendes A, Burgos AM, Burdiles P. Incidence of anastomotic strictures after gastric bypass: a prospective consecutive routine endoscopic study 1 month and 17 months after surgery in 441 patients with morbid obesity. *Obes Surg* 2009;19(3):269-73.
2. Cusati D, Sarr M, Kendrick M *et al.* Refractory strictures after Roux-en-Y gastric bypass: operative management. *Surg Obes Relat Dis* 2011;7(2):165-69.
3. Espinel J, De-La-Cruz JL, Pinedo E *et al.* Stenosis in laparoscopic gastric bypass: management by endoscopic dilation without fluoroscopic guidance. *Rev Esp Enferm Dig* 2011;103(10):508-10.
4. Takata MC, Ciovica R, Cello JP *et al.* Predictors, treatment, and outcomes of gastrojejunostomy stricture after gastric bypass for morbid obesity. *Obes Surg* 2007;17(7):878-84.
5. Fernandez-Esparrach G, Cordova H, Bordas JM *et al.* Endoscopic management of the complications of bariatric surgery. Experience of more than 400 interventions. *Gastroenterol Hepatol* 2011;34(3):131-36.
6. Mathew A, Veliuona MA, Depalma FJ *et al.* Gastrojejunal stricture after gastric bypass and efficacy of endoscopic intervention. *Dig Dis Sci* 2009;54(9):1971-78.
7. Lee JK, Van Dam J, Morton JM *et al.* Endoscopy is accurate, safe, and effective in the assessment and management of complications following gastric bypass surgery. *Am J Gastroenterol* 2009;104(3):575-82.
8. Eubanks S, Edwards CA, Fearing NM *et al.* Use of endoscopic stents to treat anastomotic complications after bariatric surgery. *J Am Coll Surg* 2008;206(5):935-38.
9. Campos JM, Pereira EF, Evangelista LF *et al.* Gastrobronchial fistula after sleeve gastrectomy and gastric bypass: endoscopic management and prevention. *Obes Surg* 2011;21(10):1520-29.

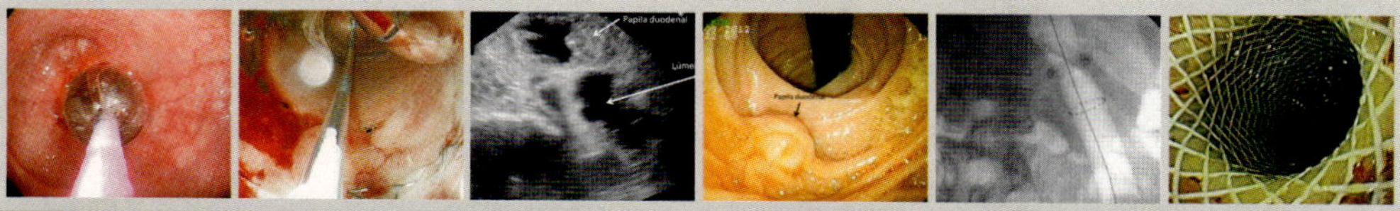

Capítulo 34

Estenotomia e Dilatação em Estenose Grave após BGYR – Evolução com Pneumoperitônio

Manoel Galvão Neto ▪ Ricardo Dib ▪ Thiago Silva ▪ Eduardo Grecco

INTRODUÇÃO

Intolerância alimentar pode indicar estenose de anastomose gastrojejunal (AGJ) após *bypass* gástrico em Y de *Roux* (BGYR).[1,2] A dilatação endoscópica tem sido a terapêutica de escolha, porém pode não ser suficiente em alguns casos.[3]

Objetiva-se descrever o caso de uma paciente que evoluiu com estenose grave pós-BGYR, refratária a sessões de dilatação com balão, sendo necessária estenotomia. Houve pneumoperitônio em uma das sessões de procedimento endoscópico, que foi tratado clinicamente, resultando em adequado controle dos sintomas pós-operatórios.

CASO CLÍNICO

Paciente do sexo feminino, 37 anos de idade, IMC = 37 kg/m^2, com hipertensão arterial sistêmica, artropatia de membros inferiores, que foi submetida à colocação de Banda Gástrica Ajustável (BGA). No seguimento pós-operatório, foi alcançado menor IMC (29 kg/m^2) em torno de 2 anos após o implante, havendo melhora das comorbidades.

Após 5 anos de implante de BGA, houve reganho de peso gradual, alcançando IMC = 36 kg/m^2, com piora das comorbidades. Assim, foi realizada conversão de BGA para BGYR, em um único tempo operatório.

Na segunda semana de pós-operatório, teve início sintomas de intolerância alimentar; a endoscopia digestiva alta (EDA) identificou estenose grave da AGJ. Foram realizadas três sessões de dilatação endoscópica, com balão hidrostático (TTS – CRE®), com sequências de 10, 15 e 20 mm. Cerca de 1 semana após cada procedimento, ocorria recidiva dos sintomas e da estenose da anastomose, com diâmetro em torno de 1 mm.

Na última sessão, foi usado balão de 20 mm e ocorreu pneumoperitônio, sem irritação peritoneal difusa; foi indicado tratamento conservador em ambiente hospitalar, dieta oral zero e hidratação venosa por 3 dias, evoluindo com sucesso.

Diagnóstico endoscópico

Estenose grave de AGJ, com diâmetro em torno de 1 mm.

Terapêutica endoscópica: estenotomia seguida de dilatação com balão TTS-CRE® até 20 mm.

Técnica

- Procedimento realizado em ambiente hospitalar.
- Paciente em decúbito lateral esquerdo, sob sedação profunda por anestesiologista.
- Uso de endoscópio padrão de um canal.
- Passagem de fio-guia de 0,25 mm através da estenose, de modo a orientar a linha de corte (Fig. 34-1).
- Injeção de solução decimal de adrenalina nas bordas da anastomose.
- Secção linear com *Needle-Knife*® (*Olympus*) (Fig. 34-2).
- Avaliação da AGJ após a estenotomia.
- Passagem do balão na anastomose, sob visão direta.
- Dilatação por cerca de 3 minutos, sob visão direta (Fig. 34-3).
- Balão desinsuflado e anastomose inspecionada (Fig. 34-4).

O resultado foi satisfatório, apesar de o endoscópio não ultrapassar a AGJ.

Seguimento

A paciente teve evolução satisfatória, com aceitação de dieta sólida, não havendo necessidade de outras sessões de dilatação.

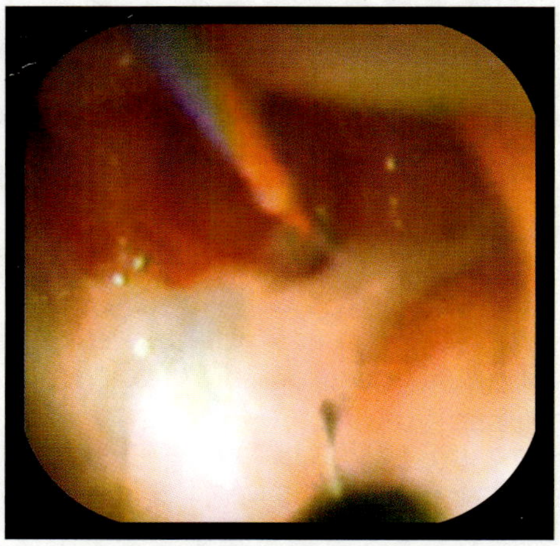

Fig. 34-1. Imagem endoscópica, mostrando fio-guia passando na anastomose.

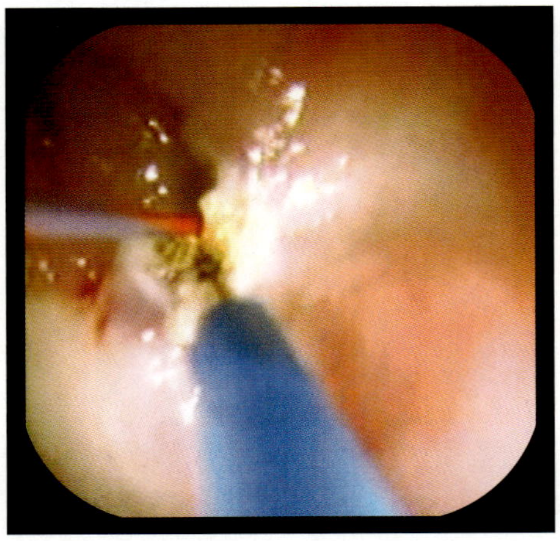

Fig. 34-2. Imagem endoscópica de *needle-knife* seccionando a área da estenose adjacente ao fio-guia.

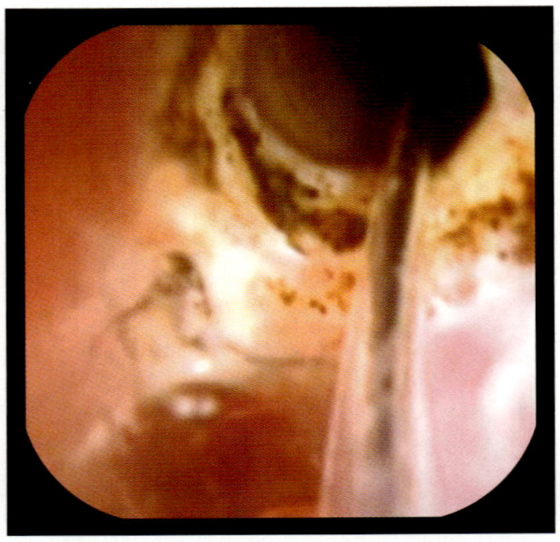

Fig. 34-3. Imagem endoscópica através do balão dilatando a estenose (halo branco).

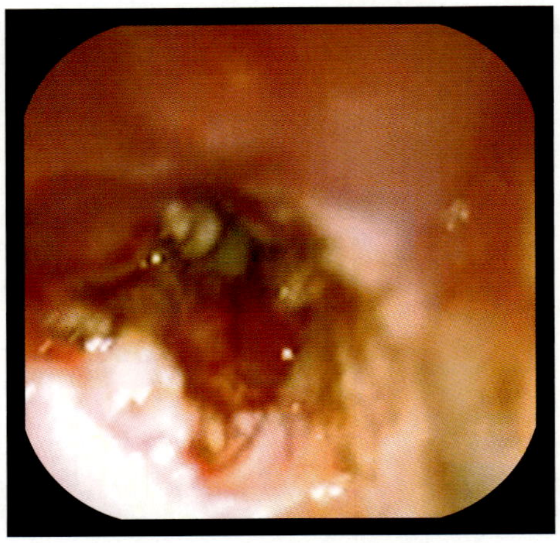

Fig. 34-4. Imagem endoscópica da anastomose gastrojejunal após dilatação.

Cronologia dos eventos: (Quadro 34-1)

Quadro 34-1. Descrição cronológica do quadro clínico e tratamento

	Quadro clínico	Tratamento
Dia 0	Obesidade Grau II + HAS + artropatia	BGA
5 anos	IMC = 36 mg/m^2 (reganho de peso)	Conversão em BGYR
2 semanas pós-BGYR	Intolerância alimentar EDA: estenose grave de AGJ	EDA + dilatação de balão 12 mm
3 semanas pós-BGYR	Persistência dos sintomas	EDA + dilatação de balão 15 mm
4 semanas pós-BGYR	Melhora discreta dos sintomas Pneumoperitônio assintomático	EDA + dilatação de balão 20 mm Internação + dieta oral zero + hidratação venosa (por 3 dias)
5 semanas pós-BGYR	Persistência dos sintomas	EDA + estenotomia + dilatação de balão 20 mm
10 semanas pós-BGYR	Remissão dos sintomas Ingestão de alimentos sólidos	Seguimento

DISCUSSÃO

A dilatação endoscópica vem sendo utilizada como terapêutica de escolha nos casos de estenose de AGJ, podendo ser necessária mais de uma sessão para que haja a resolução dos sintomas. Comparado à reabordagem cirúrgica, o procedimento endoscópico é minimamente invasivo e bem defendido na literatura como técnica segura.[4]

No caso em questão, a BGA foi convertida em BGYR, cuja cirurgia revisional pode aumentar a incidência de complicações;[5] o tratamento endoscópico é mais prolongado graças à existência de fibrose e tecido manipulado previamente. A estenose de AGJ também apresenta terapêutica difícil, necessitando de mais sessões de dilatação ou de estenotomia.[6-8] Esta manobra está indicada nos casos refratários, seguida de dilatação com balão, ou quando há fibrose tecidual na AGJ, em razão do início tardio de tratamento endoscópico. O procedimento é realizado com o auxílio de eletrocautério e *Needle-Knife*® (*Olympus*), visando à secção em área estenótica, em dois a quatro quadrantes.

Habitualmente, a bolsa gástrica do BGYR apresenta uma cicatriz linear decorrente do grampeamento cirúrgico, no lado da grande curvatura, que se estende do ângulo de His à AGJ. A reação cicatricial neste lado da anastomose pode diminuir o risco de sangramento ou perfuração durante estenotomia.

A prevenção de tais complicações também pode ser obtida pelas seguintes manobras: secção da anastomose tangente à luz do órgão, em pequenas incisões, usando bisturi em corrente mista ou de corte.[9] A injeção prévia de solução decimal de adrenalina pode dificultar a adequada visualização da área, não havendo, assim, consenso sobre o seu benefício. No entanto, é eficaz na hemostasia após a secção.

No caso apresentado, foi utilizado fio-guia para orientar as linhas de corte, de modo a aumentar a segurança do procedimento. Após secção da região estenosada, foi realizada dilatação com balão hidrostático, permitindo o afastamento das bordas das áreas seccionadas.

CONSIDERAÇÕES FINAIS

A estenotomia seguida por dilatação com balão, apesar de ser um procedimento mais complexo e teoricamente de maior risco, é uma técnica segura e eficaz, em casos refratários de estenose de anastomose gastrojejunal.

REFERÊNCIAS BIBLIOGRÁFICAS

1. Takata MC, Ciovica R, Cello JP *et al.* Predictors, treatment, and outcomes of gastrojejunostomy stricture after gastric bypass for morbid obesity. *Obes Surg* 2007;17(7):878-84.
2. Mathew A, Veliuona MA, Depalma FJ *et al.* Gastrojejunal stricture after gastric bypass and efficacy of endoscopic intervention. *Dig Dis Sci* 2009;54(9):1971-78.
3. Cusati D, Sarr M, Kendrick M *et al.* Refractory strictures after Roux-en-Y gastric bypass: operative management. *Surg Obes Relat Dis* 2011;7(2):165-69.
4. Da Costa M, Mata A, Espinos J *et al.* Endoscopic dilation of gastrojejunal anastomotic strictures after laparoscopic gastric bypass. Predictors of initial failure. *Obes Surg* 2011;21(1):36-41.
5. Hallowell PT, Stellato TA, Yao DA *et al.* Should bariatric revisional surgery be avoided secondary to increased morbidity and mortality? *Am J Surg* 2009;197(3):391-96.
6. Peifer KJ, Shiels AJ, Azar R *et al.* Successful endoscopic management of gastrojejunal anastomotic strictures after Roux-en-Y gastric bypass. *Gastrointest Endosc* 2007;66(2):248-52.
7. Caro L, Sanchez C, Rodriguez P *et al.* Endoscopic balloon dilation of anastomotic strictures occurring after laparoscopic gastric bypass for morbid obesity. *Dig Dis* 2008;26(4):314-17.
8. Ukleja A, Afonso BB, Pimentel R *et al.* Outcome of endoscopic balloon dilation of strictures after laparoscopic gastric bypass. *Surg Endosc* 2008;22(8):1746-50.
9. Campos JM, Pereira EF, Evangelista LF *et al.* Gastrobronchial fistula after sleeve gastrectomy and gastric bypass: endoscopic management and prevention. *Obes Surg* 2011;21(10):1520-29.

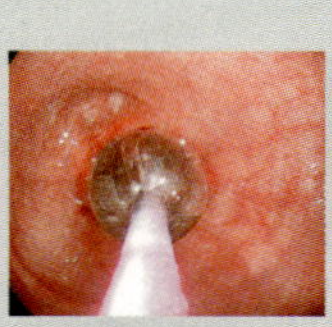
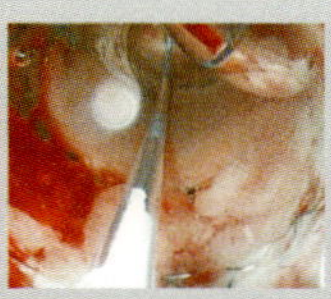
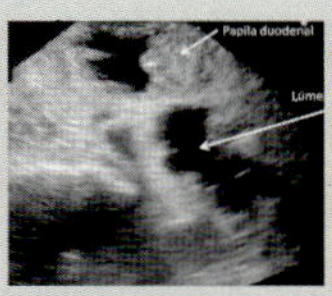
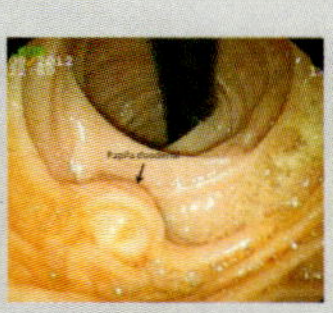
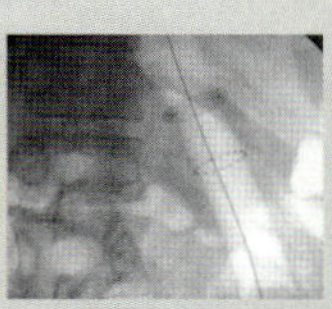
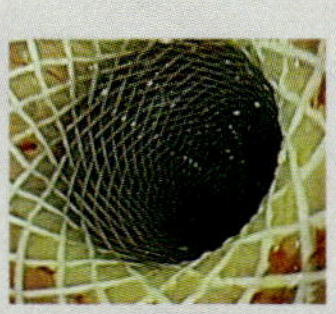

Capítulo 35

Perfuração Jejunal após Dilatação de Estenose de Anastomose

Victor Dib ▪ Josemberg Campos ▪ Lyz Bezerra da Silva ▪ João Henrique Lima

INTRODUÇÃO

Apesar de a dilatação endoscópica de estenose de anastomose gastrojejunal (EAGJ) ser bem estabelecida na literatura, pode ocorrer complicação, como sangramento ou perfuração digestiva.[1-5]

O objetivo desse capítulo é descrever o caso clínico de um paciente que apresentou EAGJ após *bypass* gástrico em Y de *Roux* (BGYR) e foi submetido à dilatação endoscópica com balão; houve perfuração intestinal que necessitou de tratamento cirúrgico.

CASO CLÍNICO

Homem, com peso inicial = 105,15 kg e IMC = 35,52 kg/m^2, apresentando as seguintes comorbidades: diabetes melito tipo 2 há 10 anos, controle glicêmico inadequado, hipertensão arterial sistêmica, esteatose hepática e hipertrigliceridemia. Foi submetido a BGYR, por videolaparoscopia, com os aspectos cirúrgicos descritos a seguir.

Técnica cirúrgica

- Colocação de cinco trocartes na parede anterior do abdome.
- Alça biliopancreática = 2 metros.
- Alça alimentar = 1 metro.
- Anastomose gastrojejunal (AGJ) manual, em dois planos, com fio PDS 3-0, calibrada com sonda de Fouchet de 32 Fr.
- Ausência de dreno abdominal.

Evolução pós-operatória

Sem intercorrências, recebendo alta hospitalar após 36 horas, ingerindo dieta líquida.

Houve adequada troca de fases da dieta, de forma sequencial, a cada 7 dias, conforme protocolo. No início da quarta semana, o paciente apresentou quadro de intolerância alimentar progressiva, com dificuldade de ingesta de líquidos mais espessos.

Diagnóstico endoscópico

Estenose de AGJ, com diâmetro aproximado de 3 mm.

Terapêutica endoscópica

Dilatação com balão 12 mm TTS – CRE® (Boston-Scientific, Natick, MA).

- Procedimento realizado em ambiente hospitalar.
- Paciente em decúbito lateral esquerdo, sob sedação profunda.
- Uso de endoscópio padrão de um canal.
- Identificação da EAGJ e das características do *pouch* gástrico.
- Dificuldade inicial na progressão do cateter-balão através da AGJ.
- Passagem de balão de 12 mm TTS – CRE® (Boston Scientific, Natick, MA), cujo centro foi posicionado no local da EAGJ.
- Preenchimento do balão com líquido, utilizando insuflador com manômetro.
- Visualização da dilatação através de endoscopia, não sendo usada radioscopia.
- Permanência da insuflação entre 1 e 3 minutos.
- Desinsuflação e remoção do balão.
- Sangramento autolimitado de pequena intensidade.
- Revisão endoscópica: perfuração da parede jejunal contralateral, cujo falso trajeto causou dilatação inadvertida da lesão intestinal, ampliando a área de perfuração.
- Passagem com endoscópio pela perfuração e entrada na cavidade abdominal.

Abordagem cirúrgica

Videolaparoscopia.

- Identificação (Fig. 35-1) e sutura da lesão (Fig. 35-2).
- Gastrostomia para alimentação (Fig. 35-3).

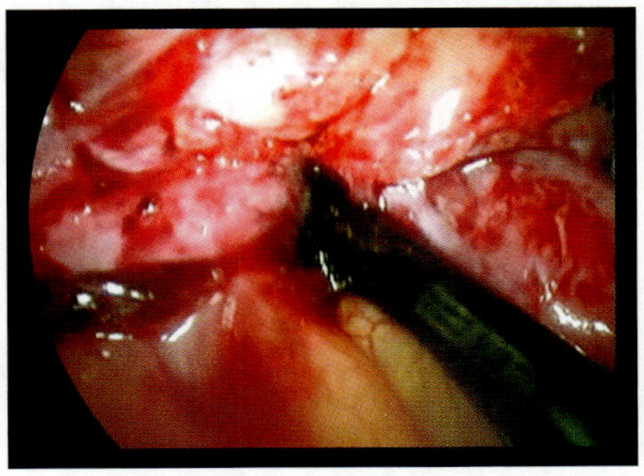

Fig. 35-1. Imagem laparoscópica, mostrando introdução de pinça no orifício da alça jejunal.

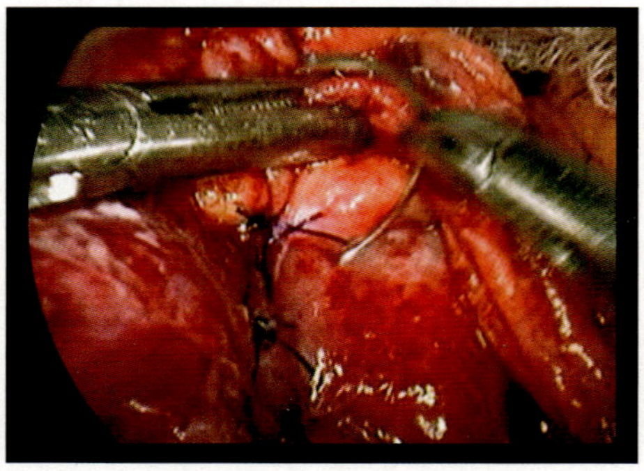

Fig. 35-2. Imagem laparoscópica, mostrando orifício jejunal sendo suturado.

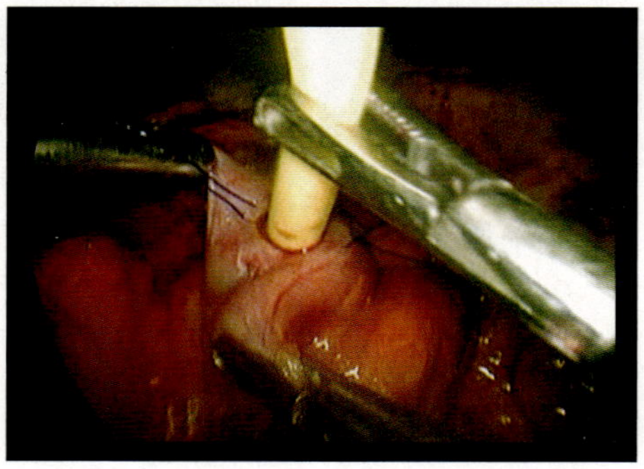

Fig. 35-3. Imagem mostrando confecção laparoscópica da gastrostomia.

Evolução pós-operatória

Sem intercorrências, recebendo alta hospitalar no terceiro DPO, com dieta oral suspensa. Fez uso de gastrostomia, para alimentação, por 2 semanas, quando teve início a dieta por via oral. A sonda de gastrostomia foi retirada no 20º DPO.

Seguimento

Boa evolução, com adequado controle glicêmico, sem uso de medicações e melhor controle da hipertensão arterial e hipertrigliceridemia.

Cronologia dos eventos (Quadro 35-1)

Quadro 35-1. Descrição cronológica do quadro clínico e tratamento

	Quadro clínico	Tratamento
Dia 0	Obesidade grau II + comorbidades	BGYR
21 dias	Intolerância alimentar progressiva	Acompanhamento
24 dias	Intolerância alimentar (persistência) EDA: estenose AGJ (3 mm)	EDA + dilatação de anastomose (perfuração jejunal) Laparoscopia + sutura lesão + gastrostomia
29 dias	Assintomático	Alta hospitalar
29-38 dias	Melhora clínica	Dieta exclusiva por gastrostomia
39-44 dias	Melhora clínica	Dieta oral e por gastrostomia
45 dias	Melhora clínica	Retirada da gastrostomia
6 meses	Assintomático Controle das comorbidades	Seguimento

DISCUSSÃO

A análise de estudos sobre este tema permitiu avaliar aspectos relacionados com a segurança da terapêutica endoscópica, visando à redução de complicações.[1-5]

Dilatação endoscópica de EAGJ, em pós-operatório tardio, já está estabelecida, bem como em fase mais precoce. Entretanto, poderia haver maior risco de pneumoperitônio em razão da fragilidade dos tecidos, ainda em fase de cicatrização. Na literatura, há descrição de dilatação com balão de até 12 mm, em pacientes com estenose precoce persistente.[1,4]

Em estudo retrospectivo realizado por Ukleja *et al.* foram avaliados 1.012 pacientes submetidos a BGYR laparoscópico, dos quais 61 (6%) tiveram EAGJ. Foram tratados por dilatação endoscópica, com 28% necessitando de uma sessão, 33% duas sessões, 26% três, 11,5% quatro e 1,5% cinco sessões. Ocorreu perfuração de alça em três pacientes (4,9%), com identificação através de radiografia. O diâmetro máximo do balão utilizado foi de 13,5 mm. Todos foram tratados por laparoscopia, mas não foi encontrado o local específico da perfuração, sendo indicada dieta zero, antibioticoterapia intravenosa e colocação de dreno abdominal.[5]

No caso descrito, a perfuração ocorreu na parede jejunal contralateral, logo abaixo da AGJ; a ponta do balão ainda vazio promoveu a lesão, que foi ampliada durante a insuflação. A correção laparoscópica foi realizada com sucesso, sem complicação pós-operatória, apesar da friabilidade dos tecidos adjacentes, que poderia ser decorrente do quadro de diabetes descompensado ou do processo inflamatório da lesão. Quanto à EAGJ, não houve necessidade de procedimentos endoscópicos adicionais.

O diâmetro do balão utilizado não parece influenciar na ocorrência de perfurações, no entanto, pesquisadores recomendam que, se a primeira dilatação foi até 10 mm, a segunda deve ser realizada cerca de 2-3 semanas após, com aumento do diâmetro em cada sessão, até que seja possível a passagem do endoscópio ou o diâmetro esteja em 12 mm.[5]

CONSIDERAÇÕES FINAIS

- Dilatação endoscópica de EAGJ tem sido bem descrita na literatura, com baixa taxa de complicação, incluindo perfuração digestiva.
- Deve ser realizada com insuflação gradual, para evitar deslocamento proximal ou distal do balão, reduzindo o risco de laceração e perfuração.
- Na ausência de radioscopia é mandatória a avaliação da região jejunal adjacente à anastomose para introdução do balão na direção correta, isto pode evitar complicações.

REFERÊNCIAS BIBLIOGRÁFICAS

1. Campos JM, Mello FS, Ferraz AA *et al.* Endoscopic dilation of gastrojejunal anastomosis after gastric bypass. *Arq Bras Cir Dig* 2012;25(4):283-89.
2. Fernandez-Esparrach G, Bordas JM, Llach J *et al.* Endoscopic dilation with Savary-Gilliard bougies of stomal strictures after laparosocopic gastric bypass in morbidly obese patients. *Obes Surg* 2008;18(2):155-61.
3. Escalona A, Devaud N, Boza C *et al.* Gastrojejunal anastomotic stricture after Roux-en-Y gastric bypass: ambulatory management with the Savary-Gilliard dilator. *Surg Endosc* 2007;21(5):765-68.
4. Wang YG, Tio TL, Soehendra N. Endoscopic dilation of esophageal stricture without fluoroscopy is safe and effective. *World J Gastroenterol* 2002;8(4):766-68.
5. Ukleja A, Afonso BB, Pimentel R *et al.* Outcome of endoscopic balloon dilation of strictures after laparoscopic gastric bypass. *Surg Endosc* 2008;22(8):1746-50.

Seção VI

Deslizamento/ Intolerância de Anel

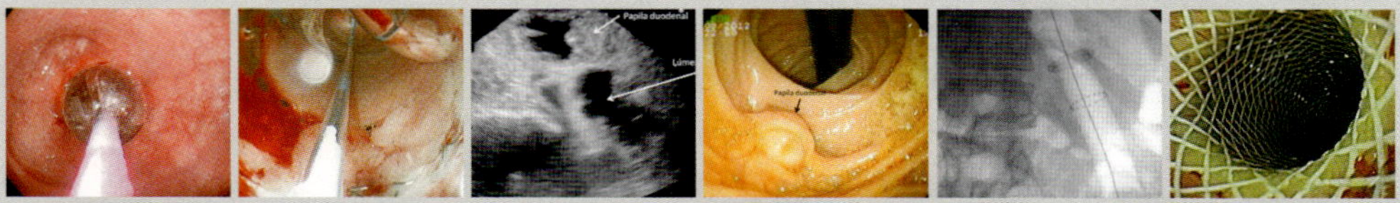

Capítulo 36

Complicações do Anel no *Bypass* Gástrico – Terapêutica Endoscópica e Cirúrgica

Alexandre Amado Elias ▪ Arthur Belarmino Garrido Junior
Luiz Vicente Berti ▪ Almino Cardoso Ramos

INTRODUÇÃO

A cirurgia bariátrica tem promovido perda de peso e resolução/melhora de comorbidades, como diabetes melito tipo 2, hipertensão arterial sistêmica, alterações cardiovasculares e risco de morte precoce.[1] Este procedimento tem apresentado baixo índice de complicação e mortalidade, principalmente quando realizado por equipe habilitada, em ambiente hospitalar adequado e com material apropriado.

No pré-operatório, o paciente deve receber as seguintes informações: tipo de técnica adequada, possíveis complicações e implicações negativas a curto e longo prazos, além de se discutir as opções terapêuticas com pacientes e familiares, devendo ser individualizadas. Entre os métodos atuais, o *bypass* gástrico em Y de *Roux* (BGYR) tem sido um dos mais empregados.[2]

Capella *et al.*[3] e Fobi[4] adicionaram um anel ao BGYR, que restringe a via de saída da bolsa gástrica, visando acentuar a eficácia na perda de peso a longo prazo.

Em 1996, Berti *et al.* estudaram o esvaziamento da bolsa gástrica, utilizando alimento sólido marcado com radioisótopo; o esvaziamento foi mais rápido na ausência de anel, enquanto a perda ponderal foi mais acentuada na presença dessa prótese.[5]

O uso de anel no BGYR tem sido alvo de controvérsias, pois não está isento de complicações, apesar das vantagens existentes.

VANTAGENS DO USO DE ANEL NO BGYR

Uma das vantagens discutidas tem sido a manutenção da perda do excesso de peso a longo prazo. Ainda há carência de estudos na literatura mundial que comparem os resultados das duas técnicas por um período maior que 36 meses. Estudos comparativos prospectivos, com seguimento de até 3 anos, não apresentam diferença significativa na perda de peso entre os dois grupos, sobretudo nos primeiros 2 anos de seguimento (Quadro 36-1).[6-10]

Quadro 36-1. Pesquisas prospectivas mostrando a comparação do controle ponderal após BGYR com e sem anel

Autores	Anel	Meses				
		6	12	18	24	36
Awad *et al*[6] 2005*	Sim	Similar	Similar	38,5%†	43%†	×
	Não	Similar	Similar	29,7%†	26%†	×
Bessler *et al*[7] 2007‡	Sim	43,1%	64%	×	64,2%	73,4%†
	Não	25%	57,4%	×	57,2%	57,7%†
Awad *et al*[8] 2008‡	Sim	55%	73%	76,4%†	80,8%†	81%†
	Não	55,2%	71,2%	71,6%†	67,1%†	71,9%†
Arceo-Olaiz *et al*[9] 2008‡	Sim	Similar	Similar	×	Similar	×
	Não	Similar	Similar	x	Similar	x

*Mediu a perda de peso; ‡Mediu a perda do excesso de peso; †$p < 0,05$.

Em 2012, Awad *et al.* publicaram estudo retrospectivo, comparando 218 pacientes submetidos a BGYR, com e sem anel, após seguimento de 10 anos. Diferença na perda de excesso de peso entre os dois grupos foi observada a partir do terceiro ano de seguimento. Após 10 anos, a diferença na perda de excesso de peso foi significativa, sendo de 82% no grupo que apresentava anel e 63% no grupo sem anel. A tolerância alimentar era pouco menor no grupo que apresentava anel. Apesar disso, os autores observaram que a qualidade de vida entre os dois grupos era semelhante.[11]

DESVANTAGENS DO USO DE ANEL NO BGYR

Apesar de promover maior perda de peso e manutenção a longo prazo, BGYR com anel apresenta algumas desvantagens, sendo a intolerância alimentar a mais discutida na literatura. Essa menor tolerância à ingesta de alimentos pode ser decorrente das seguintes complicações de anel: estenose da bolsa gástrica, deslizamento provocando obstrução do trato gastrointestinal e intolerância alimentar sem estenose, apesar da adequada posição do anel, o que é decorrente da simples presença da prótese na bolsa gástrica.[12]

A erosão intragástrica da prótese é outra desvantagem que pode determinar apenas reganho de peso, considerando a diminuição da restrição mecânica do anel.[10,13]

Nos últimos anos, a tendência mundial tem sido a não utilização do anel. Apesar disso, ainda existem muitos pacientes com essa prótese e que necessitam de tratamento das complicações com ela relacionadas.

Este capítulo objetiva analisar as complicações decorrentes do anel no BGYR, descrevendo os seguintes aspectos: tempo de início dos sintomas, terapêutica disponível e evolução ponderal do paciente, antes e após a retirada do anel.

COMPLICAÇÕES DECORRENTES DO ANEL NO BGYR

Os autores deste capítulo avaliaram 7.000 pacientes submetidos à BGYR com anel, entre 1994 e 2005, no Instituto Garrido – São Paulo. O seguimento pós-operatório variou de 2 a 11 anos, em 50% dos casos, ocorrendo complicação decorrente do anel em 160 pacientes (2,28% da casuística); foram diagnosticadas as seguintes alterações: deslocamento distal, erosão intragástrica, estenose de anel, posicionamento inadequado e abertura de anel. O tempo de surgimento dessas complicações foi variável (Quadro 36-2).

Na casuística dos autores, deslizamento (deslocamento) e erosão foram encontrados, principalmente, entre 12 e 24 meses, enquanto a estenose gástrica, a intolerância e o aumento do diâmetro do anel surgiram em até 6 meses. O tempo médio de aparecimento das complicações foi variável, ocorrendo desde os primeiros meses até o pós-operatório tardio.

O deslizamento total do anel causa obstrução da região logo abaixo da anastomose gastrojejunal; isto leva a quadro clínico caracterizado por acentuada perda de peso graças à alimentação restrita a líquidos. Assim, reganho de peso ocorre principalmente após a remoção do anel nos casos de deslizamento, quando comparado aos casos de erosão intraluminal e anel dilatado, uma vez que o quadro obstrutivo anterior levou à maior perda ponderal.[13]

As complicações foram tratadas por métodos clínico, endoscópico e cirúrgico (Quadro 36-3). Há alguns anos, a laparotomia era a terapêutica clássica empregada na resolução dessas complicações do anel. Atualmente, a endoscopia tem sido a terapêutica adequada para a remoção do anel que apresenta erosão intragástrica, sendo considerada uma alternativa minimamente invasiva para a resolução desta complicação.

Reganho de peso pode ocorrer após a retirada do anel, por via cirúrgica ou endoscópica. Remoção mais tardia do anel parece estar relacionada com maior reganho de peso, quando comparada à retirada mais precoce. Assim, complicações pós-operatórias, quando seguidas de remoção do anel, geralmente levam a reganho de peso, enquanto nos casos em que não há remoção do anel restritivo, a perda de peso permanence estável (Quadro 36-4).

Além disso, a evolução do perfil ponderal e do IMC, após complicações do anel, também está relacionada com a etiopatogenia da complicação. Alterações obstrutivas determinam importante redução ponderal no momento do diagnóstico, sendo seguida de discreto aumento do peso após o tratamento; como nos casos de deslizamento. A redução do IMC é menos acentuada, quando há perda da restrição.

Quadro 36-2. Complicações do anel em período de tempo variável

Tempo	Complicações											
	Deslocamento		Erosão		Anel estreito		Inadequação		Anel aberto		Total	
	nº	%	nº	%	nº	%	nº	%	nº	%	nº	%
0 a 6 m	15	18,5	8	26,7	1	12,5	1	12,5	1	20	26	19,7
6,1 a 12 m	15	18,5	4	13,3	0	0	4	50,0	2	40	24	18,2
12,1 a 24 m	28	34,6	10	33,3	0	0	0	0	0	0	36	27,3
24,1 a 36 m	10	12,3	6	20,0	4	50	1	12,5	1	20	21	15,9
36,1 a 48 m	6	7,4	1	3,3	2	25	2	25,0	0	0	11	8,3
48,1 a 60 m	5	6,2	0	0	0	0	0	0	0	0	5	3,8
> 60 m	2	2,5	1	3,3	1	12,5	0	0	1	20	5	3,8
Total	**81**	**100**	**30**	**100**	**8**	**100**	**8**	**100**	**5**	**100**	**128**	**100**

Quadro 36-3. Técnicas aplicadas na correção das complicações do anel

Abordagem	Complicações											
	Deslocamento		Erosão		Anel estreito		Inadequação		Anel aberto		Total	
	nº	%	nº	%	nº	%	nº	%	nº	%	nº	%
Laparotomia	83	95,3	1	2,3	9	100	8	100	5	100	106	69,7
Endoscopia Digestiva Alta	1	1,2	41	95,4	0	0	0	0	0	0	42	27,7
Laparoscopia	2	2,3	0	0	0	0	0	0	0	0	2	1,3
Sem tratamento	1	1,2	1	2,3	0	0	0	0	0	0	2	1,3
Total	**87**	**100**	**43**	**100**	**9**	**100**	**8**	**100**	**5**	**100**	**152***	**100**

Quadro 36-4. Evolução do peso de pacientes com complicações pós-operatórias

Remoção	Evolução do peso							
	Ganho		Manutenção		Perda		Total	
	nº	%	nº	%	nº	%	nº	%
Sim	96	96,9	4	80	22	78,6	122*	92,5
Não	3	3,1	1	20	6	21,4	10**	7,5
Total	**99**	**100**	**5**	**100**	**28**	**100**	**132**	**100**

DIAGNÓSTICO DAS COMPLICAÇÕES DO ANEL

A suspeita diagnóstica do tipo de complicação do anel deve ser feita de acordo com a sintomatologia apresentada.

Deslizamento de anel

Os sintomas são compatíveis com quadro suboclusivo pelo estreitamento da anastomose gastrojejunal, como vômito após ingestão de alimentos sólidos ou líquidos, nas situações extremas.

Estenose da bolsa gástrica

Apesar de bem posicionado, o anel pode causar quadro semelhante ao do deslizamento já descrito anteriormente, diferindo apenas em relação ao surgimento precoce dos sintomas de suboclusão, em torno de 1 mês de pós-operatório.

Intolerância alimentar

Apesar de o anel apresentar diâmetro e posicionamento adequados, o paciente tem quadro compatível com semiobstrução, de início precoce; provavelmente decorrente da simples presença do anel na bolsa gástrica.[12]

DISCUSSÃO

As complicações decorrentes do anel ocorrem no pós-operatório tardio; neste estudo tais alterações foram diagnosticadas em torno de 3 anos após o BGYR.

Fobi *et al*[14] e Capella *et al*[15] relatam 2,5% de complicações relacionadas com o anel, como erosão a longo prazo e 1% de inadequação. Também discutem que a perda de peso pode ser intensificada pela presença do anel ao redor da bolsa gástrica, e que isso difere do BGYR sem anel, que tem esvaziamento gástrico mais rápido e, consequentemente, menor perda de peso, sendo esta, em média, de 60 a 70% do excesso do peso.

De qualquer forma, quando não há fator de contenção pelo anel, acredita-se que se faz necessário realizar uma anastomose gastrojejunal calibrada e estreita para que funcione como um anel, na tentativa de retardar o esvaziamento gástrico, podendo levar à sensação de saciedade mais prolongada.

Estenose gástrica e intolerância alimentar decorrentes do anel causam dificuldade de ingestão de alimentos sólidos e pastosos, acompanhados de vômitos imediatos, que se iniciam desde o momento da introdução da dieta sólida; isso gera a suspeita diagnóstica de tais complicações.

O anel dilatado (com maior diâmetro) apresenta estreita relação com perda de peso e ingestão alimentar, à medida que, repentinamente, há ingestão alimentar de maior volume, maior velocidade de esvaziamento gástrico, com parada ou redução da perda ponderal, havendo estabilização do peso antes do habitual, que em geral ocorre aos 12 meses.

Erosão de anel para a bolsa gástrica pode ser sintomática, com epigastralgia associada, ou não, à dificuldade de ingestão alimentar. Às vezes, suspeita-se do desaparecimento do fator restritivo que é resultante desta erosão e leva à maior ingestão alimentar. Semanas ou meses antes deste fato, pode surgir dor epigástrica associada, ou não, a vômitos. Ocasionalmente, esta complicação pode ser assintomática e sem repercussão na perda ponderal, detectada somente por exame endoscópico de controle.

Jóia-Neto *et al.*[16] demonstraram que o diâmetro do anel não tem associação significativa à redução ponderal, além de não apresentar alterações nutricionais significativas. A maioria dos pacientes apresenta complicações relacionadas com o anel, do tipo obstrutivo, pelo deslocamento distal. Após uma perda de peso inicial satisfatória, pode surgir maior dificuldade para ingestão de alimentos sólidos. Como consequência, apresentam redução ponderal maior do que o habitual, por restrição mais acentuada, tendendo a desnutrição proteico-calórica, às vezes com repercussões clínicas importantes, sendo necessário tratamento cirúrgico para a retirada do anel e a compensação do quadro nutricional.

A existência de um corpo estranho ao redor da bolsa gástrica, aderido e fixo em suas paredes, pode levar a processo inflamatório crônico local, resultando na formação de fibrose cicatricial hipertrófica ao redor do anel, podendo causar as referidas complicações.

As tentativas repetidas de ingestão maior do que a capacidade da bolsa gástrica podem levar a vômitos frequentes, desencadeando erosão, deslocamento ou saída da posição original do anel, de forma gradativa, quadro este que pode determinar sintomas obstrutivos.

A terapêutica empregada para a correção de tais complicações é variável. O tratamento endoscópico tem sido realizado com maior frequência. Todavia, diante de insucesso ou contraindicação, tem sido realizada laparotomia ou laparoscopia. O ganho de peso após deslocamento, estenose gástrica e mau posicionamento foi maior do que nos casos de erosão e abertura de anel.

Nos casos de complicações obstrutivas, o IMC apresenta queda importante no momento do diagnóstico, ocorrendo pequeno aumento após o tratamento. Já nos pacientes com complicações do tipo perda da restrição, a redução do IMC é menos acentuada e, depois do seu tratamento, esta redução se mantém.

Diante dessas complicações, tem sido questionada a real necessidade de se incluir a restrição do anel, visando acentuar a perda de peso, conforme a experiência de Fobi e Capella.[14,15] Assim, outras possibilidades vêm surgindo para evitar tais complicações. Poderia ser aplicado anel de marlex ou tela de polipropileno, que também pode ser ajustada. Todavia, pode haver maior chance de erosão em razão de a prótese se incorporar à parede gástrica tardiamente. Por outro lado, haveria menor deslocamento distal.

CONSIDERAÇÕES FINAIS

- No BGYR, as principais complicações de anel são: deslizamento, erosão intragástrica, estenose e intolerância alimentar sem estenose gástrica.
- Tais complicações ocorrem em baixa frequência.
- Os sintomas são variáveis, específicos para cada alteração, e surgem de acordo com o tempo de evolução pós-operatória.
- A resolução dos sintomas é obtida por tratamento endoscópico, porém a retirada cirúrgica do anel pode ser necessária em menor frequência.
- A remoção do anel pode causar reganho de peso.

REFERÊNCIAS BIBLIOGRÁFICAS

1. Choban PS, Jackson B, Poplawski S *et al.* Bariatric surgery for morbid obesity: why, who, when, how, where, and then what? *Cleve Clin J Med* 2002;69(11):897-903.
2. Buchwald H, Buchwald JN. Evolution of operative procedures for the management of morbid obesity 1950-2000. *Obes Surg* 2002;12(5):705-17.
3. Capella JF, Capella RF. An assessment of vertical banded gastroplasty-Roux-en-Y gastric bypass for the treatment of morbid obesity. *Am J Surg* 2002;183(2):117-23.
4. Fobi M. Banded gastric bypass: combining two principles. *Surg Obes Relat Dis* 2005;1(3):304-9.
5. Berti L, Lara P, Pitelli J *et al.* Scintigraphic evaluation of pouch emptying after GPB: Restrictive Importance of the silicone ring. *Obes Surg* 2002;12(4).

6. Awad W, Garay A, Oñate VH *et al.* Gastric bypass with and without a ring: the effect on weight reduction and quality of life. *Obes Surg* 2005;15:724-29.
7. Bessler M, Daud A, Kim T *et al.* Prospective randomized trial of banded versus nonbanded gastric bypass for the super obese: early results. *Surg Obes Relat Dis* 2007;3(4):480-84.
8. Awad W, Garay A, Martínez C *et al.* Descenso ponderal y calidad de vida mediante la cirugía de Bypass gástrico con y sin anillo de calibración. *Rev Chil Cir* 2008;60:17-21.
9. Arceo-Olaiz R, Espana-Gomez MN, Montalvo-Hernandez J *et al.* Maximal weight loss after banded and unbanded laparoscopic Roux-en-Y gastric bypass: a randomized controlled trial. *Surg Obes Relat Dis* 2008;4(4):507-11.
10. Evangelista LF, Campos JM, Ferraz AAB *et al.* Uso de anillo en bypass gástrico: Ventajas y desventajas. *Rev Chil Cir* 2009;61:571-77.
11. Awad W, Garay A, Martinez C. Ten years experience of banded gastric bypass: does it make a difference? *Obes Surg* 2012;22(2):271-78.
12. Ferraz A, Campos J, Dib V *et al.* Food intolerance after banded gastric bypass without stenosis: aggressive endoscopic dilation avoids reoperation. *Obes Surg* 2013;23(7):959-64.
13. Campos JM, Evangelista LF, Ferraz AAB *et al.* Treatment of ring slippage after gastric bypass: long-term results after endoscopic dilation with an achalasia balloon (with videos). *Gastrointest Endosc* 2010;72(1):44-49.
14. Fobi MA, Lee H. SILASTIC ring vertical banded gastric bypass for the treatment of obesity: two years of follow-up in 84 patients [corrected]. *J Natl Med Assoc* 1994;86(2):125-28.
15. Capella RF, Capella JF, Mandec H *et al.* Vertical Banded Gastroplasty-Gastric Bypass: preliminary report. *Obes Surg* 1991;1(4):389-95.
16. Jóia Neto L, Lopes Jr AG, Jacob CE. Alterações metabólicas e digestivas no pós-operatório de cirurgia bariátrica. *ABCD* 2010;23:266-69.

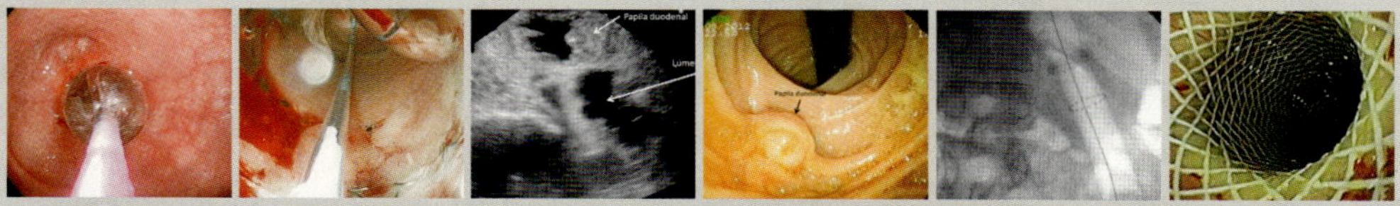

Capítulo **37**

Deslizamento de Anel – Dilatação com Balão de Acalasia

Manoel Galvão Neto ▪ Luis Fernando Evangelista
Flávio Ejima ▪ Josemberg Campos

INTRODUÇÃO

A diminuição do diâmetro do segmento gastrojejunal, secundária ao deslizamento de anel, pode ocorrer após *bypass* gástrico em Y de *Roux* (BGYR). Na maioria dos serviços de cirurgia, a terapêutica empregada na resolução desta complicação tem sido a abordagem cirúrgica.[1-5] Todavia, nos últimos anos vem ocorrendo uma tendência ao tratamento minimamente invasivo, por via endoscópica.[6]

Objetiva-se apresentar um caso clínico conduzido por dilatação com balão, que causou abertura do anel e promoveu cura dos sintomas obstrutivos.

CASO CLÍNICO

Paciente do sexo feminino, 25 anos de idade, com IMC = 42,7 kg/m^2, submetida a BGYR com anel. Evoluiu bem no pós-operatório, com vômitos esporádicos, havendo adequada perda de peso no seguimento tardio. Há 2 meses, surgiu o seguinte quadro clínico: piora dos sintomas obstrutivos, perda excessiva de peso (IMC = 19,4 kg/m^2) e internação de urgência para controle da desidratação e hipotensão arterial.

Diagnóstico endoscópico

- Bolsa gástrica ampla e com tendência à formação de fundo gástrico.
- Restos alimentares.
- Obstrução gastrojejunal excêntrica, em torno de 1,5 cm abaixo da ampla anastomose gastrojejunal (AGJ), em decorrência de compressão extrínseca do anel deslocado distalmente (Fig. 37-1).
- Passagem de fio guia e sonda nasoenteral (SNE) na alça eferente (alimentar), visando suporte nutricional para posterior laparotomia.

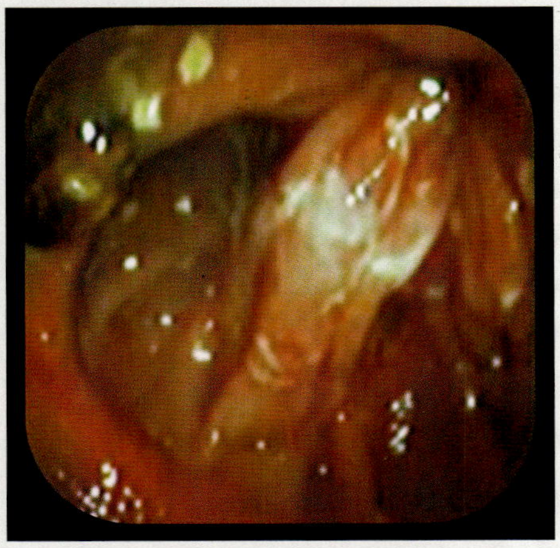

Fig. 37-1. Imagem endoscópica da estenose gastrojejunal graças ao deslizamento do anel abaixo da anastomose.

Exames complementares

▸ Radiografia (contraste iodado)

Nível hidroaéreo no fundo gástrico, *pouch* amplo e obstrução jejunal por deslizamento do anel, além de SNE na alça alimentar (Fig. 37-2).

Terapêutica endoscópica

Foi realizada dilatação endoscópica da bolsa gástrica, na área de compressão extrínseca do anel deslocado, considerando a falta de condições cirúrgicas da paciente.

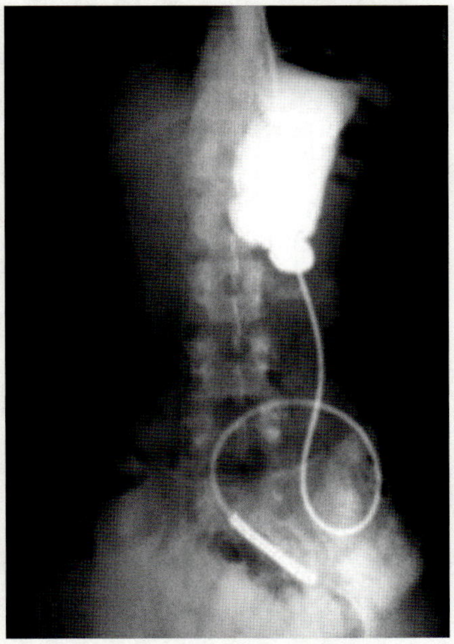

Fig. 37-2. Radiografia contrastada mostrando nível hidroaéreo, *pouch* amplo e obstrução gastrojejunal graças ao deslizamento de anel.

- Procedimento em regime ambulatorial.
- Paciente em decúbito lateral esquerdo, sob sedação profunda com propofol e fentanil por anestesiologista.
- Uso de endoscópio padrão de um canal.
- Passagem de fio-guia metálico (Savary®, Cook Medical Inc., Winston Salem, NC, EUA) na área da estenose (Figs. 37-3 e 37-4).
- Passagem de balão Rigiflex® 30 mm (Boston Scientific, Natick, MA, EUA), cuja extremidade proximal foi posicionada logo abaixo da junção esofagogástrica.
- Insuflação do balão até 10 psi, usando insuflador com pera e manômetro.
- Visualização da dilatação por meio de endoscopia e radioscopia (Fig. 37-5).
- Permanência da insuflação durante cerca de 10 minutos.
- Ruptura do fio do anel.
- Desinsuflação e remoção do balão.
- Revisão endoscópica para diagnóstico de possíveis sinais de hemorragia ou perfuração.

Terapêutica cirúrgica

Não houve.

Seguimento

Houve adequada aceitação da ingestão de alimentos, com alta hospitalar no quarto dia. Após 34 meses, a paciente se encontrava assintomática, sem vômitos, apresentando reganho de 18 kg (IMC = 26,3 kg/m²) e bolsa gástrica íntegra ao exame endoscópico.

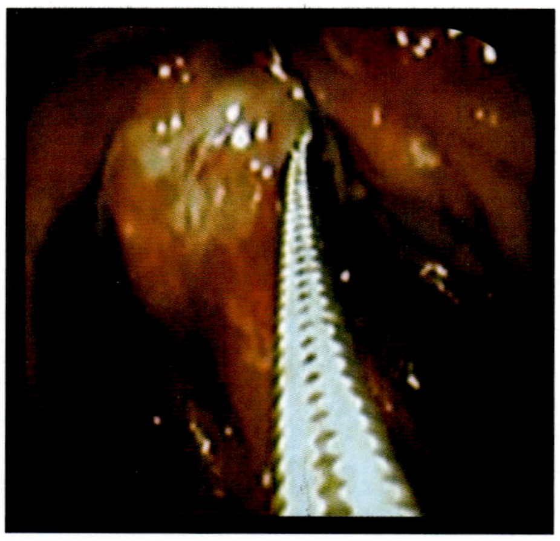

Fig. 37-3. Imagem endoscópica mostrando a passagem de fio-guia na área da estenose causada por deslizamento de anel.

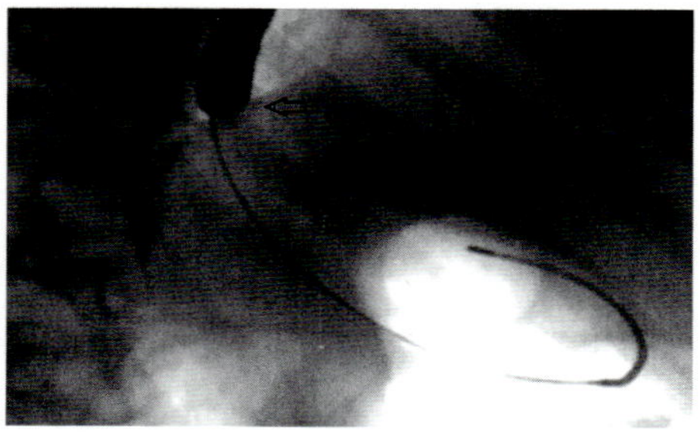

Fig. 37-4. Radiografia mostrando fio-guia posicionado na alça jejunal e endoscópio situado na compressão do anel (seta).

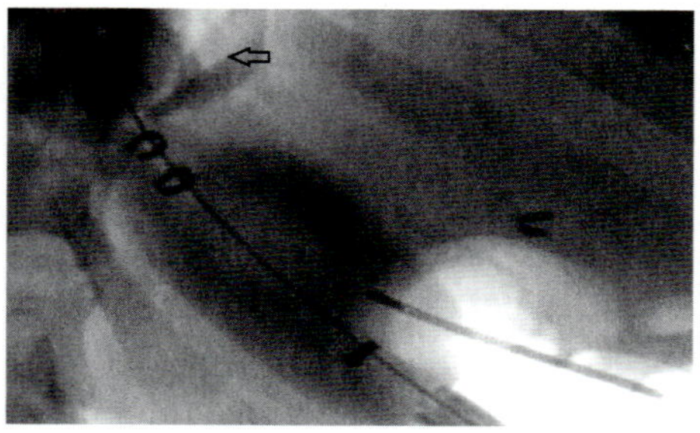

Fig. 37-5. Radiografia mostrando balão insuflado, com dilatação da compressão do anel (seta).

Cronologia dos eventos (Quadro 37-1)

Quadro 37-1. Descrição cronológica do quadro clínico e tratamento

	Quadro clínico	Tratamento
Dia 0	Obesidade (IMC = 42,7 kg/m²)	BGYR
4 anos	Vômitos esporádicos	Orientação nutricional
2 meses	Piora vômitos + desidratação + hipotensão Perda excessiva de peso (IMC = 19,4 kg/m²) EDA: *pouch* amplo + obstrução jejunal (anel deslizado) RX contraste: deslizamento anel + nível hidroaéreo	Internação hospitalar EDA + passagem de SNE
2 meses e 1 dia	Dificuldade de dieta enteral	EDA + dilatação balão 30 mm + ruptura de fio do anel
2 meses e 4 dias	Melhora clínica Dieta oral adequada	Alta hospitalar
34 meses	Assintomática Reganho de peso (IMC = 26,3 kg/m²) EDA: sem alterações	Seguimento

DISCUSSÃO

Deslizamento distal de anel ocorre em 0,75% dos pacientes após BGYR, cujo tratamento preconizado tem sido a retirada da prótese via laparotomia ou laparoscopia.[5] Todavia, a abordagem cirúrgica pode apresentar dificuldade em razão das aderências perigástricas, com possível aumento do risco de abscesso e fístula.[3]

Há alguns anos, a participação da endoscopia era restrita ao diagnóstico da obstrução e à passagem de SNE para melhora das condições cirúrgicas.[2] Neste caso, a despeito dos cuidados iniciais e da dieta por SNE, houve piora do quadro após 24 horas. Assim, indicou-se a dilatação endoscópica que promoveu realimentação oral precoce, porém foi necessária internação por 4 dias graças ao grave estado nutricional.

A dilatação com balão de 30 mm é indicada para o tratamento de acalasia; no paciente em tela, foi usada para o controle da estenose jejunal, sob compressão extrínseca de um tubo de silicone, o qual era amarrado internamente por fio de Seda n° 0® para formar o anel.[6]

Discute-se ainda o risco de perfuração gastrojejunal, secundária à compressão promovida pelo balão contra uma prótese pouco flexível, mas isto não ocorreu graças à baixa complacência do balão, que levou à ruptura do fio, sem causar erosão intraluminal do anel após seguimento de 34 meses.

Em laboratório, realizou-se teste de ruptura de anéis amarrados com fios de Prolene 0 e 2-0® usando o mesmo balão; houve ruptura apenas do fio de Prolene 2-0®, sob a pressão máxima de 19 psi, após 15 minutos de insuflação.

CONSIDERAÇÕES FINAIS

Em relação à clássica abordagem operatória, este método endoscópico deve apresentar as seguintes vantagens:

- Ser minimamente invasivo.
- Permitir rápido retorno às atividades.
- Ser ambulatorial.

Assim, esta técnica poderá ser preconizada para outros casos de deslizamento de anel, respeitando as limitações do método e as características do anel e do fio de fixação interna.

REFERÊNCIAS BIBLIOGRÁFICAS

1. Fobi MA, Lee H, Igwe Jr D *et al.* Prospective comparative evaluation of stapled versus transected silastic ring gastric bypass: 6-year follow-up. Obes Surg balloon (with videos). *Gastrointest Endosc* 2001;11(1):18-24.
2. Garrido Jr AB, Oliveira MC, Berti LV *et al.* Derivações gastrojejunais. In: Garrido Jr AB, Ferraz EM, Barroso FL *et al.* (Ed.). *Cirurgia da obesidade*. São Paulo: Atheneu, 2003. p. 155-61.
3. Garrido T, Maluf Filho F, Sakai P. O papel da endoscopia na cirurgia bariátrica. In: Garrido Jr AB *et al.* (Eds.). *Cirurgia da obesidade*. São Paulo: Atheneu, 2003. p. 293-302.
4. Rocha LCM, Lima Jr GF. Papel da endoscopia na obesidade mórbida. In: Castro LP, Savassi-Rocha PR, Rodrigues MAG *et al.* (Eds.).*Tópicos em gastroenterologia: obesidade e urgências gastroenterológicas*. Rio de Janeiro: Medsi, 2003. p. 53-74.
5. Berti LV, Garrido Jr AB. Bypass gástrico: é essencial a colocação do anel? In: Castro LP *et al.* (Eds.). *Tópicos em gastroenterologia: obesidade e urgências gastroenterológicas*. Rio de Janeiro: Medsi, 2003. p. 95-108.
6. Campos JM, Evangelista LF, Ferraz AA *et al.* Treatment of ring slippage after gastric bypass: long-term results after endoscopic dilation with an achalasia. *Gastrointest Endosc* 2010;72(1):44-49.

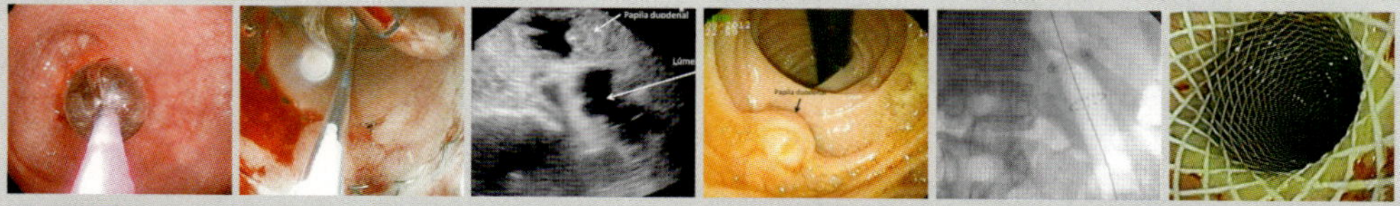

Capítulo 38

Uso de Prótese Plástica para Remoção de Anel Deslizado – Cura de Desnutrição

Josemberg Campos ▪ Flávio Ferreira
Cinthia Andrade ▪ Manoel Galvão Neto

INTRODUÇÃO

O deslizamento de anel é uma complicação tardia do *bypass* gástrico em Y de *Roux* (BGYR), com incidência menor que 1%, sendo pouco descrito na literatura. Consiste no deslocamento distal da prótese por fora da bolsa gástrica, podendo cavalgar sobre a alça jejunal e causar dificuldade de esvaziamento.[1] Valezi *et al.*, em uma série de 211 pacientes, relatam três casos de deslizamento, que foram tratados por retirada cirúrgica do anel.[2]

Objetiva-se apresentar dois casos clínicos de deslizamento de anel, que foram inicialmente tratados por dilatação pneumática com melhora parcial dos sintomas. Assim foi indicada aplicação de prótese, visando à retirada do anel por via oral.

CASO CLÍNICO 1

Paciente do sexo feminino, 28 anos de idade, com peso pré-operatório = 126 kg e IMC = 46,3 kg/m^2, sem comorbidades, submetida a BGYR com anel por videolaparoscopia. Após a cirurgia (30 meses), surgiu dor em região epigástrica, vômitos (três episódios semanais) e perda de peso acentuada, alcançando IMC de 19 kg/m^2.

Diagnóstico endoscópico

- Aparente dilatação de esôfago.
- Bolsa gástrica com diâmetro bastante aumentado, com resíduos alimentares (Fig. 38-1).
- Anastomose gastrojejunal (AGJ) pérvia, a 7 cm da TEG, com diâmetro > 20 mm.
- Compressão extrínseca de anel 1 cm abaixo da anastomose, em decorrência de deslizamento distal, com dificuldade de passagem do endoscópio (Fig. 38-2).
- Prolapso de mucosa jejunal na área da estenose (Fig. 38-2).

Terapêutica endoscópica

Dilatação com balão de 30 mm:

- Procedimento em regime ambulatorial.
- Paciente em decúbito lateral esquerdo, sob sedação profunda com propofol e fentanil, e acompanhamento de anestesiologista.
- Uso de endoscópio padrão de um canal.
- Passagem de fio-guia metálico (Savary®, Cook Medical Inc., Winston Salem, NC, EUA) (Fig. 38-3).

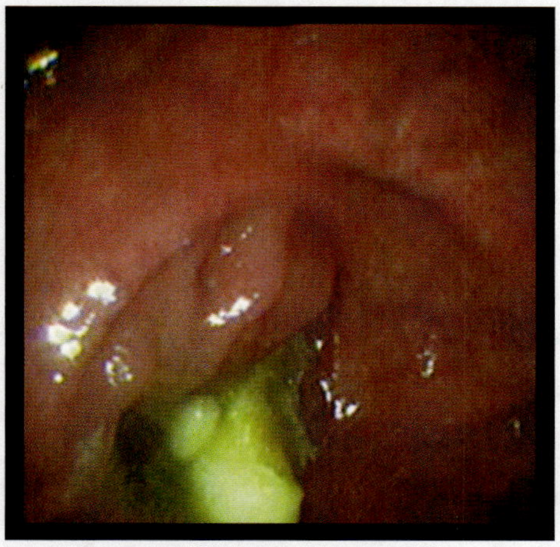

Fig. 38-1. Imagem endoscópica do *pouch* dilatado com resíduos alimentares e anastomose ampla.

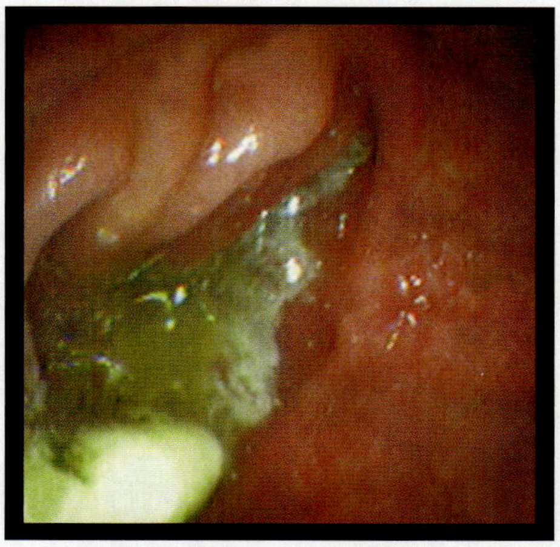

Fig. 38-2. Imagem endoscópica de anastomose ampla, com resíduos e estenose decorrente da compressão do anel deslizado, causando prega jejunal elevada.

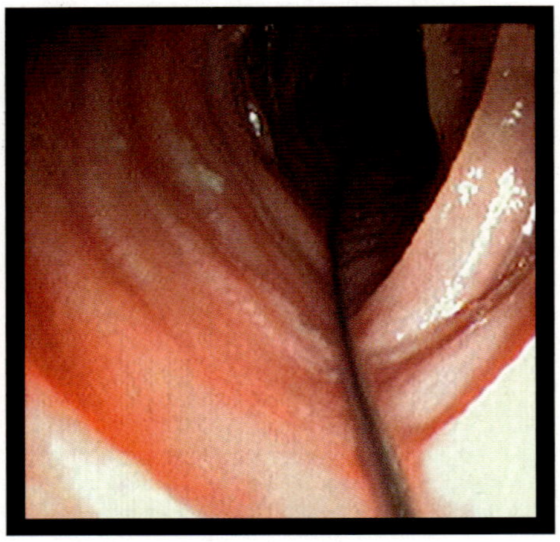

Fig. 38-3. Imagem endoscópica da alça alimentar com fio guia passado abaixo da área de estenose do anel.

- Passagem de balão Rigiflex® 30 mm (Boston Scientific, Natick, MA), cuja extremidade proximal foi posicionada logo abaixo da junção esofagogástrica (Fig. 38-4).
- Insuflação do balão até 15 psi, usando insuflador com pera e manômetro.
- Visualização da dilatação somente através de endoscopia, sem uso de radioscopia.
- Permanência da insuflação durante cerca de 10 minutos.
- Desinsuflação e remoção do balão.
- Revisão endoscópica para diagnóstico de possíveis sinais de hemorragia ou perfuração.

Terapêutica endoscópica

Optou-se por utilizar prótese, considerando as seguintes informações:

- Paciente persistiu com dificuldade na ingesta após dilatação.
- Na cirurgia de BGYR, foi utilizado fio de Ethibond® para amarrar internamente o anel, sendo de difícil ruptura.
- Discussão com familiares sobre a necessidade da repetição da dilatação endoscópica por mais duas ou três vezes.

Assim, foi indicada a seguinte técnica de colocação da prótese plástica:

- Procedimento em regime hospitalar.
- Paciente em decúbito dorsal, sob anestesia geral e entubação orotraqueal realizados por anestesiologista.
- Uso de endoscópio padrão de um canal.
- Montagem da prótese conforme videoinstitucional.
- Passagem de fio-guia metálico (Savary®, Cook Medical Inc., Winston Salem, NC, EUA), com extremidade situada a partir de 15 cm abaixo da anastomose GJ.
- Introdução da prótese plástica autoexpansível (Polyflex® diâmetro = 25 × 21 mm; comprimento = 90 mm, Boston Scientific, Natick, MA) através do fio-guia.
- Liberação e posicionamento da prótese.
- Em seguida, foi realizado controle endoscópico e radioscópico do correto posicionamento da prótese, sendo visualizada a compressão extrínseca do anel (Figs. 38-5 e 38-6).

Terapêutica endoscópica

Cerca de 15 dias após a colocação, a prótese foi retirada juntamente com o anel.

- Paciente em sedação profunda realizada por anestesiologista, em ambiente ambulatorial.
- Visualização da prótese e de erosão intragástrica do anel.
- Prótese tracionada com pinça de corpo estranho, aplicando-se leve rotação para redução do seu diâmetro, sendo removida por via oral.
- Reintrodução do endoscópio para remoção do anel com pinça de corpo estranho.
- Revisão endoscópica: visualização de úlcera em toda circunferência da bolsa gástrica, na área onde houve a erosão do anel.
- Prescrição de dieta líquida por 3 dias, com progressão para pastosos e sólidos, além do uso de sucralfato + inibidor de bomba de prótons (IBP).

Após a retirada da prótese, foram efetuadas mais duas sessões de dilatação com balão Rigiflex® 30 mm (Boston Scientific, Natick, MA), com intervalo de 20 dias. Atualmente, a paciente encontra-se bem e assintomática.

Cronologia dos eventos (Quadro 38-1)

Quadro 38-1. Descrição cronológica do quadro clínico e tratamento do caso 1

	Quadro clínico	Tratamento
Dia 0	Obesidade mórbida	BGYR
30 meses	Dor epigástrica + vômitos EDA: deslizamento de anel	EDA + dilatação do balão 30 mm
31 meses	Melhora parcial da sintomatologia	EDA + aplicação de prótese plástica
31,5 meses	EDA: prótese e erosão do anel na bolsa gástrica	EDA + remoção de prótese e anel justaposto
35 meses	Assintomática	Seguimento

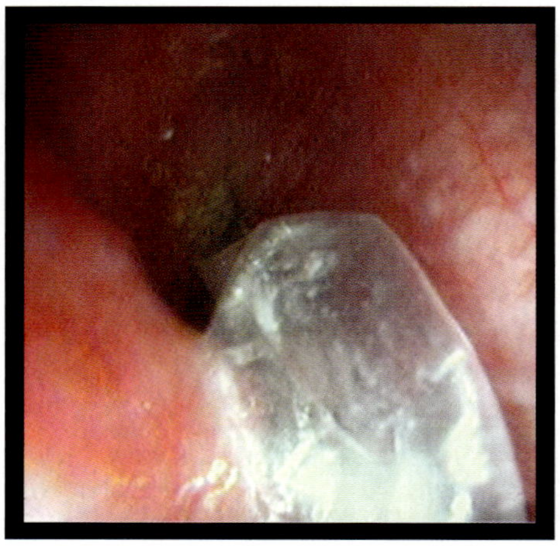

Fig. 38-4. Imagem do *pouch* com balão de 30 mm desinflado, passando na área de estenose do anel, antes da dilatação endoscópica.

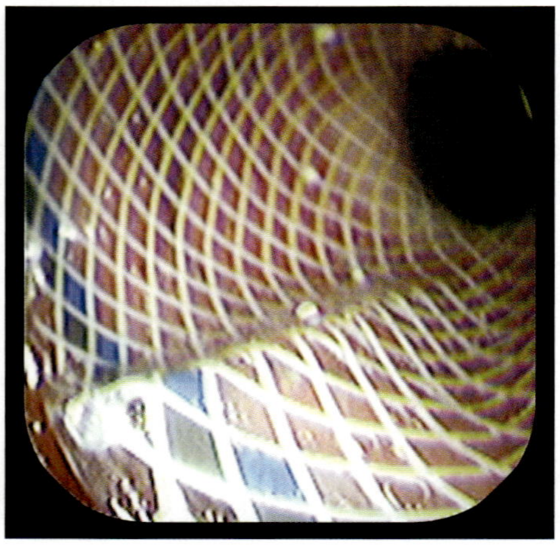

Fig. 38-5. Imagem endoscópica da borda proximal da prótese comprimindo o anel e retificando o desvio causado pelo deslizamento.

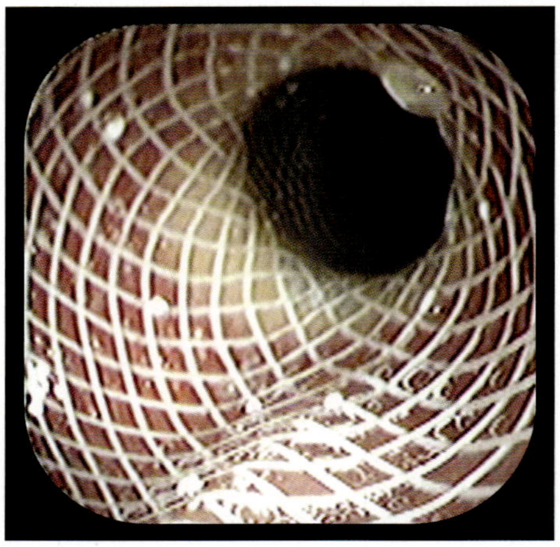

Fig. 38-6. Imagem endoscópica mostrando o anel sendo dilatado pela prótese plástica autoexpansível (Boston).

CASO CLÍNICO 2

Paciente do sexo feminino, 43 anos de idade, submetida a *bypass* gástrico com anel há 7 anos, com IMC pré-operatório de 39 kg/m². Um ano após, o IMC era de 21 kg/m². Seis anos após, iniciou quadro de vômitos (mais de 3×/semana), intolerância para alimentos sólidos e perda excessiva de peso, atingindo 45 kg.

Diagnóstico endoscópico

- Resíduos alimentares líquidos em esôfago e aparente dilatação.
- Bolsa gástrica com diâmetro aumentado, grande quantidade de resíduos líquidos.
- AGJ pérvia, a 10 cm da TEG, com diâmetro > 20 mm.
- Estenose de alça alimentar secundária a deslizamento de anel, não sendo possível a passagem de endoscópio padrão (9,8 mm).
- Passagem de endoscópio de 7,8 mm para alça alimentar.

Terapêutica endoscópica

- Realizadas duas sessões de dilatação da estenose gastrojejunal (secundária à compressão do anel), usando balão Rigiflex® 30 mm (Boston Scientific, Natick, MA), seguindo a mesma técnica relatada no caso anterior, com intervalo de 15 dias.
- Um mês após, houve melhora parcial do quadro, optou-se pela colocação de prótese plástica autoexpansível Polyflex® (diâmetro, 25 × 21 mm; comprimento, 150 mm) (Boston Scientific, Natick, MA).
- Remoção da prótese após 15 dias, em conjunto com o anel, seguindo a mesma técnica relatada anteriormente.

Terapêutica cirúrgica

Não houve.

Seguimento

Remissão dos sintomas.

Controle endoscópico

Após 5 meses, EDA de controle foi realizada, com o seguinte achado:

- Anastomose gastrojejunal pérvia.
- Ausência de compressão extrínseca por anel.
- Estenose logo abaixo da anastomose (diâmetro < 12 mm), não permitindo a passagem do endoscópio.

Efetuadas duas dilatações com balão Rigiflex® 30 mm (Boston Scientific, Natick, MA), com intervalo de 20 dias. Seguimento de 6 meses mostra paciente assintomática, com adequada ingesta de alimentos sólidos.

Cronologia dos eventos (Quadro 38-2)

Quadro 38-2. Descrição cronológica do quadro clínico e tratamento do caso 2

	Quadro clínico	Tratamento
Dia 0	Obesidade Grau II	BGYR
1 ano	IMC = 21 kg/m²	Acompanhamento
6 anos	Vômitos + intolerância alimentar + perda excessiva de peso EDA: deslizamento de anel	EDA + duas sessões de dilatação endoscópica

Quadro 38-2. Descrição cronológica do quadro clínico e tratamento do caso 2 *(Cont.)*

	Quadro clínico	Tratamento
1,5 mês após duas dilatações	Melhora parcial dos sintomas	EDA + colocação de prótese
1 mês e 17 dias após dilatação	Melhora dos sintomas EDA: completa erosão de anel aderido envolvendo a prótese na bolsa gástrica	EDA + remoção de prótese e do anel aderido
5 meses após remoção da prótese	Melhora clínica EDA: estenose de anastomose gastrojejunal (< 5 mm)	EDA + dilatação do balão 30 mm
5 meses e 20 dias após remoção da prótese	EDA: estenose de anastomose gastrojejunal	EDA + dilatação do balão 30 mm
6 meses após última dilatação	Assintomática Dieta sólida por via oral	Seguimento

DISCUSSÃO

Nos casos de deslizamento parcial, é possível a passagem do endoscópio na área estreitada, já no deslizamento total, não. Geralmente, no deslizamento inicial, a compressão extrínseca decorrente do anel é visualizada sobreposta à anastomose, podendo não haver sintomatologia. Se o deslocamento progredir, podem surgir sintomas obstrutivos.

O quadro clínico do deslizamento parcial é composto por vômitos frequentes, eructação, intolerância a alimentos pastosos e sólidos, perda de peso, astenia e depressão. No deslocamento total, a sintomatologia é de obstrução alta, com vômitos incoercíveis sem distensão abdominal, intolerância total a alimentos, podendo levar a vômitos de estase.

Na radiografia contrastada é possível visualizar, inicialmente, o anel em posição oblíqua, deslizado no lado da fixação à alça interposta. No diagnóstico tardio, a bolsa gástrica tem diâmetro aumentado, com nível hidroaéreo em área correspondente ao fundo gástrico e na alça interposta, anastomose ampla e anel oblíquo, promovendo obstrução logo abaixo da anastomose sobre a alça jejunal.

À endoscopia, no deslizamento parcial, a área do anel é visualizada sobreposta à anastomose gastrojejunal, porém permite a justa passagem do endoscópio. No deslizamento total, há sinais de esofagite em razão do excesso de vômitos, além de bolsa gástrica com diâmetro aumentado, formação de fundo gástrico, sem evidência de compressão extrínseca. Podem ser observados também resíduos alimentares e anastomose gastrojejunal ampla, com convergência das pregas jejunais para uma área de estenose excêntrica logo abaixo do nível da anastomose.

Quando o deslizamento é identificado, o paciente deve ser submetido, além do tratamento endoscópico ou cirúrgico, a tratamento clínico visando restaurar seu estado nutricional e hidreletrolítico.

A conduta clássica tem sido a retirada cirúrgica do anel, por laparotomia ou laparoscopia. É importante observar que o processo inflamatório perigástrico pode dificultar a cirurgia e aumentar o risco de infecção, fístula e sangramento por lesão hepática ou esplênica.[1]

Já foi relatado na literatura tratamento por dilatação endoscópica do anel deslizado, com balão de 30 mm, visando à ruptura do fio interno, com melhora dos sintomas. Tem como vantagens a recuperação imediata e retorno rápido às atividades normais.[3]

Em uma série de 39 pacientes com deslizamento parcial ou total de anel, 35 foram submetidos a tratamento endoscópico, em nosso serviço. As sessões de dilatação foram realizadas em regime ambulatorial ou hospitalar, sob sedação profunda com propofol, na presença de anestesiologista. Foi utilizado endoscópio padrão de um canal, com passagem do fio-guia de Savary, seguido por balão pneumático de 30 mm (Rigiflex, Boston Scientific, Natick, MA). A porção proximal do balão foi posicionada próxima à cárdia, para evitar laceração esofagiana. Nos casos de deslizamento total, primeiro foi feita dilatação com balão TTS de 20 mm, e então a passagem do fio-guia e dilatação com balão de acalasia. O balão foi insuflado até que o fio interno fosse rompido ou esticado. Uma pressão máxima de 23 psi foi aplicada, por até 30 minutos. Dieta líquida foi mantida por 48 horas após os procedimentos. Foram necessárias uma média de 1,8 sessão de dilatação, com rompimento do fio em 65,7% dos casos. Houve 100% de remissão dos sintomas. Apresentou-se um caso de sangramento leve, sem necessidade de reintervenção, e quatro casos de migração intraluminal do anel 1 mês após o procedimento, sendo tratada com remoção endoscópica do mesmo.[4]

Dilatação não deve ser tentada na presença de isquemia gastrointestinal ou se o anel não for de silicone com fio interno, como em anéis com *locker* semelhantes à BGA. Nos casos iniciais foi utilizado controle fluoroscópico. Posteriormente, os procedimentos foram realizados com segurança apenas com controle endoscópico, permitindo sua realização ambulatorial.[4,5]

Quando a dilatação não é eficaz, como no caso de anel de silicone com fio interno de grosso calibre, pode ser tentada a retirada endoscópica do anel através do uso de próteses.

O primeiro relato de retirada de anel após uso de prótese foi feito por Hookey *et al.* em 2005. Os autores descrevem o caso de uma paciente com sintomas obstrutivos após BGYR com anel. Foram realizadas várias tentativas de dilatação endoscópica, que não trouxeram alívio duradouro. Decidiu-se pela colocação de uma prótese plástica autoexpansível, para melhora de sintomas. Um mês após sua colocação, os sintomas voltaram e à endoscopia foi visto que o anel havia migrado inteiramente para dentro do reservatório gástrico, estando preso à prótese.[6]

Blero *et al.* publicaram um estudo com 13 pacientes submetidos previamente à gastroplastia vertical com anel e banda gástrica ajustável. No estudo atual são descritos os tipos de disfunção de anel, como deslizamento, estenose e migração. Para o tratamento de deslizamento ele sugere intervenção cirúrgica. Nos casos de estenose e migração parcial ele aplicou a prótese plástica. E nos pacientes com migração maior que 50% foi realizada remoção endoscópica com tesoura e pinça. Os sintomas frequentes foram dor epigástrica, náusea, vômitos e disfagia. O sucesso do tratamento foi de 92% considerando anel e banda. Em três pacientes foram necessários mais de um procedimento para retirada do anel. Nenhum do grupo de anel precisou de cirurgia.[7]

CONSIDERAÇÕES FINAIS

Em casos refratários à dilatação com balão de acalasia, o deslizamento de anel pode ser tratado pela colocação de prótese plástica. Isto leva à erosão intragástrica do anel, que é retirado em conjunto com a prótese.

Conforme a experiência dos autores, este método é seguro e eficaz no controle dos sintomas obstrutivos do deslizamento de anel, mantendo a desejada restrição do BGYR, graças à fibrose criada pela prótese na área da erosão.

REFERÊNCIAS BIBLIOGRÁFICAS

1. Evangelista LF, Campos JM, Ferraz AAB *et al.* Uso de anillo en bypass gástrico: ventajas y desventajas. *Rev Chil Cir* 2009;61:571-77.
2. Valezi AC, Mali Jr J, de Menezes MA *et al.* Weight loss outcome after silastic ring Roux-en-Y gastric bypass: 8 years of follow-up. *Obes Surg* 2010;20(11):1491-95.
3. Campos J, Evangelista L, Siqueira L *et al. Tratamento endoscópico das complicações do anel no bypass gástrico*. Anais do segundo congresso latinoamericano international federation surgery obesity de cirurgia para la obesidad, 2007.
4. Campos JM, Evangelista LF, Ferraz AAB *et al.* Treatment of ring slippage after gastric bypass: long-term results after endoscopic dilation with an achalasia balloon (with videos). *Gastrointest Endosc* 2010;72(1):44-49.
5. Ferraz A, Campos J, Dib V *et al.* Food intolerance after banded gastric bypass without stenosis: aggressive endoscopic dilation avoids reoperation. *Obes Surg* 2013;23(7):959-64.
6. Hookey LC, Mehdi A, Le Moine O *et al.* Removal of a gastroplasty ring. *Gastrointest Endosc* 2005;61(4):594.
7. Blero D, Eisendrath P, Vandermeeren A *et al.* Endoscopic removal of dysfunctioning bands or rings after restrictive bariatric procedures. *Gastrointest Endosc* 2010;71(3):468-74.

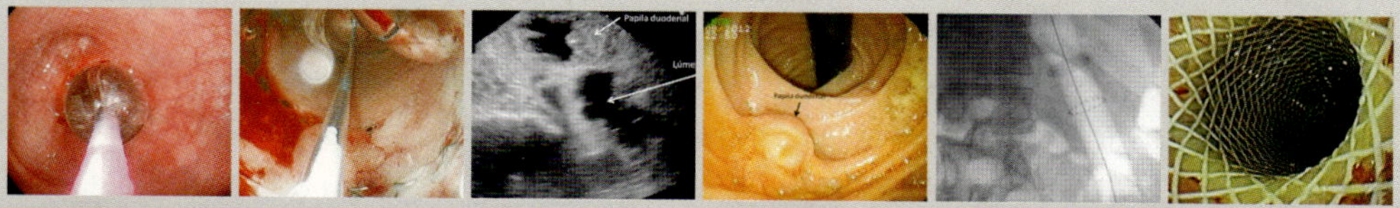

Capítulo 39

Retirada de Anel através de Prótese Plástica por Intolerância Alimentar

Josemberg Campos ▪ Galeno Egydio José de Magalhães Neto
Sércio Fidney ▪ Antonio Moreira Mendes Filho

INTRODUÇÃO

O anel de silicone no *bypass* gástrico em Y de *Roux* (BGYR) determina benefícios em relação à perda de peso tardia, mas pode causar intolerância alimentar, entre outras complicações.[1-3] Mesmo diante de anatomia normal do *pouch* sem estenose, alguns pacientes podem apresentar intolerância alimentar graças à presença de uma estrutura rígida secundária à compressão do anel; isso causa vômitos pós-prandiais e não aceitação de alimentos sólidos.[4]

Objetiva-se apresentar um caso clínico de uma paciente com intolerância alimentar, que foi tratada pela aplicação de prótese plástica autoexpansível, por via endoscópica, visando promover a erosão e remoção do anel.

CASO CLÍNICO

Paciente do sexo feminino, 39 anos de idade, com hipertensão arterial sistêmica e IMC = 45,7 kg/m^2, submetida a BGYR com anel, por via laparotômica. Seis anos após começou a apresentar vômitos pós-alimentares frequentes (três episódios semanais), e restrição à ingestão de alimentos sólidos.

Diagnóstico endoscópico

O exame foi realizado 6 meses após o início dos sintomas.

- Compressão extrínseca de anel a 3 cm da TEG, com diâmetro em torno de 11 mm.
- Bolsa gástrica normal.
- Anastomose gastrojejunal (AGJ) pérvia a 5 cm da TEG, com diâmetro > 20 mm (estimado).

1ª terapêutica endoscópica

Dilatação com balão Rigiflex® 30 mm (Boston Scientific, Natick, MA), insuflado até 15 psi durante 10 minutos.

2ª terapêutica endoscópica

Apesar da dilatação, houve persistência da sintomatologia, sendo indicada aplicação de prótese plástica autoexpansível, conforme técnica a seguir:

- Procedimento realizado em ambiente hospitalar.
- Passagem de fio-guia Savary® (Wilson-Cook Medical Inc., Winston Salem, NC, EUA).
- Colocação de prótese Polyflex® (25 × 21 diâmetro, 150 mm comprimento) (Boston Scientific, Natick, MA), através do fio-guia de Savary, avançada até o local desejado, com auxílio de radioscopia (Fig. 39-1).
- Revisão endoscópica para avaliar a adequada posição da prótese na bolsa gástrica, comprimindo o anel, próximo à borda proximal do *stent* (Fig. 39-2).

3ª terapêutica endoscópica

Duas semanas após sua colocação, a prótese e o anel foram retirados.

- Procedimento realizado em regime ambulatorial.
- Paciente em decúbito lateral esquerdo, sob sedação profunda, em acompanhamento de anestesiologista.
- Uso de endoscópio padrão de um canal.
- Identificada a borda proximal da prótese e o anel aderido (Figs. 39-3 e 39-4).
- Com auxílio de pinça de corpo estranho tipo "dente de rato", foi realizada fixação à borda proximal da prótese, realizando

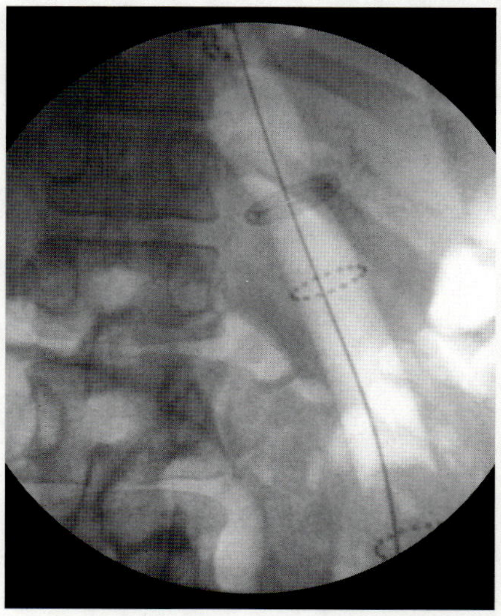

Fig. 39-1. Radiografia evidenciando prótese plástica autoexpansível posicionada no *pouch* e comprimindo anel.

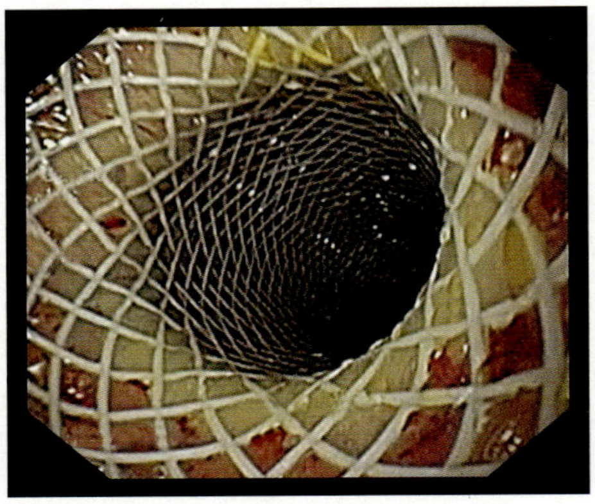

Fig. 39-2. Imagem endoscópica, mostrando delgada parede do *pouch* entre a prótese e o anel.

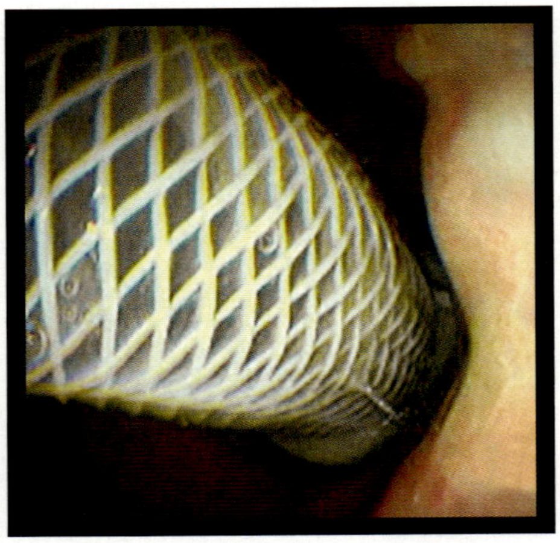

Fig. 39-3. Imagem endoscópica, mostrando prótese circundada pelo anel erodido.

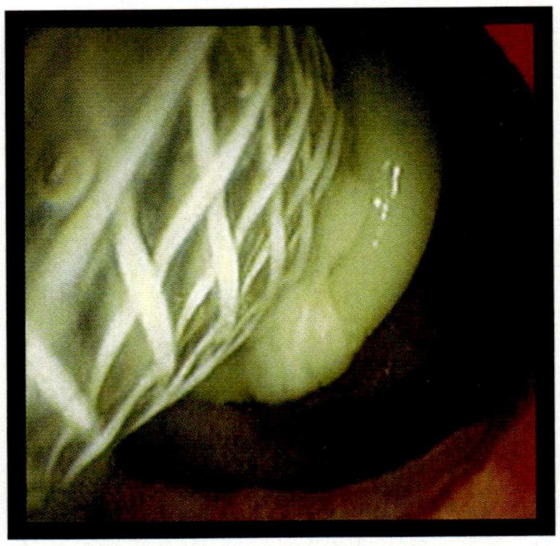

Fig. 39-4. Imagem endoscópica da prótese com completa migração intragástrica do anel.

leve movimento para baixo e para cima, visando deslocar o conjunto.

- Tração no sentido proximal e rotação do aparelho, sempre mantendo a pinça fixada ao *stent*.
- É realizada lenta tração através do esôfago até completa exteriorização por via oral.
- Reintrodução do endoscópio para remoção do anel com pinça de corpo estranho (Figs. 39-5 e 39-6).
- Revisão endoscópica: visualização de úlcera em toda circunferência da bolsa gástrica, na área onde houve a erosão do anel.

Controle endoscópico

Dez dias após a remoção da prótese.

- Esôfago normal, com mucosa esbranquiçada em terço distal.
- Bolsa gástrica com mucosa homogênea, cicatriz de sutura longitudinal, apresentando úlcera circular na área de prévia erosão do anel, com diâmetro diminuído (Figs. 39-7 e 39-8).
- AGJ pérvia a 5 cm da TEG, diâmetro > 20 mm.
- Alças cega e eferente pérvias e com mucosa normal.

Controle endoscópico

Um mês após a remoção da prótese.

- Esôfago normal.
- Bolsa gástrica com pequena quantidade de resíduos sólidos, apresentando linha de sutura longitudinal, mucosa com discreto enantema e edema difuso.
- Estenose da AGJ, medindo 3 mm de diâmetro, impedindo a progressão do aparelho.

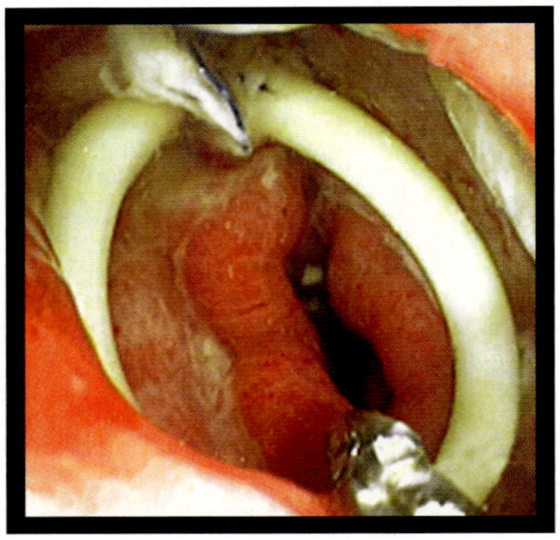

Fig. 39-5. Imagem endoscópica de úlcera circunferencial em *pouch* e anel migrado, o qual esta sendo mobilizado por pinça de corpo estranho.

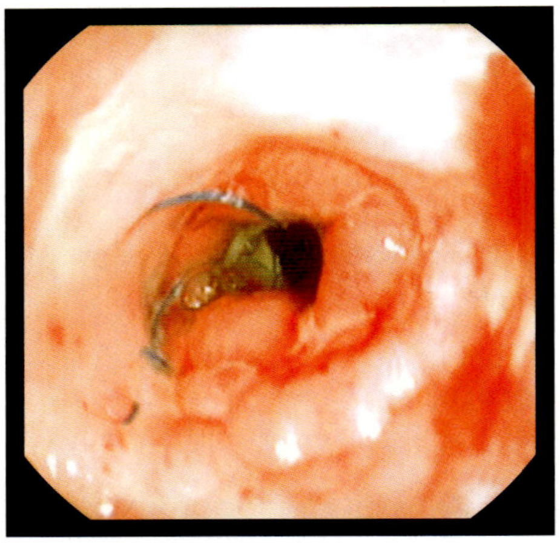

Fig. 39-7. Imagem endoscópica, mostrando úlcera e retração cicatricial na área da prévia erosão do anel.

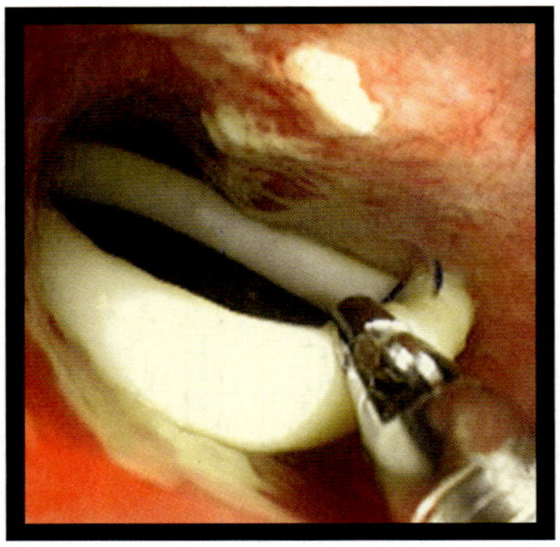

Fig. 39-6. Imagem endoscópica, mostrando pinça de corpo estranho extraindo anel migrado pelo esofâgo.

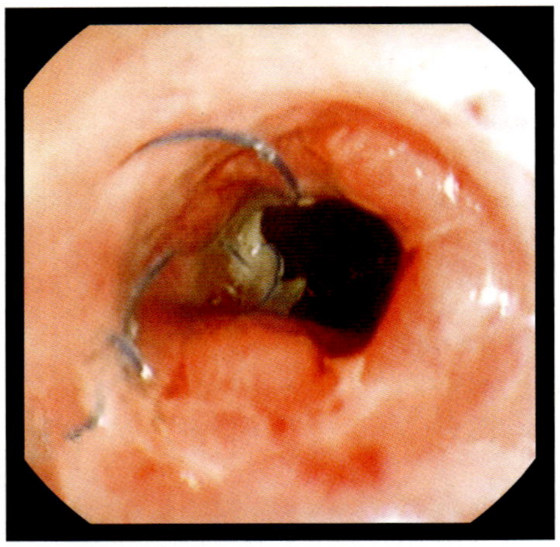

Fig. 39-8. Imagem endoscópica, evidenciando estreitamento da via de saída do *pouch* e fios de sutura.

4ª terapêutica endoscópica

Dois meses após a remoção da prótese estenostomia e dilatação.

- Realização de estenostomia com MicroKnife® (Boston Scientific, Natick, MA).
- Dilatação com balão Rigiflex® 30 mm (Boston Scientific, Natick, MA), cuja extremidade proximal foi posicionada logo abaixo da junção esofagogástrica.
- Insuflação do balão até 15 psi, usando insuflador com pera e manômetro.
- Visualização da dilatação somente através de endoscopia, sem uso de radioscopia.

Controle endoscópico

- Três meses após a retirada da prótese.
- Esôfago normal, bolsa gástrica medindo cerca de 5 cm, apresentando linha de sutura longitudinal.
- Diminuição concêntrica da luz do órgão (área previamente dilatada, após retirada do anel), com cerca de 10 mm e úlcera recoberta por fibrina, a cerca de 3 cm da TEG.
- A 5 cm da TEG observa-se AGJ ampla, pérvia, sem lesões, com fios de sutura visíveis.

Seguimento

Atualmente, a paciente encontra-se bem e assintomática, ingerindo sólidos, incluindo carne vermelha.

Cronologia dos eventos (Quadro 39-1)

Quadro 39-1. Descrição cronológica do quadro clínico e tratamento

	Quadro clínico	Tratamento
Dia 0	Obesidade mórbida	BGYR
6 anos	Vômito pós-prandial	Observação
6,5 anos	Piora quadro + dificuldade ingestão sólidos EDA: compressão anel = 11 mm	Dilatação balão 30 mm
6 anos e 8 meses	Quadro clínico inalterado	Aplicação prótese plástica sob radioscopia
6 anos, 8 meses e 15 dias	Melhora do quadro clínico	Retirada prótese e anel
6 anos e 9 meses	Melhora clínica EDA de controle	Seguimento
6 anos e 10 meses	Restrição à ingesta de sólidos EDA: estenose área de erosão anel = 3 mm	Dilatação balão 30 mm
6 anos e 11 meses	Melhora clínica EDA de controle: estenose gástrica (diâmetro = 3 mm)	Estenostomia + dilatação balão 30 mm IBP
7 anos	EDA controle: leve estenose gástrica + úlcera	IBP
7 anos e 2 meses	Restrição à ingesta de alimentos sólidos	Orientação dietética IBP
7 anos e 6 meses	Assintomática Ingere sólidos (carne)	Seguimento

DISCUSSÃO

Marcação na submucosa com 2 mL de lipiodol sobre a gastroenteroanastomose, 2 cm distal a ela, na TEG e também no ângulo de His.

Awad *et al.* estudaram retrospectivamente 260 pacientes submetidos a BGYR com anel, e 218 sem anel, em um seguimento de 10 anos, avaliando perda de peso, qualidade de vida, tolerância alimentar e resolução de comorbidades. Houve diferença significativa na perda de excesso de peso entre o 3º e o 10º ano no grupo com anel, em relação ao outro grupo. No entanto, houve maior intolerância alimentar nos casos com anel, o que não influenciou no escore de qualidade de vida, não havendo diferença entre os grupos.[3]

Alguns pacientes apresentam vômitos em razão da estenose da bolsa gástrica por anel muito estreito. O diagnóstico endoscópico se dá quando não é possível a passagem do aparelho de 9,8 mm ou quando o mesmo se faz com dificuldade, forçando a parede gástrica contra o anel rígido. Nesses casos se considera como anormal, pois o alimento não consegue forçar a passagem através da constricção do anel.[5]

Existem ainda pacientes com intolerância ao anel, representada por um quadro de não ingestão de alimentos sólidos, com vômitos, perda excessiva de peso e até desnutrição. Esse é um grupo mal definido e não há consenso na definição do diagnóstico.[1,6,7] Intolerância alimentar tem sido definida como ausência de estenose na bolsa gástrica, permitindo a passagem de um endoscópio de 9,8 mm, sem dificuldade na área do anel, com intolerância a alimentos sólidos, disfagia e mais de quatro episódios de vômitos por semana.[4] Nesses casos, apesar das condições clínicas desfavoráveis, a remoção cirúrgica do anel tem sido o tratamento de escolha na literatura.[8]

Uma alternativa menos invasiva e com adequada taxa de sucesso tem sido buscada. A dilatação endoscópica como método terapêutico na estenose do anel já está estabelecida.[9] Foi demonstrada a sua aplicação também em casos de deslizamento parcial ou total, havendo elevada taxa de sucesso. Apesar de ser um procedimento menos invasivo, a depender do tipo de fio utilizado na confecção do anel, são necessárias mais de uma sessão para ocorrer completa ruptura.[10] Quando há falha da mesma, pode ser feita a retirada do anel através de colocação de prótese plástica autoexpansível.[11,12]

O primeiro relato de retirada de anel após uso de prótese foi feito por Hookey *et al.* em 2005. Os autores descrevem o caso de uma paciente com sintomas obstrutivos após cirurgia bariátrica com anel. Foram realizadas várias tentativas de dilatação endoscópica, que não trouxeram alívio duradouro. Decidiu-se pela colocação de uma prótese plástica autoexpansível na área de estenose, com intenção de melhora de sintomas. Um mês após sua colocação, os sintomas voltaram e à endoscopia foi visualizada completa erosão intragástrica do anel, o qual estava aderido à prótese, sendo removido o conjunto.[11]

Blero *et al.* publicaram estudo com 13 pacientes submetidos previamente à gastroplastia vertical com anel e banda gástrica ajustável, apresentando estenose ou erosão do anel, tratados por prótese plástica autoexpansível, que foi utilizada com o intuito de causar erosão e posterior remoção. O sucesso do tratamento endoscópico foi de 100% quando se considera apenas o grupo da gastroplastia vertical com anel. A única complicação relatada foi disfagia em um paciente, tratada pela colocação de outra prótese.[12]

Em 2013, Wilson *et al.* publicaram estudo retrospectivo que avaliou a remoção endoscópica de banda gástrica não ajustável após indução de migração intragástrica por prótese autoexpansível. Foram avaliados 15 casos, sendo realizada remoção completa da banda em 87% após tempo médio de 16,3 dias. Complicações (dor e/ou náusea e vômito) foram observadas em 27%.[13]

Até o presente momento, nosso grupo possui uma série de 39 pacientes submetidos à retirada endoscópica de anel através de colocação de prótese plástica autoexpansível. A prótese permitiu erosão completa do anel para o interior da bolsa gástrica e remoção simultânea em 23 (59%) pacientes. Em 16 (41%) pacientes a erosão foi parcial nos primeiros 15 dias, e a remoção da prótese antecedeu a retirada do anel; isso foi realizado após sua erosão completa com uma média de 15 dias após a remoção da prótese. A média de permanência da prótese foi de 16 dias.

Após a remoção da prótese, 31 (87,1%) pacientes necessitaram de uma ou mais sessões de dilatação endoscópica com balão. Houve migração da prótese com eliminação espontânea pelo ânus em dois pacientes, não ocorrendo intervenção cirúrgica e nem mortalidade. Este estudo mostra melhora significativa da sintomatologia obstrutiva, com redução da frequência de vômitos de 35 pacientes antes da colocação da prótese para cinco casos após a remoção do anel. Além disso, a capacidade de ingestão de carne vermelha foi verificada em 30 (77%) pacientes após a remoção do anel e antes da possível dilatação com balão, o que não era observado em nenhum paciente antes do tratamento. O índice de massa corpórea (IMC) médio após a remoção da prótese foi de 26,4 kg/m², variando de 19 a 40 kg/m². O tempo de seguimento médio foi de 11 meses. Todos os anéis foram removidos com sucesso.

CONSIDERAÇÕES FINAIS

O reganho de peso é um grande problema que pode ocorrer após a remoção do anel por via cirúrgica.

Quando este procedimento é realizado por prótese, ocorre uma área cicatricial, circunferencial, que envolve todo o diâmetro da bolsa gástrica; possivelmente atua como fator restritivo, promovendo perda de peso.

REFERÊNCIAS BIBLIOGRÁFICAS

1. Evangelista LF, Campos JM, Ferraz AAB *et al.* Uso de anillo en bypass gástrico: ventajas y desventajas. *Rev Chil Cir* 2009;61:571-77.
2. Valezi AC, Mali r J, de Menezes MA *et al.* Weight loss outcome after silastic ring Roux-en-Y gastric bypass: 8 years of follow-up. *Obes Surg* 2010;20(11):1491-95.
3. Awad W, Garay A, Martinez C. Ten years experience of banded gastric bypass: does it make a difference? *Obes Surg* 2012;22(2):271-78.
4. Ferraz A, Campos J, Dib V *et al.* Food intolerance after banded gastric bypass without stenosis: aggressive endoscopic dilation avoids reoperation. *Obes Surg* 2013;23(7):959-64.
5. Huang CS, Farraye FA. Endoscopy in the bariatric surgical patient. *Gastroenterol Clin North Am* 2005;34(1):151-66.
6. Crampton NA, Izvornikov V, Stubbs RS. Silastic ring gastric bypass: a comparison of two ring sizes: a preliminary report. *Obes Surg* 1997;7(6):495-99.
7. Arasaki CH, Del Grande JC, Yanagita ET *et al.* Incidence of regurgitation after the banded gastric bypass. *Obes Surg* 2005;15(10):1408-17.
8. Taddeucci RJ, Madan AK, Ternovits CA *et al.* Laparoscopic re-operations for band removal after open banded gastric bypass. *Obes Surg* 2007;17(1):35-8.
9. Campos JM, Mello FS, Ferraz AAB *et al.* Endoscopic dilation of gastrojejunal anastomosis after gastric bypass. *Arq Bras Cir Dig* 2012;25(4):283-89.
10. Campos JM, Evangelista LF, Ferraz AAB *et al.* Treatment of ring slippage after gastric bypass: long-term results after endoscopic dilation with an achalasia balloon (with videos). *Gastrointest Endosc* 2010;72(1):44-49.
11. Hookey LC, Mehdi A, Le Moine O *et al.* Removal of a gastroplasty ring. *Gastrointest Endosc* 2005;61(4):594.
12. Blero D, Eisendrath P, Vandermeeren A *et al.* Endoscopic removal of dysfunctioning bands or rings after restrictive bariatric procedures. *Gastrointest Endosc* 2010;71(3):468-74.
13. Wilson TD, Miller N, Brown N *et al.* Stent induced gastric wall erosion and endoscopic retrieval of nonadjustable gastric band: a new technique. *Surg Endosc* 2013;27(5):1617-21.

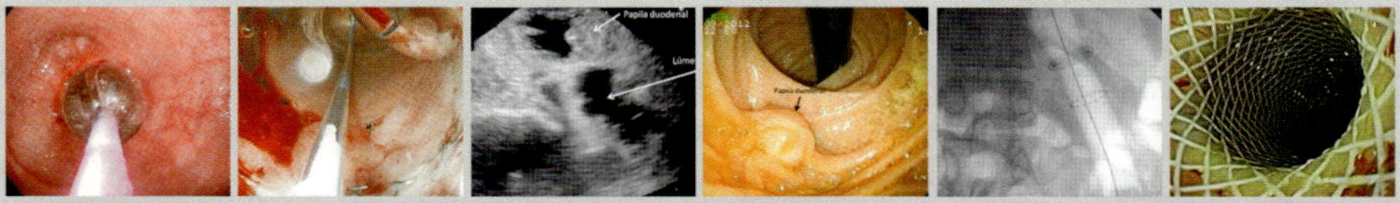

Capítulo **40**

Erosão Intragástrica de Anel – Remoção com Tesoura Endoscópica

Manoel Galvão Neto ▪ Maíra Gomes de Souza
Eduardo Grecco ▪ Thiago Silva

INTRODUÇÃO

O anel em *bypass* gástrico em Y de *Roux* (BGYR) atua, principalmente, na manutenção da perda de peso a longo prazo, prevenindo a dilatação tardia da via de saída da bolsa gástrica.[1-3] No entanto, o uso dessa prótese ainda é tema controverso, considerando o benefício obtido na perda de peso, em detrimento do potencial risco de complicações.[4]

No Brasil, recentemente vem ocorrendo redução do uso dessa prótese, que parece ser uma tendência mundial. Apesar disso, ainda há muitos pacientes operados previamente que são portadores de anel e podem desenvolver tais complicações.

Objetiva-se apresentar dois casos clínicos de remoção endoscópica de anel intragástrico, com diferentes equipamentos, seguido de discussão sobre alguns aspectos cirúrgicos e endoscópicos relacionados com o tema.

CASO CLÍNICO 1

Paciente do sexo masculino, 43 anos de idade, com hipertensão arterial sistêmica e diabetes melito tipo 2, peso = 83 kg e IMC = 37 kg/m^2, que foi submetido a BGYR com anel, por via aberta, em outro serviço médico. Um ano após o procedimento, o IMC era de 26 kg/m^2. Após 2 anos, o paciente foi encaminhado para nosso Serviço de Endoscopia, relatando dor epigástrica de forte intensidade, que melhorava com analgésicos e vômitos pós-prandiais esporádicos, com início há 1 ano.

Diagnóstico endoscópico

- Esôfago normal.
- Bolsa gástrica com erosão parcial (< 50%) de anel (Fig. 40-1).
- Anastomose gastrojejunal pérvia > 20 mm.
- Alça jejunal pérvia.

Terapêutica endoscópica

O anel foi removido, por via endoscópica, conforme técnica a seguir:

- Procedimento realizado em ambiente ambulatorial.
- Paciente em decúbito lateral esquerdo, sob sedação profunda com propofol e fentanil, por anestesiologista.
- Uso de endoscópio padrão de um canal.
- Técnica de secção: a tesoura é aberta e acoplada ao anel (Figs. 40-2 e 40-3), exercendo pressão distal para se evitar deslizamento sobre o anel (Fig. 40-4). Na endoscopia, os instrumentos são mais longos, havendo menor pressão na ponta, diferente dos equipamentos cirúrgicos.

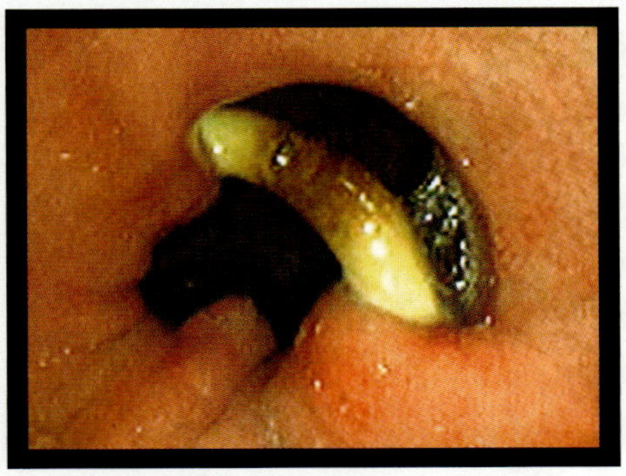

Fig. 40-1. Imagem endoscópica de erosão intragástrica de anel adjacente à anastomose gastrojejunal.

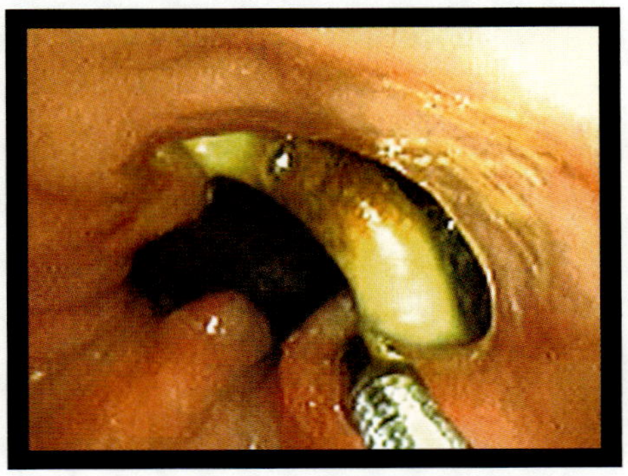

Fig. 40-2. Imagem endoscópica de erosão de anel com aproximação de uma tesoura para iniciar a secção da prótese.

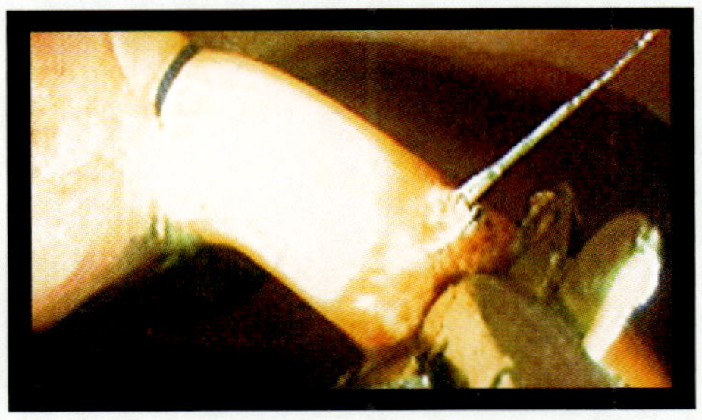

Fig. 40-3. Imagem endoscópica mostrando a tesoura sendo acoplada ao anel.

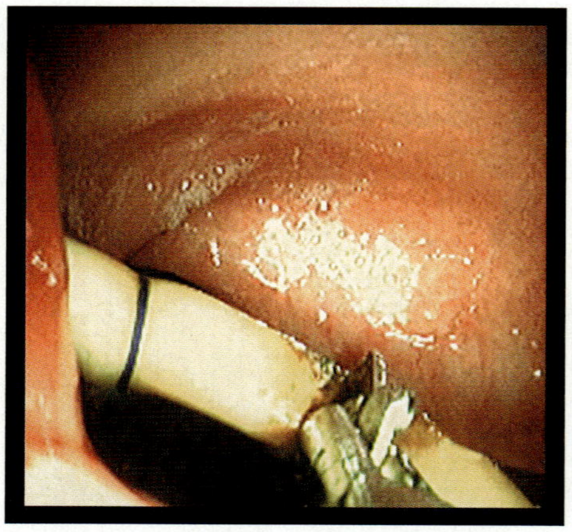

Fig. 40-4. Imagem endoscópica, mostrando a tesoura empurrando distalmente o anel para evitar deslizamento, antes de iniciar a secção.

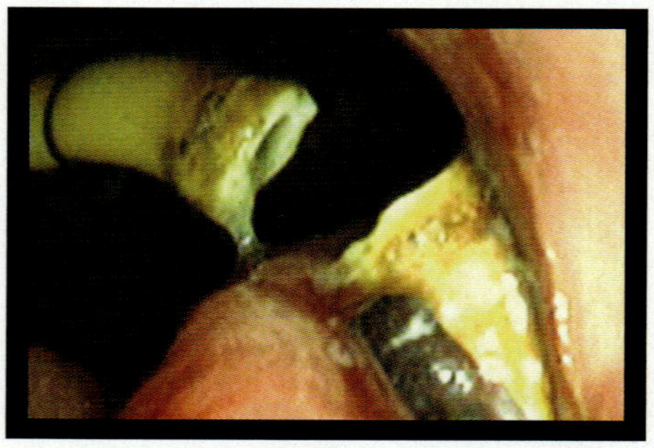

Fig. 40-5. Imagem endoscópica, mostrando anel seccionado por tesoura *standard*.

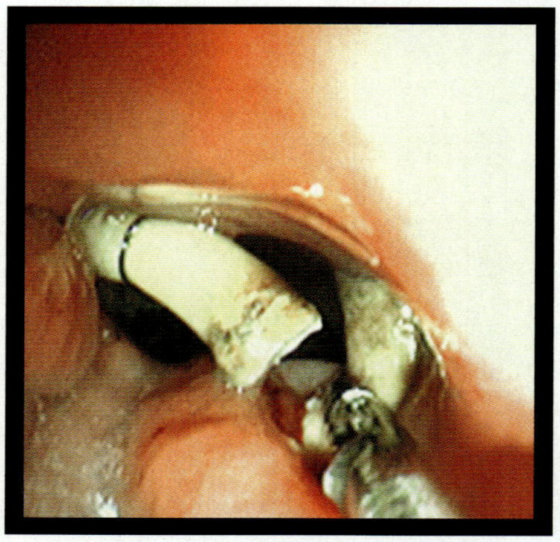

Fig. 40-6. Imagem endoscópica, mostrando anel seccionado sendo tracionado por pinça de corpo estranho, para ser removido por via oral.

- Em seguida, cortar o anel lentamente para se evitar deslizamento.
- Após a primeira secção parcial, deve-se prosseguir realizando cortes na área de secção prévia até corte completo (Fig. 40-5).
- Após a secção, a remoção do anel é realizada com alça de polipectomia ou pinça de corpo estranho (Fig. 40-6).

Abordagem cirúrgica

Não houve.

Seguimento

Assintomático, sem uso de medicação, com IMC = 25,3 kg/m^2, após controle aos 5 meses.

Cronologia dos eventos (Quadro 40-1)

Quadro 40-1. Descrição cronológica do quadro clínico e tratamento do caso clínico 1

	Quadro clínico	Tratamento
Dia 0	Obesidade Grau II + HAS + DM2	BGYR com anel
2 anos	Dor epigástrica de forte intensidade + vômitos pós-prandiais esporádicos há 1 ano EDA: bolsa gástrica com erosão parcial (< 50%) de anel	Remoção endoscópica do anel
5 meses após remoção do anel	Assintomática IMC = 25,3 kg/m^2	Seguimento

CASO CLÍNICO 2

Paciente do sexo feminino, 46 anos de idade, IMC = 39 kg/m^2, em pós-operatório tardio de BGYR, com perda de peso satisfatória. Quatro anos após, houve reganho de peso. Teve episódio de dor abdominal aguda que respondeu ao uso de inibidor de bomba de prótons (IBP) e analgésicos orais.

Diagnóstico endoscópico

Erosão intragástrica de anel.

Terapêutica endoscópica

Retirada de anel com erosão intragástrica.

- Regime ambulatorial.
- Endoscópio padrão de um canal.
- Erosão de anel em dois pontos, um para a gastroenteroanastomose e outro para uma fístula gastrojejunal (para a alça interposta).
- Com tesoura *standard*, tentou-se cortar o anel ao nível do fio interno (parte fina e mais fácil para o corte) (Fig. 40-7a).
- Apesar do posicionamento adequado da tesoura sobre o anel, a mesma não era suficientemente robusta e longa para efetuar o corte.
- Após várias tentativas em diferentes posições, optou-se pelo uso de endoscópio terapêutico com canal de maior diâmetro, possibilitando passagem de tesoura especial com estrutura mais robusta e lâminas mais longas.
- Tesoura posicionada sobre o anel (Fig. 40-7b), cortando-o facilmente (Fig. 40-7c).
- Durante a retirada deve-se observar se alguma parte do anel ficou retida, devendo também ser retirada.

DISCUSSÃO

A incidência de erosão de anel pode variar de 0,9 a 7%, cuja etiologia ainda não está bem estabelecida, podendo ser decorrente de processo multifatorial. Os seguintes fatores podem estar envolvidos: infecção local, perfuração da parede gástrica no momento da colocação da prótese, sutura do anel na bolsa gástrica, anel muito justo, reação ao corpo estranho, dilatação com balão na área do anel e presença de fístulas.[5] O processo de erosão ocorre de forma lenta e gradual graças ao bloqueio inflamatório intenso que se estabelece ao redor do *pouch* e do anel; isto evita o vazamento de secreção gástrica para a cavidade peritoneal, durante a remoção endoscópica.

O quadro clínico é inespecífico e variável, sendo 15% dos pacientes assintomáticos. O quadro clínico pode ser: reganho de peso cronologia dos eventos (Quadro 40-2) (37 a 42%), dor epigástrica

Quadro 40-2. Descrição cronológica do quadro clínico e tratamento do caso clínico 2

	Quadro clínico	Tratamento
Dia 0	Obesidade (IMC = 39 kg/m2)	BGYR com anel
4 anos	Reganho peso + dor abdominal aguda EDA: erosão intragástrica de anel	Remoção endoscópica do anel, com tesoura
Após remoção do anel	Assintomática	Seguimento

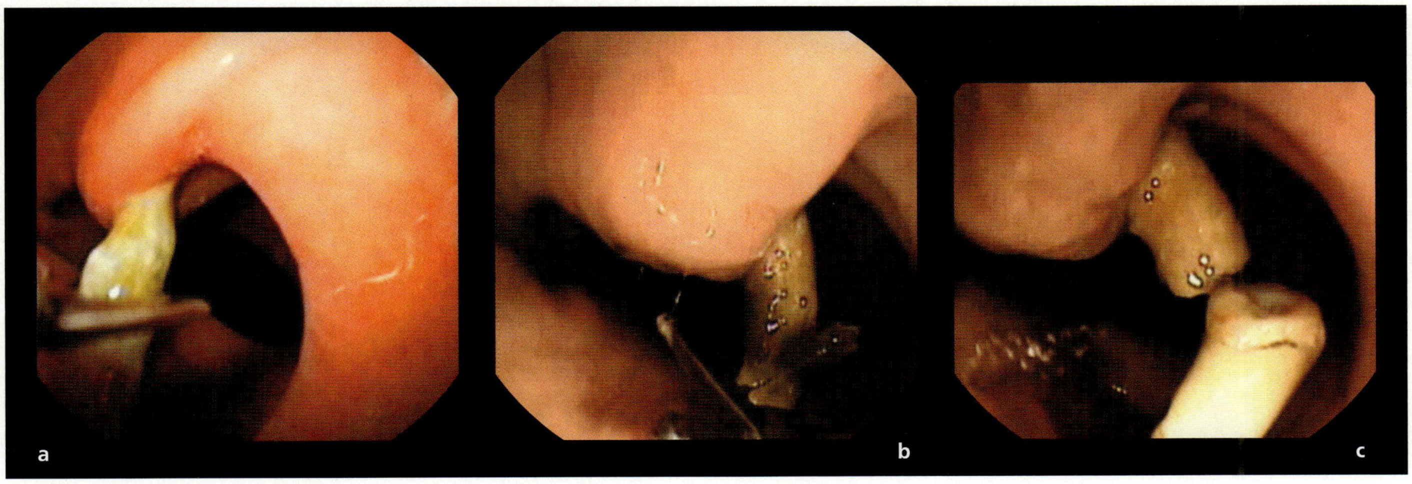

Fig. 40-7. Imagem endoscópica, mostrando processo de secção de anel: **a** por tesoura *standard*, **b** por tesoura de lâminas longas e **c** anel seccionado.

(18 a 37%), sintomas obstrutivos (13 a 49%), principalmente vômitos, e hemorragia digestiva (8 a 14%).[5,6] Isto geralmente aparece vários meses após a cirurgia, sendo considerada complicação tardia. Quando há erosão intragástrica maior do que 1/3 da circunferência do anel, ocorre aumento do diâmetro da via de saída do *pouch*; isto pode levar a reganho de peso. A inflamação e a ulceração da mucosa, com erosão parcial da banda pode causar sangramento que se apresenta como hematêmese, melena e anemia.[6]

Em uma fase precoce, o único achado endoscópico pode ser uma úlcera no sítio do anel, cujo laudo deve conter a possibilidade de erosão incipiente, além de sugerir a repetição da EDA após 2 meses. Enquanto se espera a ocorrência de maior erosão, deve-se prescrever inibidor da bomba de prótons (IBP) para auxiliar a cicatrização da úlcera e evitar eventual sangramento da mucosa. Nos casos mais avançados, é observada na endoscopia uma área de convergência das pregas decorrente da compressão extrínseca do anel, que é situada entre 3 e 6 cm abaixo da transição esofagogástrica.[6]

Na situação de erosão do anel, a remoção endoscópica tem-se estabelecido como padrão ouro, visto que a remoção cirúrgica pode ser mais difícil graças à presença de tecido inflamatório associada ao anel migrado; isto pode levar a complicações, como fístula ou sangramento. O clássico procedimento cirúrgico de remoção vem sendo substituído por endoscopia terapêutica em regime ambulatorial, com sedação moderada e utilizando os seguintes equipamentos: endoscópio de um ou dois canais, tesoura e pinça de corpo estranho ou alça de polipectomia.[5]

A remoção endoscópica pode ser realizada com o mesmo preparo de uma EDA de rotina, sem necessidade de antibioticoterapia profilática, com sedação habitual, e uso de IBP por 30 dias após o procedimento. Para a remoção pode ser utilizado um cortador de banda gástrica, que tem sido aplicado apenas na impossibilidade de seccionar o anel com pinça tipo tesoura.[7,8]

No Brasil, é comum o uso de endoscópio padrão, sem canal de trabalho terapêutico de maior diâmetro. Assim, a tesoura *standard*, que não possui dentes, tem sido a mais utilizada. Essa característica é encontrada na tesoura de lâminas longas, que tem a vantagem de evitar o deslizamento do anel sob as lâminas.

Na impossibilidade de se empregar endoscópio de duplo canal, pode-se também usar fio-guia de colangiografia para a secção do anel, aplicando litotriptor ou cortador de banda ajustável *(ver capítulos de erosão de banda gástrica)*.

O tratamento deve ser precoce e indicado no momento do diagnóstico, já que a conduta expectante tem risco potencial de sangramento da parede gástrica ou impactação alimentar na área de erosão. Desse modo, a remoção do anel só deve ser postergada quando ainda não houve erosão suficiente, dificultando a secção da prótese, devendo-se, então, manter o paciente em uso de IBP até que ocorra maior erosão de pelo menos 30%; esse parâmetro é subjetivo.[4]

Todavia, a retirada deve ser realizada em todos os casos, diante das potenciais complicações pela permanência do anel intragástrico, como sangramento digestivo em razão da erosão da parede gástrica e impactação de alimentos. O anel de malha sintética se comporta de maneira diferente, visto que tem a forma de uma malha que adere à parede do *pouch,* dificultando a remoção. Nesses casos, a endoscopia tem a função de seccionar esse anel migrado, desobstruindo a luz, visto que a remoção completa não é possível na maioria dos casos, graças à intensa reação inflamatória.[4]

CONSIDERAÇÕES FINAIS

- A remoção endoscópica de anel com erosão é segura e eficaz.
- Pode ser utilizado endoscópio padrão com pinça tipo tesoura *standard*.
- Diante de dificuldade, pode ser utilizada tesoura de lâminas longas, que possui dentes, facilitando a secção do anel.

REFERÊNCIAS BIBLIOGRÁFICAS

1. Arceo-Olaiz R, Espana-Gomez MN, Montalvo-Hernandez J *et al.* Maximal weight loss after banded and unbanded laparoscopic Roux-en-Y gastric bypass: a randomized controlled trial. *Surg Obes Relat Dis* 2008;4(4):507-11.
2. Awad W, Garay A, Martinez C. Ten years experience of banded gastric bypass: does it make a difference? *Obes Surg* 2012;22(2):271-78.
3. Rasera Jr I, Gaino NM, Oliveira MR *et al.* Ring influence on ponderal evolution after four years of laparoscopic Roux-en-Y gastric bypass. *Arq Bras Cir Dig* 2012;25(4):257-62.
4. Evangelista LF, Campos JM, Ferraz ÁAB *et al.* Uso de anillo en bypass gástrico: Ventajas y desventajas. *Rev Chil Cir* 2009;61:571-77.
5. Fobi MA, Lee H, Igwe DJr *et al.* Prospective comparative evaluation of stapled versus transected silastic ring gastric bypass: 6-year follow-up. *Obes Surg* 2001;11(1):18-24.
6. Huang CS, Farraye FA. Endoscopy in the bariatric surgical patient. *Gastroenterol Clin North Am* 2005;34(1):151-66.
7. Mozzi E, Lattuada E, Zappa MA *et al.* Treatment of band erosion: feasibility and safety of endoscopic band removal. *Surg Endosc* 2011;25(12):3918-22.
8. Rogalski P, Hady HR, Baniukiewicz A *et al.* Gastric band migration following laparoscopic adjustable gastric banding (LAGB): two cases of endoscopic management using a gastric band cutter. *Wideochir Inne Tech Malo Inwazyjne* 2012;7(2):114-17.

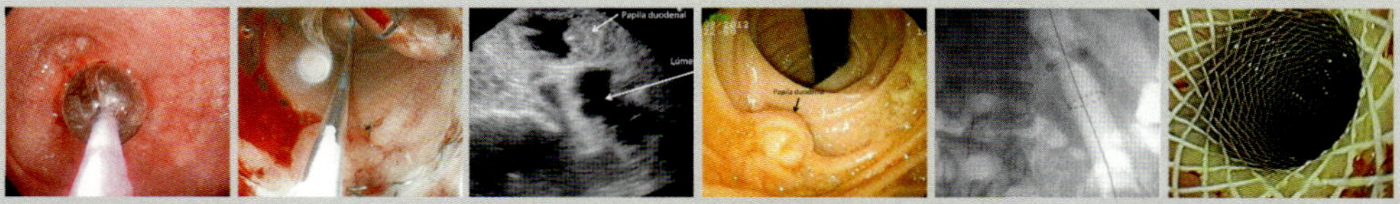

Capítulo 41

Erosão Intragástrica de Anel – Secção com Argônio

Josemberg Campos ▪ Rodrigo Roda ▪ Jairo Silva Alves
Vitor Nunes Arantes ▪ Walton Albuquerque

INTRODUÇÃO

Uma das técnicas mais indicadas para o tratamento cirúrgico da obesidade é a gastroplastia em Y de *Roux* com anastomose gastrojejunal calibrada sem anel de restrição, e preferencialmente por videolaparoscopia. Esta técnica, também denominada *bypass* gástrico em Y de *Roux* (BGYR), pode ser realizada com colocação de anel de *Silastic* proximal à anastomose, com duplo objetivo: manutenção da perda de peso por longo prazo e prevenção da dilatação tardia da via de saída da bolsa gástrica.[1-3] Apesar destes benefícios, o uso do anel está associado a complicações, como intolerância alimentar, erosão intragástrica, deslizamento e estenose gástrica, sendo assim motivo de controvérsias.[4]

Atualmente observa-se, em alguns centros, tendência de abandono da colocação deste anel no BGYR. Nesse capítulo será apresentado o caso de uma paciente, que foi submetida a esta cirurgia com anel; houve erosão e migração parcial para a cavidade intragástrica, sendo tratada por via endoscópica.

CASO CLÍNICO

Mulher, 46 anos de idade, portadora de superobesidade (IMC > 50 kg/m^2), submetida a BGYR aberto com anel há 10 anos. Evoluiu com perda ponderal satisfatória no pós-operatório. Nos últimos 5 meses iniciou quadro de epigastralgia e vômitos pós-prandiais, anemia ferropriva e depressão.

Diagnóstico endoscópico (Figs. 41-1 e 41-2)

- Deslizamento distal e erosão intragástrica de anel.
- Bolsa gástrica dilatada.
- Estenose da anastomose gastrojejunal em razão da sobreposição do anel migrado.

Terapêutica endoscópica

Remoção do anel intragástrico por via endoscópica, conforme técnica descrita a seguir:

- Procedimento realizado em regime ambulatorial.
- Paciente em decúbito lateral esquerdo, sob sedação profunda com propofol e fentanil, administrada por anestesiologista.
- Uso de endoscópio de duplo canal.
- Técnica de secção: utilização de cateter de plasma de argônio introduzido pelo canal de trabalho do endoscópio (Fig. 41-3).
- Secção parcial do anel e secção total do fio interno, usando plasma de argônio (Fig. 41-4), que foi aplicado com fluxo de 2L/minutos e 60 Watts de potência (WEM, Ribeirão Preto, SP, Brasil).

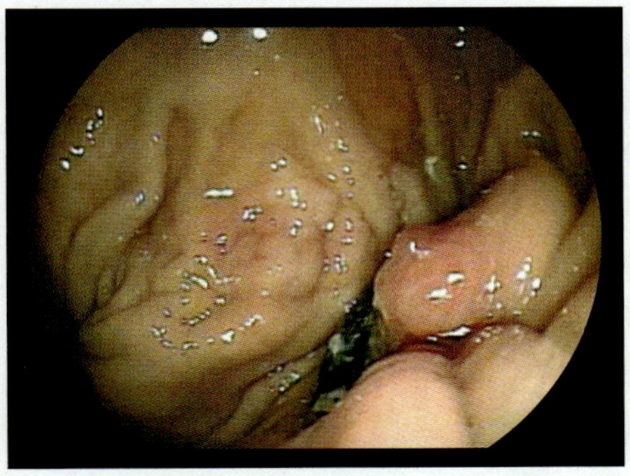

Fig. 41-1. Imagem endoscópica do *pouch* amplo com pregas adjacentes à erosão do anel.

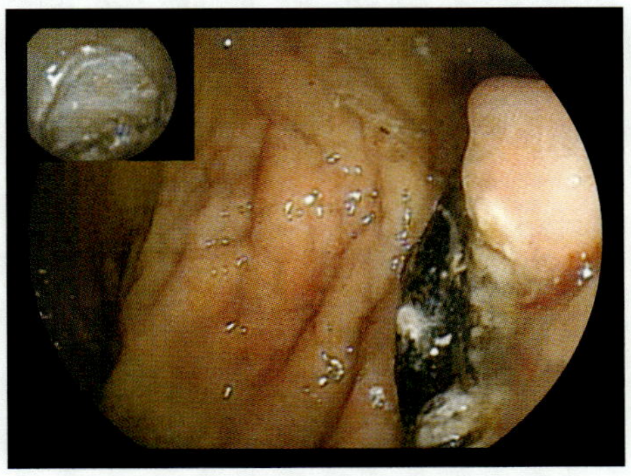

Fig. 41-2. Imagem endoscópica, mostrando erosão do anel (< 50%), de cor escura devido a ação da secreção gástrica.

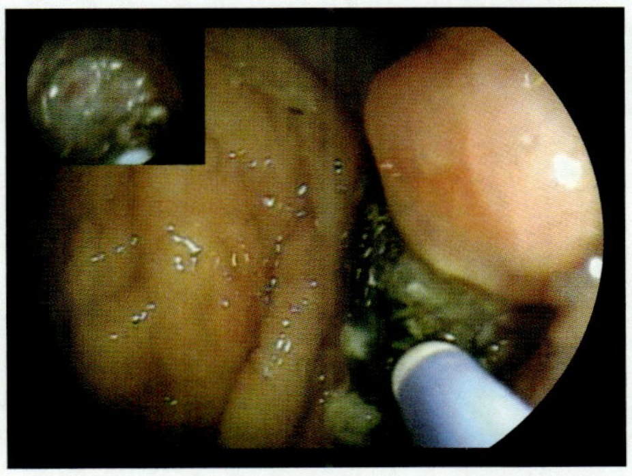

Fig. 41-3. Imagem endoscópica, mostrando cateter do plasma de argônio próximo ao anel para iniciar a secção.

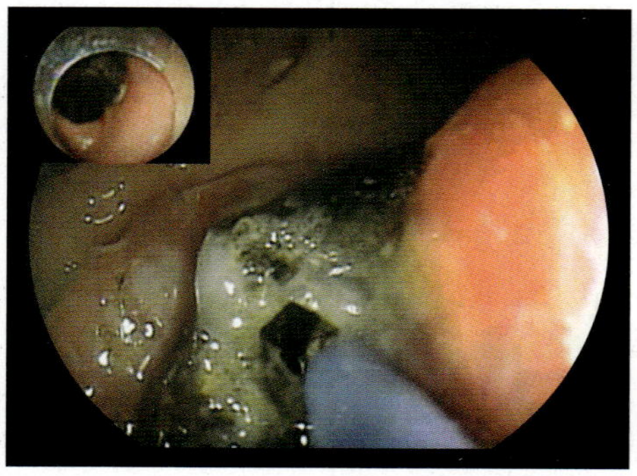

Fig. 41-4. Imagem endoscópica, mostrando a secção parcial do anel através da aplicação de argônio.

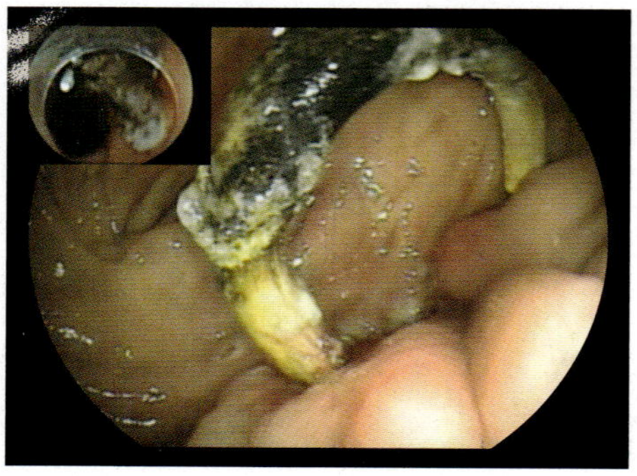

Fig. 41-5. Imagem endoscópica, mostrando anel seccionado e tracionado por completo para o interior do *pouch*.

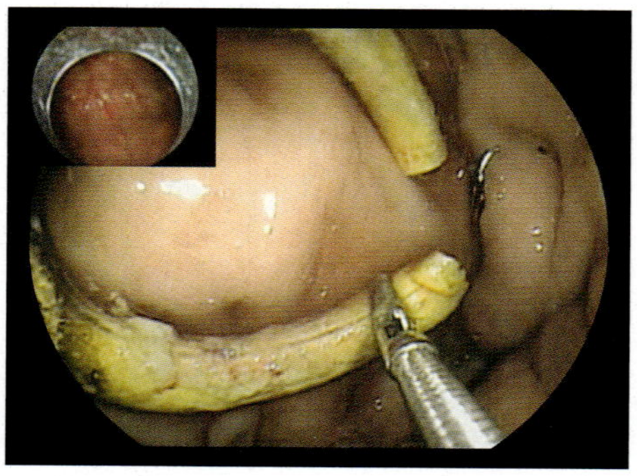

Fig. 41-6. Imagem endoscópica, de anel seccionado sendo tracionado por pinça de corpo estranho no sentido do esôfago.

- Tração do anel para o interior da bolsa gástrica com pinça de corpo estranho (Fig. 41-5).
- Retirada do anel com pinça de corpo estranho (Fig. 41-6).

Seguimento (1 mês após procedimento)

Paciente assintomática, sem necessidade do uso de medicação e com adequada aceitação de dieta sólida.

Cronologia dos eventos (Quadro 41-1)

Quadro 41-1. Descrição cronológica do quadro clínico e tratamento

	Quadro clínico	Tratamento
Dia 0	Superobesidade (IMC > 50 kg/m^2)	BGYR aberto com anel
1 ano	Perda de peso adequada	Controle clínico
9 anos	Anemia ferropriva Depressão Epigastralgia e vômito pós-prandial EDA: erosão intragástrica de anel	EDA + secção anel com argônio + remoção com pinça de corpo estranho
9 anos e 1 mês	Assintomática e adequada ingestão de alimentos sólidos	Controle clínico

DISCUSSÃO

Na literatura, a incidência da erosão de anel é variável, com incidência inferior a 7%. A etiologia ainda não está bem estabelecida, e acredita-se ser multifatorial.[5] No presente caso, a erosão do anel poderia ser decorrente do deslizamento distal do anel com sobreposição na anastomose gastrojejunal, levando à formação de pregas exuberantes adjacentes e consequente dilatação do *pouch*. Esse quadro resulta em vômitos frequentes que aumentam o atrito do anel com a parede gástrica; o processo inflamatório local pode levar à lenta e progressiva erosão da parede a partir de uma estrutura rígida (anel).

O quadro clínico é inespecífico e variável, sendo possível a existência de pacientes assintomáticos, cujo diagnóstico é realizado durante endoscopia de rotina. A paciente em questão desenvolveu reganho de peso, epigastralgia e vômitos. Todavia, os sintomas obstrutivos podem ser causa e/ou consequência, como discutido anteriormente.

A secção de anel pode ser realizada com endoscópio convencional, de único canal, especialmente quando existe mobilidade suficiente e exposição do anel no lúmen gástrico. O equipamento de duplo canal é útil quando o anel apresenta apenas pequena área de migração intragástrica e encontra-se aderido à parede do reservatório gástrico. Neste caso, a utilização do endoscópio de duplo canal permitiu a introdução da pinça de corpo estranho para tração e melhor exposição do dispositivo. Pelo outro canal foi introduzido o cateter de argônio para realizar a secção do anel. Também poderia ser empregada nesta situação a pinça tipo tesoura para secção do anel.

A remoção endoscópica tem-se estabelecido como método de escolha para extração do anel que apresenta migração intragástrica, visto que a abordagem cirúrgica é dificultada pela existência de aderências, principalmente na área do anel migrado e pode acarretar complicações.[5]

A remoção endoscópica pode ser realizada com o mesmo preparo de uma gastroscopia de rotina, sem necessidade do uso de antibiótico profilático e sob sedação. Recomenda-se o uso de inibidor da bomba de prótons por 30 dias após o procedimento. Na impossibilidade de seccionar o anel com pinça tipo tesoura, pode ser utilizado um cortador de banda gástrica,[6,7] litotriptor mecânico de cálculos biliares ou o plasma de argônio, como demonstrado nesse caso clínico.

A aplicação do plasma de argônio (APC) consiste em um método de eletrocoagulação sem contato, em que a energia de radiofrequência é aplicada ao dispositivo por meio do gás argônio ionizado. As aplicabilidades clínicas do APC no tratamento de diversas condições gastrointestinais já são estabelecidas. As principais indicações são: tratamento do sangramento gastrointestinal de diversas etiologias em especial por ectasias vasculares, crescimento tecidual após implante de *stent*, recanalização de víscera oca obstruída por tumor, secção do parênquima de órgãos sólidos, ablação de tecido neoplásico complementar à mucosectomia e mais recentemente, na endoscopia bariátrica, como descrito a seguir:[8-10]

- Estenostomia: tratamento de estenose de anastomose gastrojejunal pós-BGYR associada à dilatação com balão TTS (Boston Scientific, Natick, MA).
- Estenostomia: tratamento de estenose após gastrectomia vertical (*Sleeve*) associada à dilatação com balão Rigiflex® (Boston Scientific, Natick, MA).
- Controle de sangramento de úlcera marginal pós-BGYR e Duodenal *Switch*.
- Septotomia (secção de septo): tratamento de fístula pós-BGYR e gastrectomia vertical.
- Redução de diâmetro de anastomose gastrojejunal para tratamento de reganho de peso pós-BGYR.[11]

Na vigência de erosão de anel, o tratamento deve ser precoce e indicado no momento do diagnóstico; só deve ser postergada quando ainda não houver erosão suficiente, dificultando a secção da prótese, devendo-se, então, manter o paciente em uso de IBP até que ocorra maior erosão, de maneira subjetiva, mais de 30%.[4] Nesta fase precoce, outra opção seria o uso de plasma de argônio para a secção do anel, como demonstrado nesse caso clínico.

CONSIDERAÇÕES FINAIS

A remoção endoscópica de anel, após secção com plasma de argônio, é segura e eficaz e pode ser realizada diante da existência de menor área de migração intragástrica da prótese.

Este método evita reoperação para retirada do anel.

REFERÊNCIAS BIBLIOGRÁFICAS

1. Awad W, Garay A, Martinez C. Ten years experience of banded gastric bypass: does it make a difference? *Obes Surg* 2012;22(2):271-78.
2. Arceo-Olaiz R, Espana-Gomez MN, Montalvo-Hernandez J *et al.* Maximal weight loss after banded and unbanded laparoscopic Roux-en-Y gastric bypass: a randomized controlled trial. *Surg Obes Relat Dis* 2008;4(4):507-11.
3. Rasera Jr I, Gaino NM, Oliveira MR *et al.* Ring influence on ponderal evolution after four years of laparoscopic Roux-en-Y gastric bypass. *Arq Bras Cir Dig* 2012;25(4):257-62.
4. Evangelista LF, Campos JM, Ferraz AAB *et al.* Uso de anillo en bypass gástrico: Ventajas y desventajas. *Revista Chilena de Cirugía* 2009;61:571-77.
5. Fobi MA, Lee H, Igwe Jr D *et al.* Prospective comparative evaluation of stapled versus transected silastic ring gastric bypass: 6-year follow-up. *Obes Surg* 2001;11(1):18-24.
6. Rogalski P, Hady HR, Baniukiewicz A *et al.* Gastric band migration following laparoscopic adjustable gastric banding (LAGB): two cases of endoscopic management using a gastric band cutter. *Wideochir Inne Tech Malo Inwazyjne* 2012;7(2):114-17.
7. Mozzi E, Lattuada E, Zappa MA *et al.* Treatment of band erosion: feasibility and safety of endoscopic band removal. *Surg Endosc* 2011;25(12):3918-22.
8. Malick KJ. Clinical applications of argon plasma coagulation in endoscopy. *Gastroenterol Nurs* 2006;29(5):386-91; quiz 92-93.
9. Storek D, Grund KE, Gronbach G *et al.* Endoscopic argon gas coagulation—initial clinical experiences. *Z Gastroenterol* 1993;31(11):675-79.
10. Sharma P, Wani S, Weston AP *et al.* A randomised controlled trial of ablation of Barrett's oesophagus with multipolar electrocoagulation versus argon plasma coagulation in combination with acid suppression: long term results. *Gut* 2006;55(9):1233-39.
11. Aly A. Argon plasma coagulation and gastric bypass—a novel solution to stomal dilation. *Obes Surg* 2009;19(6):788-90.

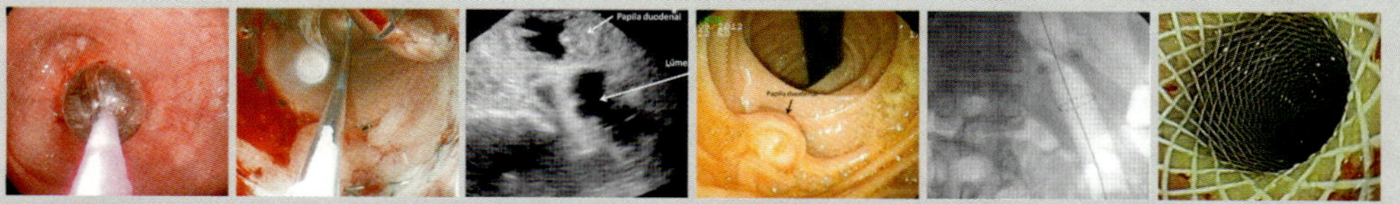

Capítulo 42

IMPACTAÇÃO ALIMENTAR APÓS *BYPASS* GÁSTRICO – TRATAMENTO ENDOSCÓPICO

Luiz Gustavo de Quadros ▪ Ermelindo Della Libera
Antonio Moreira Mendes Filho ▪ Patrícia de Paula

INTRODUÇÃO

A impactação alimentar é uma das complicações que pode ocorrer após *bypass* gástrico em Y de *Roux* (BGYR), podendo estar associada à presença de anel restritivo, erro alimentar, estenose da bolsa gástrica ou da anastomose gastrojejunal (AGJ), erosão ou deslizamento do anel e dismotilidade esofágica.[1,2]

Objetiva-se apresentar um caso de impactação alimentar pós-BGYR causado por estenose de AGJ, tratado por via endoscópica, através de retirada do corpo estranho e dilatação da anastomose.

CASO CLÍNICO

Paciente do sexo masculino, 21 anos de idade, com IMC = $56\ kg/m^2$, endoscopia digestiva alta (EDA) prévia com hérnia de hiato pequena, esofagite grau A de Los Angelis e *H. pylori* positivo, que foi tratado antes da cirurgia. Submeteu-se a BGYR por laparoscopia e sem anel, com a seguinte técnica: *pouch* de 6 cm e anastomose realizada com calibração mecânica, fechamento de brecha do mesentério usando fio de Ethibond® 2-0. O mesmo fio foi usado para sobressutura de bolsa gástrica.

No 45º dia pós-operatório, já na fase II de nutrição, apresenta queixa de disfagia para sólidos, apesar de adequada mastigação dos alimentos; uso regular de IBP e leve disfagia, havendo piora súbita.

Diagnóstico endoscópico

Realizada EDA após jejum de 8 horas, com seguinte achado:

- Bolsa gástrica sem líquido, com presença apenas de corpo estranho (pedaço de carne) impactado em gastroenteroanastomose (Fig. 42-1).

Terapêutica endoscópica

Retirada de corpo estranho e dilatação.

- Procedimento realizado em regime ambulatorial.
- Paciente em decúbito lateral esquerdo, sob sedação com propofol, fentanil e acompanhamento de anestesiologista.
- Uso de endoscópio padrão de um canal.
- Retirada de corpo estranho com pinça de corpo estranho (Fig. 42-2).
- Revisão endoscópica com presença de estenose puntiforme de anastomose (Fig. 42-3).
- Realizada dilatação endoscópica com balão hidrostático TTS de 5 cm de comprimento e 12 mm diâmetro (Figs. 42-4 a 42-6).
- Revisão endoscópica da anastomose que se apresentava pérvia, sem sangramento ativo ou sinais de perfuração (Figs. 42-7 e 42-8) e percorrida alça jejunal sem evidências de falso trajeto ou lacerações (Fig. 42-9).

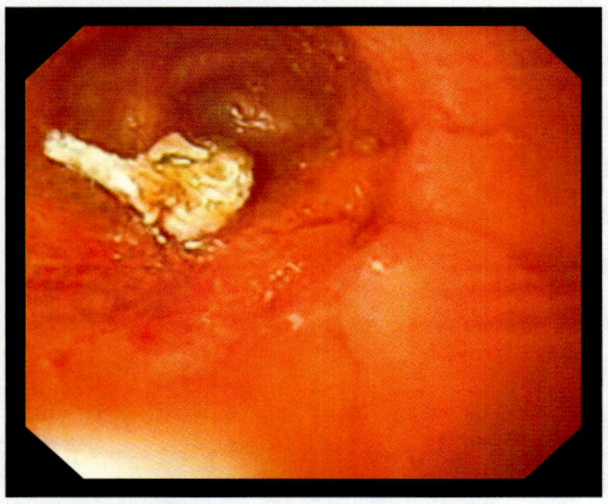

Fig. 42-1. Imagem endoscópica do *pouch* com impactação de carne na anastomose gastrojejunal.

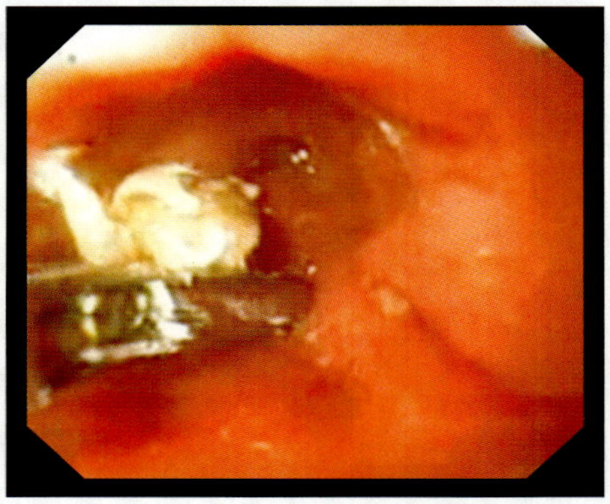

Fig. 42-2. Imagem endoscópica mostrando pinça aberta para a retirada do corpo estranho.

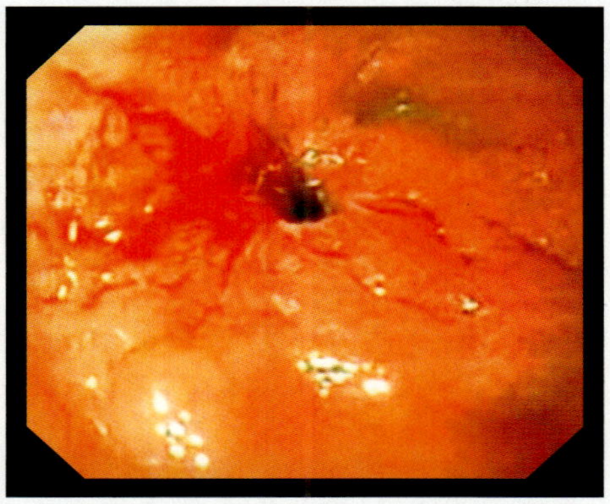

Fig. 42-3. Imagem endoscópica do *pouch* com estenose da anastomose gastrojejunal.

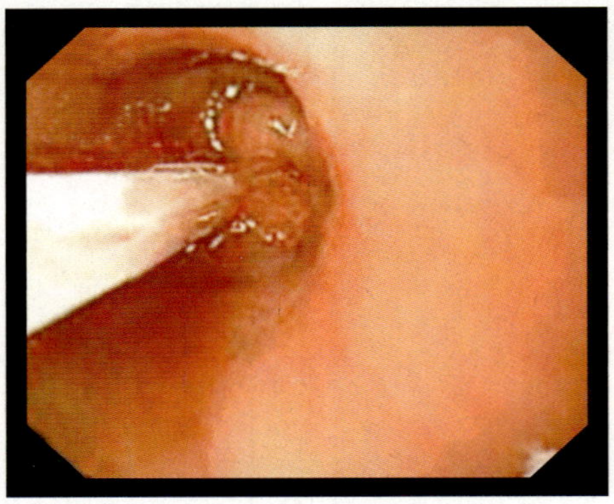

Fig. 42-4. Imagem endoscópica do cateter-balão TTS desinsuflado, posicionado na anastomose gastrojejunal.

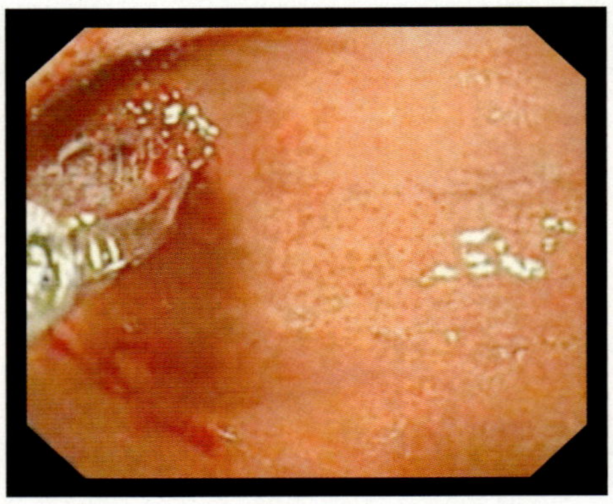

Fig. 42-5. Imagem do *pouch* evidenciando início da dilatação endoscópica.

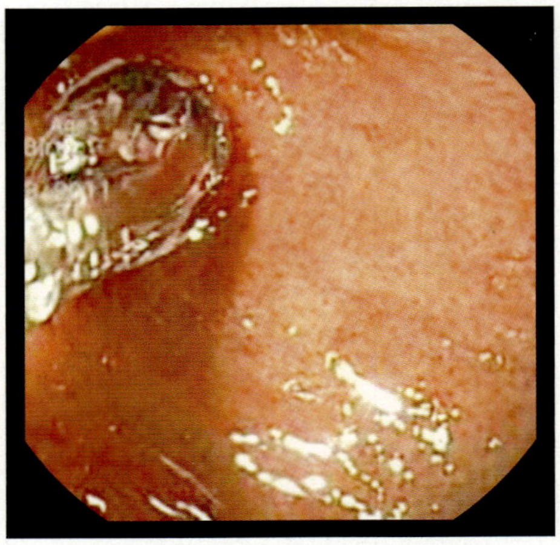

Fig. 42-6. Imagem endoscópica mostrando balão insuflado na anastomose gastrojejunal.

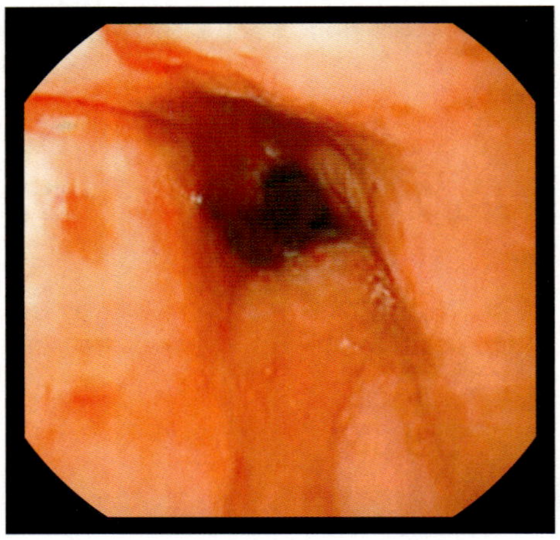

Fig. 42-7. Imagem endoscópica evidenciando anastomose ampla após a dilatação.

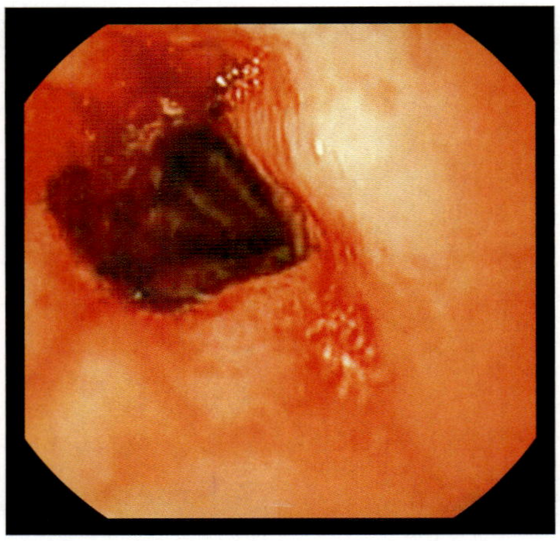

Fig. 42-8. Anastomose gastrojejunal pérvia após dilatação endoscópica sem laceração.

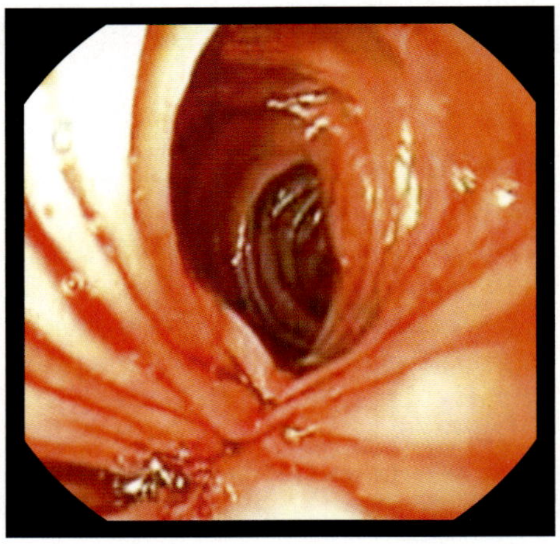

Fig. 42-9. Imagem endoscópica da alça alimentar abaixo da anastomose pérvia, após a dilatação.

Após procedimento, realizado ambulatorialmente, paciente recebeu alta com continuação de dieta fase dois e com IBP em dose plena e sucralfato em duas tomadas/dia nos 10 primeiros dias.

Seguimento

Paciente foi submetido à nova orientação nutricional e evolui bem, sem novas queixas disfágicas ou novos episódios de impactação alimentar.

Cronologia dos eventos (Quadro 42-1)

Quadro 42-1. Descrição cronológica do quadro clínico e tratamento

	Quadro clínico	Tratamento
Dia 0	Obesidade Grau III Hiperglicemia	BGYR
45 dias	Disfagia alimentar leve Disfagia abrupta para sólidos Fase II nutricional	Programada EDA para dia seguinte, com jejum adequado
46 dias	EDA: corpo estranho + estenose puntiforme da AGJ	EDA: retirada corpo estranho + dilatação com balão Alta hospitalar + IBP + sucralfato + orientação nutricional
1 mês pós-dilatação	Boa aceitação da dieta Ausência de disfagia	Seguimento

DISCUSSÃO

A maioria dos casos de impactação alimentar ocorre entre o final do primeiro mês e o segundo mês de pós-operatório, estando relacionada com erro alimentar na maioria dos casos. Em algumas situações, o tratamento clínico e a observação podem ser resolutivos. Todavia, se for necessário maior tempo para a conclusão do tratamento, aumenta a angústia do paciente e o custo, visto que a maioria permanece sob internação hospitalar; aumenta também a possibilidade de dilatação endoscópica por estenose subjacente.[3,4]

Em nossa rotina, quando há suspeita de impactação de alimentos, a endoscopia é realizada após jejum mínimo de 6 horas. O procedimento é iniciado após sedação leve, sem perda de reflexos, com possibilidade de maior dose anestésica após confirmação de ausência de resíduos alimentares em esôfago e bolsa gástrica. Se disponível, utiliza-se o *overtube* que, além de prevenir broncoaspiração, auxilia no procedimento de retirada do corpo estranho.

CONSIDERAÇÕES FINAIS

- Devem-se conhecer as técnicas de retirada de corpo estranho, bem como deve haver diferentes equipamentos disponíveis.
- Não recomendamos que o corpo estranho seja empurrado para alça jejunal graças à possível existência de estenose distal, podendo ocorrer perfuração.
- Se necessário, deve-se usar balão TTS para dilatação de estenose no mesmo tempo; pode ser postergado em caso de impossibilidade, mantendo o paciente em dieta líquida sem resíduos até tratamento definitivo.

REFERÊNCIAS BIBLIOGRÁFICAS

1. Huang CS, Forse RA, Jacobson BC *et al.* Endoscopic findings and their clinical correlations in patients with symptoms after gastric bypass surgery. *Gastrointest Endosc* 2003;58(6):859-66.
2. Huang CS, Farraye FA. Endoscopy in the bariatric surgical patient. *Gastroenterol Clin North Am* 2005;34(1):151-66.
3. Yang CS, Lee WJ, Wang HH *et al.* The influence of *Helicobacter pylori* infection on the development of gastric ulcer in symptomatic patients after bariatric surgery. *Obes Surg* 2006;16(6):735-39.
4. Campos JM, Mello FS Ferraz AAB *et al.* Endoscopic dilation of gastrojejunal anastomosis after gastric bypass. *Arq Bras Cir Dig* 2012;25(4):283-89.

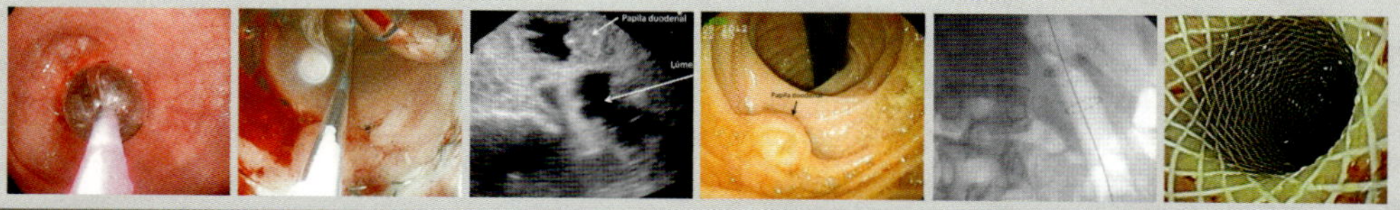

Capítulo 43

Pseudoacalasia após *Bypass* Gástrico – Aspectos Manométricos e Endoscópicos

Admar Borges da Costa Junior ▪ Renata Fernandes Vieira
Patrícia de Paula ▪ Josemberg Campos

INTRODUÇÃO

Disfagia e vômito são complicações relatadas após *bypass* gástrico em Y de *Roux* (BGYR) com anel e banda gástrica ajustável (BGA), sendo frequentemente associadas a disfunções motoras do esôfago.[1,2] Na literatura, a relação entre obesidade e a ocorrência de doença do refluxo gastroesofágico (DRGE) tem sido estudada pela observação da pressão do esfíncter esofagiano inferior (EEI).[3,4]

Embora raro, pseudoacalasia é uma das alterações manométricas descritas BGYR e BGA mesmo em assintomáticos.[5] Não há consenso quanto à etiologia e incidência desse fenômeno após algumas técnicas bariátricas, sendo mais frequentemente relatadas quando há ocorrência de intolerância alimentar.[2]

Objetiva-se apresentar o caso clínico de uma paciente com estenose na bolsa gástrica em razão da compressão do anel, que evoluiu com desnutrição grave e alterações endoscópicas, radiográficas e manométricas de pseudoacalasia. Apresentam-se ainda os tratamentos endoscópico e cirúrgico, além de se discutir os principais aspectos manométricos relacionados com o tema.

CASO CLÍNICO

Paciente do sexo feminino, 41 anos de idade, com peso inicial = 130 kg e IMC = 53,4 kg/m², sem comorbidades. Submetida a BGYR, com anel, por videolaparoscopia. Alguns meses após a cirurgia evoluiu com episódios de vômitos, uma vez por dia, os quais pioravam principalmente em momentos de ansiedade e ingestão rápida de alimentos. Assim, passou a ingerir alimentos pastosos, preferencialmente. Quatro anos após a cirurgia, houve piora do quadro clínico, evoluindo com desnutrição e anemia, atingindo IMC = 15 kg/m² e peso = 36 kg. Um ano após, apresentou o seguinte quadro.

Diagnóstico endoscópico (Figs. 43-1 a 43-3)

- Aumento do diâmetro do esôfago, com resíduos alimentares.
- Presença de sonda nasoenteral.
- Contrações terciárias.
- Esofagite.
- Cárdia aberta.

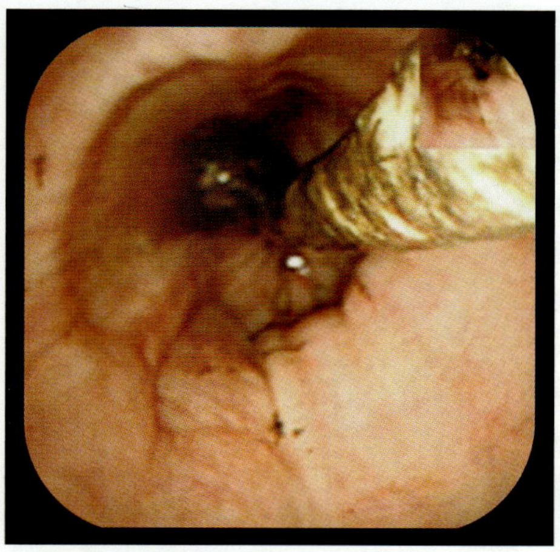

Fig. 43-1. Imagem endoscópica: esôfago com diâmetro aumentado e presença de sonda nasoenteral.

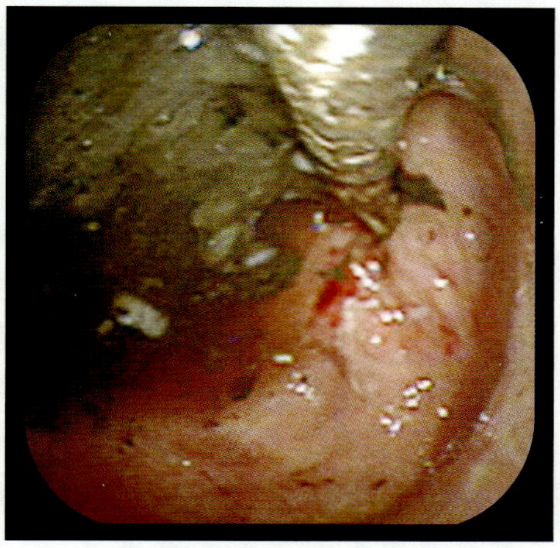

Fig. 43-2. Imagem endoscópica: bolsa gástrica com diâmetro aumentado e justa passagem de sonda nasoenteral na área da compressão extrínseca do anel = 8 mm.

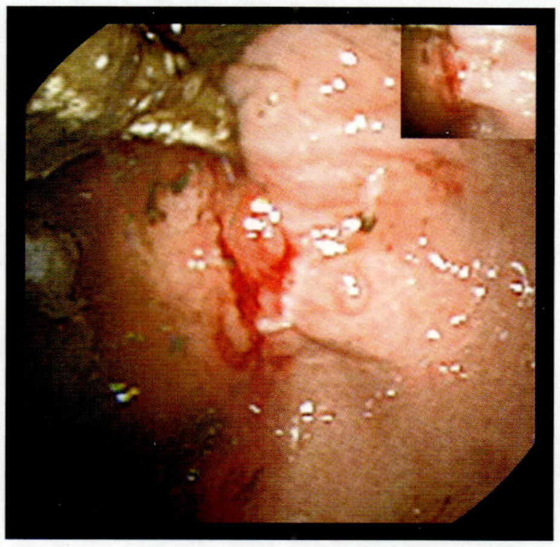

Fig. 43-3. Imagem endoscópica da bolsa gástrica: resíduos alimentares e sonda nasoenteral passando na estenose.

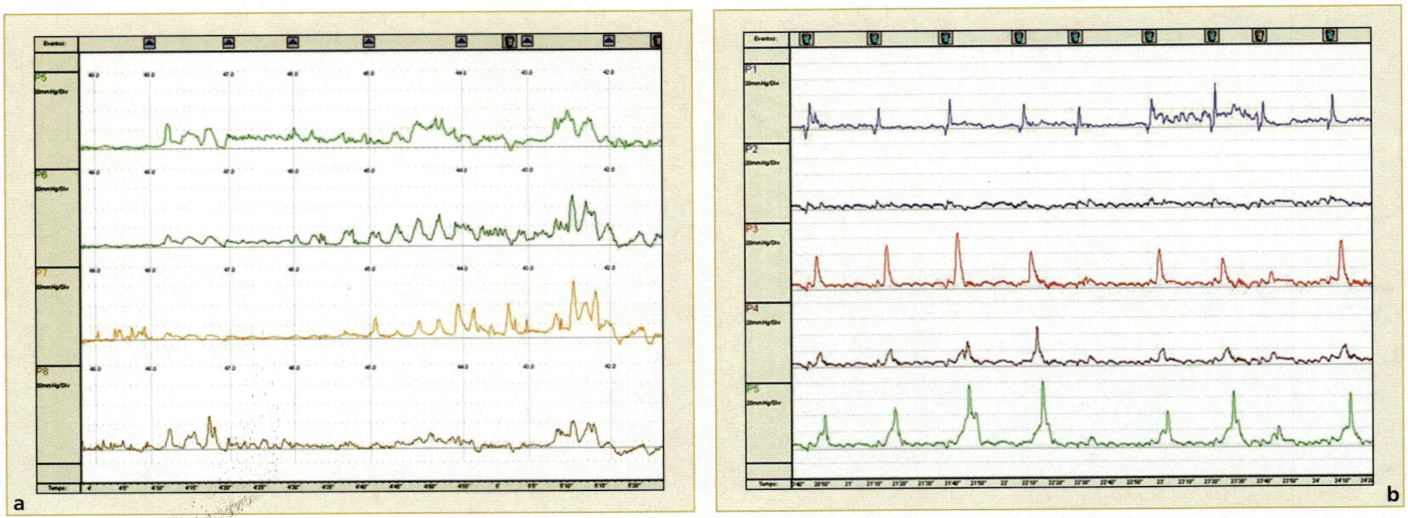

Fig. 43-4. a Estudo manométrico com quatro canais radiais evidencia possível área de compressão extrínseca do anel situada entre 48 e 47 cm. A bolsa gástrica está provavelmente entre 47 e 45 cm, e o esfíncter inferior do esôfago, hipotônico, encontra-se entre 45 e 42 cm. **b** Registro manométrico com canais distando 5 cm entre si mostra hipocontratilidade e ausência de peristaltismo do corpo gástrico.

- Bolsa gástrica com diâmetro aumentado.
- Anastomose gastrojejunal pérvia, com diâmetro > 15 mm.
- Compressão extrínseca pelo anel a 5 cm da TEG, com diâmetro interno de 8 mm, apresentando justa passagem da sonda nasoenteral.

Achados da manometria (Fig. 43-4)

- EIE hipotônico.
- Hipocontratilidade do corpo esofágico.
- Ausência de peristaltismo.
- Pressão intrabolo aumentada.

Diagnóstico radiológico RX contrastado (Fig. 43-5)

- Megaesôfago e cárdia aberta.
- Estenose da bolsa gástrica na região da compressão extrínseca do anel.
- Sonda nasoenteral posicionada na alça alimentar.

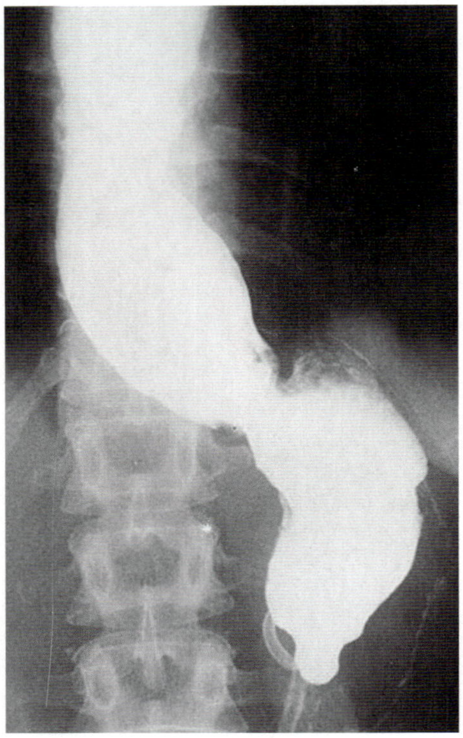

Fig. 43-5. Radiografia mostrando aumento do diâmetro do esôfago e do *pouch*, com estase na compressão do anel. Sonda nasoenteral posicionada no jejuno.

Terapêutica endoscópica

Dilatação com balão de 30 mm. (Ver detalhes técnicos no Capítulo 37.)

- Procedimento em regime ambulatorial.
- Paciente em decúbito lateral esquerdo, sob sedação profunda com propofol e fentanil e acompanhamento de anestesiologista.
- Uso de endoscópio padrão.
- Passagem de fio-guia (Savary®, Cook Medical Inc., Winston Salem, NC, EUA) e de balão Rigiflex® 30 mm (Boston Scientific, Natick, MA, EUA), cuja extremidade proximal foi posicionada logo abaixo da junção esofagogástrica.
- Insuflação do balão até 15 psi, usando insuflador com pera e manômetro.
- Visualização da dilatação somente através de endoscopia, sem uso de radioscopia.
- Permanência da insuflação durante cerca de 10 minutos.
- Desinsuflação e remoção do balão.
- Revisão endoscópica para diagnóstico de possíveis sinais de hemorragia ou perfuração.
- Prescrição de dieta líquida por 48 horas, IBP e antibiótico profilático.

Abordagem cirúrgica

Após a dilatação, houve melhora parcial dos sintomas, porém o cirurgião optou por realizar laparotomia para remoção do anel.

- Procedimento realizado em centro cirúrgico.
- Paciente em decúbito dorsal, sob anestesia geral.
- Assepsia e antissepsia de campo cirúrgico.
- Aposição de campos estéreis.
- Abertura da cavidade abdominal por planos com liberação de aderências.

▸ Achado cirúrgico

Intensas aderências próximas à bolsa gástrica e estômago excluso. Restante da cavidade sem alterações.

▸ Conduta

Lise de aderências para visualização do anel, que foi removido com dificuldade.

- Revisão da hemostasia.
- Fechamento da cavidade por planos, síntese da pele e curativo compressivo.

Paciente evoluiu com remissão dos sintomas e importante ganho de peso, estando assintomática atualmente.

Cronologia dos eventos (Quadro 43-1)

Quadro 43-1. Descrição cronológica do quadro clínico e tratamento

	Quadro clínico	Tratamento
Dia 0	Obesidade	BGYR
1 mês	Um episódio de vômito por dia EDA: bolsa gástrica com compressão de anel = 8 mm	Tratamento clínico e nutricional
4 anos	Piora da sintomatologia Baixo peso (36 kg e IMC = 15 kg/m^2)	Tratamento nutricional intensivo
5 anos	Peso insuficiente Desnutrição EDA: megaesôfago, estenose gástrica por anel RX contrastado: megaesôfago e estenose por anel Manometria: EIE hipotônico, hipocontratilidade esofágica	EDA + dilatação com balão (1×)
5 anos e 2 meses	Melhora parcial dos sintomas	Laparotomia + remoção de anel
10 anos	Assintomática Reganho de peso	Seguimento

DISCUSSÃO

O exato mecanismo da dilação esofágica e aperistalse nos casos de obstrução mecânica ao esvaziamento esofágico, como no caso ora descrito, é desconhecido.[6] A reversibilidade clínica da doença, com desaparecimento dos sintomas após a retirada do anel, leva ao diagnóstico de pseudoacalasia, ainda que não tenha havido comprovação manométrica.

Valezi *et al.* publicaram estudo que avalia a necessidade de manometria em pacientes submetidos ao BGYR. Foram realizados 81 procedimentos no período pré-operatório e 1 ano após a cirurgia, tendo 10 não obesos como grupo-controle. Alterações pré-operatórias foram encontradas em 45,6% (29,8% hipertonia do EEI; 18,9% hipotonia do EEI). Após 1 ano de seguimento, alterações manométricas foram encontradas em 62,9% (11,7% hipertonia do EEI; 15,7% hipotonia do EEI) no grupo submetido ao BGYR, contra 0% no grupo-controle. Apesar de ter sido observada relação entre BGYR e alterações da motilidade esofágica, não houve influência na adaptação alimentar pós-cirúrgica, não sendo necessária a realização de manometria de rotina em pacientes submetidos ao *bypass* gástrico.[4]

A velocidade de propagação da onda é determinada pela relação da distância entre os inícios, *initial upstrokes*, de ondas adjacentes e o tempo gasto no percurso. Quando se usa esta técnica de análise da velocidade no traçado manométrico e se compara a uma régua em posição vertical às ondas dos canais 3, 4 e 5 pelos seus inícios, e não pelos seus picos, vemos que são simultâneas, não havendo propagação da onda, portanto existe aperistalse (Fig. 43-4).

Acompanhamento nutricional é fundamental quando há pseudoacalasia, a fim de evitar desnutrição grave antes do procedimento terapêutico (cirúrgico ou endoscópico).[1,7] Em casos de intolerância alimentar, endoscopia ou esofagograma devem ser realizados para descartar diagnóstico de deslizamento do anel. Manometria é capaz de apresentar alterações compatíveis com pseudoacalasia (aperistalse e hipotonia da cárdia), orientando a conduta terapêutica.

REFERÊNCIAS BIBLIOGRÁFICAS

1. Facchiano E, Scaringi S, Sabate JM *et al.* Is esophageal dysmotility after laparoscopic adjustable gastric banding reversible? *Obes Surg* 2007;17(6):832-35.
2. Robert M, Golse N, Espalieu P *et al.* Achalasia-like disorder after laparoscopic adjustable gastric banding: a reversible side effect? *Obes Surg* 2012;22(5):704-11.
3. Merrouche M, Sabate JM, Jouet P *et al.* Gastro-esophageal reflux and esophageal motility disorders in morbidly obese patients before and after bariatric surgery. *Obes Surg* 2007;17(7):894-900.
4. Valezi AC, Herbella FA, Junior JM *et al.* Esophageal motility after laparoscopic Roux-en-Y gastric bypass: the manometry should be preoperative examination routine? *Obes Surg* 2012;22(7):1050-54.
5. Burton PR, Brown W, Laurie C *et al.* The effect of laparoscopic adjustable gastric bands on esophageal motility and the gastroesophageal junction: analysis using high-resolution video manometry. *Obes Surg* 2009;19(7):905-14.
6. Naef M, Mouton WG, Naef U *et al.* Esophageal dysmotility disorders after laparoscopic gastric banding-an underestimated complication. *Ann Surg* 2011;253(2):285-90.
7. Rogers AM. Improvement of esophageal dysmotility after conversion from gastric banding to gastric bypass. *Surg Obes Relat Dis* 2010;6(6):681-83.

Seção VII

Ecoendoscopia em Cirurgia de Obesidade

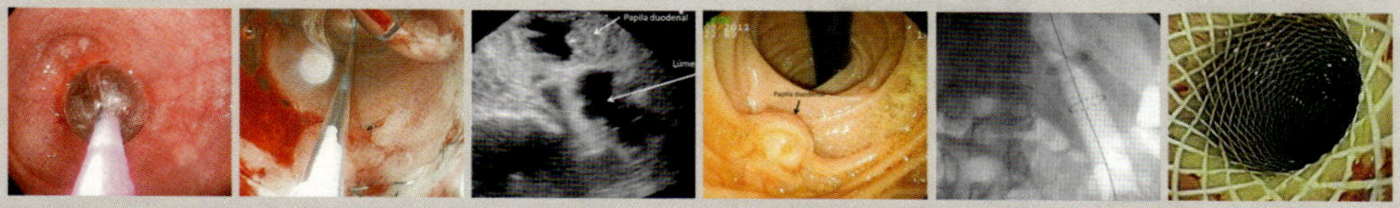

Capítulo **44**

Ecoendoscopia em Cirurgia Bariátrica – Série de Casos

José Celso Ardengh ▪ Artur Parada ▪ Helga Alhinho ▪ Josemberg Campos

INTRODUÇÃO

A ecoendoscopia é um método amplamente difundido no diagnóstico de algumas alterações do trato gastrointestinal. Todavia, a aplicação em cirurgia bariátrica ainda tem sido pouco discutida, não existindo publicação relacionada com esse tema, até o momento.

O presente capítulo tem por objetivo relatar casos clínicos onde a ecoendoscopia teve papel importante no diagnóstico e manejo de doenças biliopancreáticas em pacientes submetidos a *bypass* gástrico em Y de *Roux* (BGYR) e gastrectomia vertical.

CASO CLÍNICO 1

Pancreatite aguda sem causa aparente em obeso mórbido após BGYR: Abordagem ecoendoscópica.

Paciente do sexo masculino, 49 anos de idade, portador de diabetes melito tipo 2 há 14 anos. Aos 35 anos de idade, teve início quadro de poliúria, polidipsia e aumento do peso corporal. Há alguns meses, o paciente foi submetido a BGYR, evoluindo com diarreia e icterícia.

Exame físico: abdome globoso, flácido, discretamente doloroso, apresentando desnutrição moderada.

Exames laboratoriais

- Hemoglobina: 14,5 g/dL e 11 mil leucócitos.
- Amilase: 325 U/L, AST: 18U/L, ALT: 21 U/L, GGT: 85 U/L, glicose: 92 mg/dL, bilirrubina: 10 mg/dL, creatinina: 1,1 gm/dL e albumina baixa.

Diagnóstico (tomografia de abdome)

- Distensão leve de alças intestinais.
- Colédoco dilatado.
- Pâncreas aumentado de tamanho em toda extensão (Balthazar A).

Diagnóstico ecoendoscópico

- Pâncreas reparado em toda sua extensão.
- Parênquima da cabeça, corpo e cauda é heterogêneo, irregular e atrófico.
- Na porção cefálica havia aumento volumétrico do parênquima (Fig. 44-1).
- Realizada punção aspirativa do DPP, na porção cefálica, com a obtenção de 10 mL de líquido tipo água de rocha (Fig. 44-2).
- Grande quantidade de líquido livre na cavidade abdominal (Fig. 44-3).

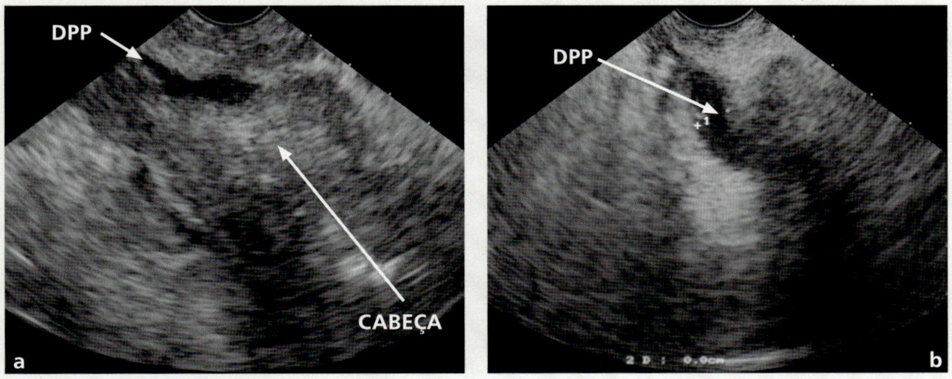

Fig. 44-1. a, **b** Aumento da cabeça do pâncreas e tortuosidade do DPP, que se encontra dilatado (0,7 cm).

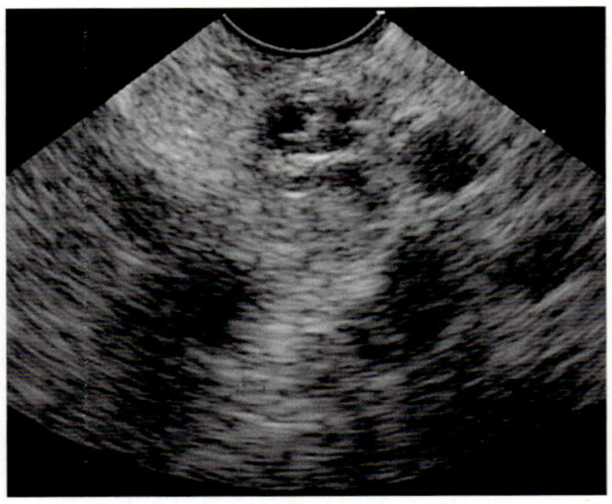

Fig. 44-2. Punção com agulha de 22G a partir do coto gástrico do DPP.

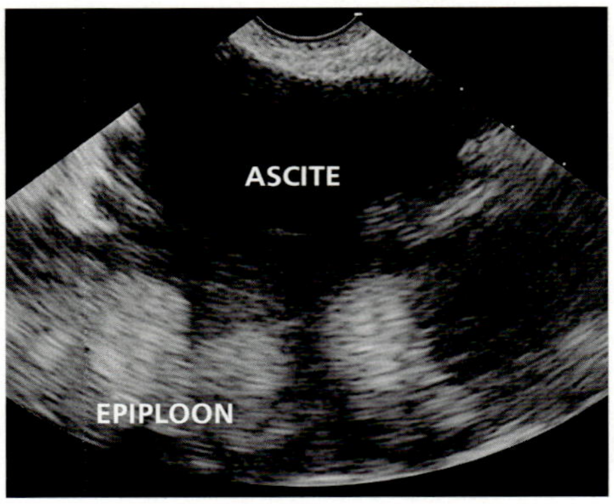

Fig. 44-3. Grande quantidade de ascite perigástrica.

- Não foi possível a visualização da vesícula biliar e papila duodenal.
- O colédoco foi reparado parcialmente, apenas na sua porção cefálica.

Micro-histologia

Do material aspirado.

- Atipia celular epitelial inderteminada.

Exame bioquímico do líquido aspirado

CEA: 5 ng/dL, CA19-9: 23 e amilase: 1234 U/L.

Diagnóstico; pancreatite aguda grave sem causa aparente. Foi indicada reconstrução do trânsito intestinal (reversão do BGYR), com melhora do quadro.

Cronologia dos eventos (Quadro 44-1)

Quadro 44-1. Cronologia de eventos

	Quadro clínico	Tratamento
Dia 0	Obesidade (IMC = 45 kg/m^2) + DM2	BGYR
8 semanas	Diarreia + icterícia Sinais de desnutrição Abdome globoso e doloroso, sem irritação Hb = 14,5 Leuc = 11300; Ami = 325; BT = 10; AST = 18; ALT = 21; GGT = 85 Cr = 1,1 TAC: dilatação do colédoco + pâncreas aumentado EcoEDA: pâncreas heterogêneo, irregular e atrófico + ↑ cabeça + líquido livre em cavidade Histo: atipia celular indeterminada BQ líquido aspirado: CEA: 5 ng/dL, CA19,9: 23 e amilase: 1234 U/L	EcoEDA + punção aspirativa cabeça pancreática + Micro-histologia e BQ do aspirado Reversão do BGYR
18 semanas pós-reversão	Melhora clínica	

CASO CLÍNICO 2

Suspeita de neoplasia da papila após BGYR: abordagem ecoendoscópica intraoperatória.

Paciente do sexo feminino, 58 anos de idade, portadora de obesidade mórbida. Submetida a BGYR, com perda de 32 kg em 60 meses. Refere quadro de dor abdominal esporádica, com irradiação para dorso, acompanhada de náuseas e vômitos. Vem usando anti-inflamatório com melhora relativa do quadro.

Exame físico

Abdome plano e flácido; emagrecida.

Exames laboratoriais

- Hemoglobina: 13 g/dL, 10 mil leucócitos.
- Amilase: 25 U/L, AST: 26 U/L, ALT: 32 U/L, GGT: 45 U/L, glicose: 92 mg/dL, bilirrubina: 1,0 mg/dL, creatinina: 0,4 mg/dL e albumina normal.
- CA 19-9: 67,1 U/L, CEA: 11, 9 U/L e CA 15-3: 40 U/L.

Diagnóstico radiológico

Tomografia e ressonância magnética de abdome.

Tomografia axial computadorizada (TAC)

- Vias biliares intra e extra-hepáticas dilatadas, com *stop* na região da papila duodenal.
- Pâncreas com aumento inespecífico da porção cefálica.

Ressonância magnética

Com achados semelhantes à TAC de abdome.

Seguimento

Com base nos dados clínicos e nos resultados obtidos, quais sejam aumento inespecífico da cabeça do pâncreas à TAC, emagrecimento e CA19-9 aumentado, suspeitou-se de tumor da região periampular. Assim, optamos por pesquisar a presença de tumor da papila duodenal através da realização de ecoendoscopia intraoperatória.

Ecoendoscopia intraoperatória

- Passagem do aparelho pelo trocarte que estava posicionado na região do corpo do estômago excluído (Fig. 44-4).
- Identificação do piloro e passagem para o duodeno.
- Papila duodenal de aspecto normal (Fig. 44-5).
- O colédoco foi reparado totalmente e o mesmo apresentava-se levemente dilatado (0,59 cm).
- Exame da cabeça do pâncreas, que se apresentava dentro dos padrões de normalidade (Fig. 44-6).

Em posse dos resultados, optou-se pelo acompanhamento trimestral da paciente, com a realização de novas dosagens de marcadores tumorais (CA 19-9 e CEA).

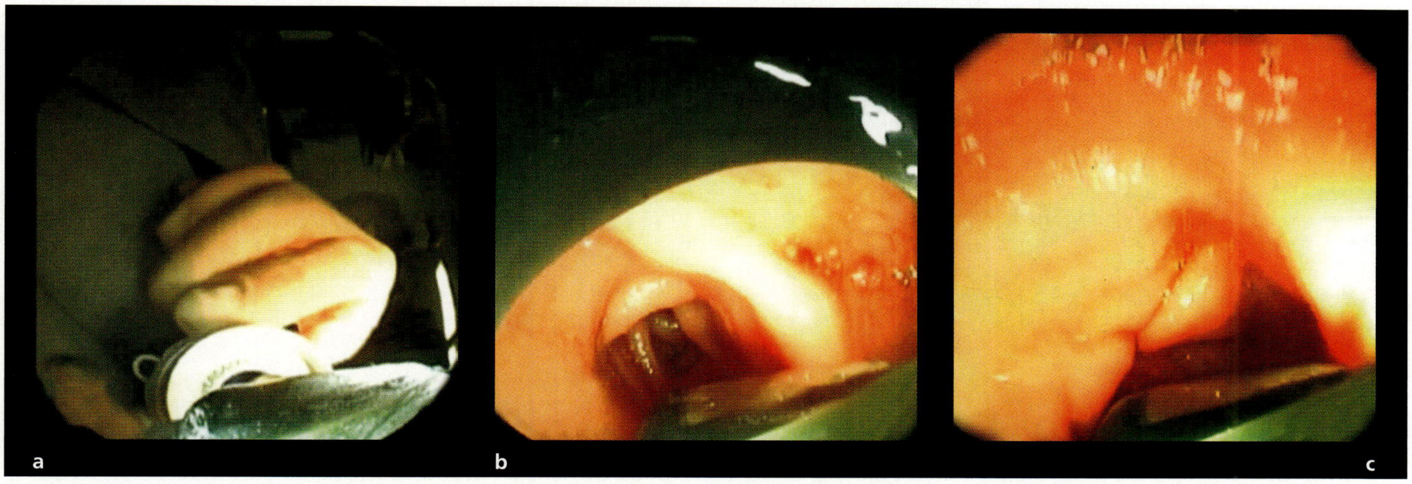

Fig. 44-4. **a** Momento antes da passagem do aparelho pelo trocarte. **b** Visão lateral do ecoendoscópio, acima a parede do trocarte e ao fundo o antro gástrico. **c** Visão endoscópica do piloro.

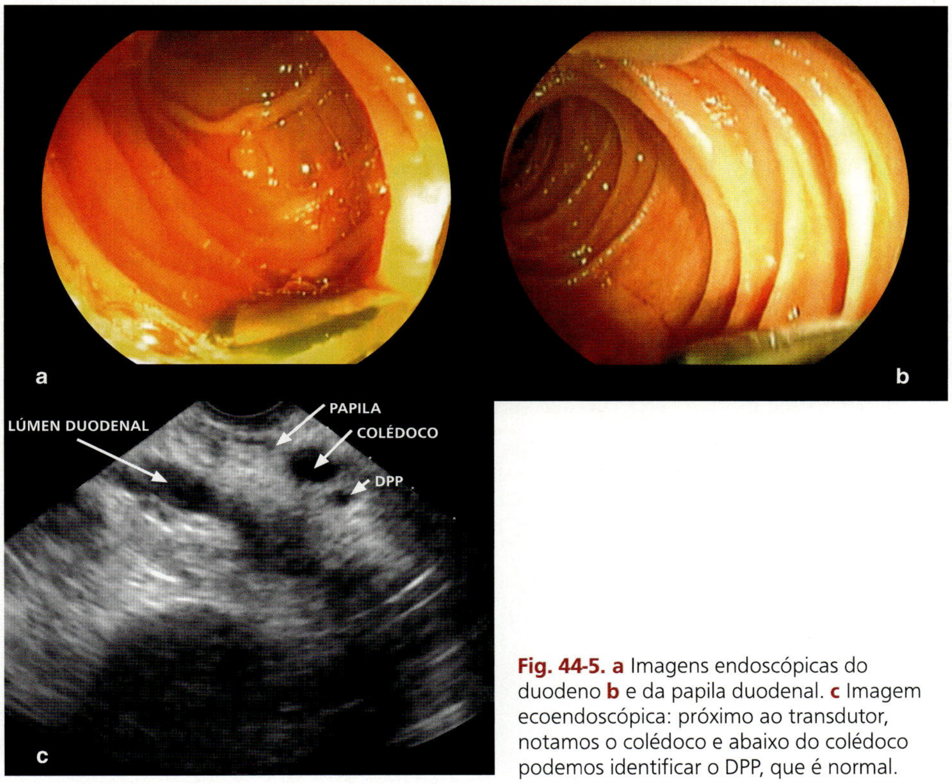

Fig. 44-5. **a** Imagens endoscópicas do duodeno **b** e da papila duodenal. **c** Imagem ecoendoscópica: próximo ao transdutor, notamos o colédoco e abaixo do colédoco podemos identificar o DPP, que é normal.

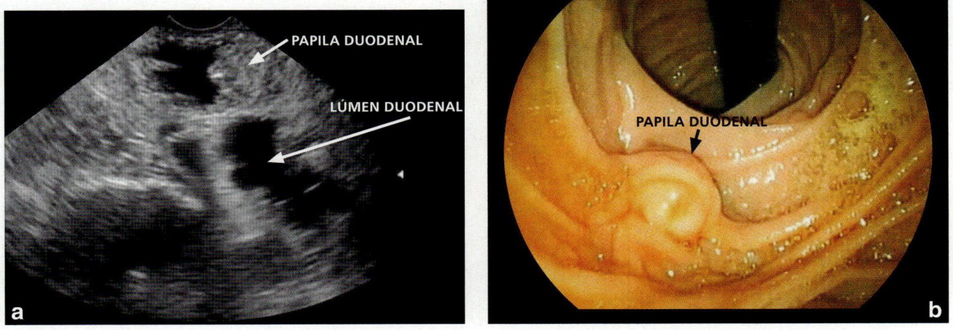

Fig. 44-6. **a** Imagem ecoendoscópica da papila duodenal normal. **b** Passagem do duodenoscópio: papila duodenal normal.

Cronologia dos eventos (Quadro 44-2)

Quadro 44-2. Cronologia de eventos do caso 2

	Quadro clínico	Tratamento
Dia 0	Obesidade Grau III	BGYR
5 anos	Dor abdominal esporádica + irradiação para dorso + náuseas e vômitos Emagrecimento Abdome plano e flácido Hb = 13; Leuc. = 10400; Amil. = 25; AST = 26; ALT = 32; GGT = 45; Gli = 92 BT = 1,0; Cr = 0,4; Alb = normal CA 19-9 = 67,1; CEA = 11, 9; CA 15-3 = 40 U/L TAC e RM: dilatação de VVBB intra e extra-hepáticas + ↑ inespecífico cabeça pâncreas Eco-EDA: papila normal + colédoco discretamente dilatado + região cefálica normal	Exames lab. + TAC abd. + RM de abd. + EcoEDA intraoperatória Seguimento ambulatorial com MT a cada 3 meses

CASO CLÍNICO 3

Nódulo após gastrectomia vertical (*Sleeve gastrectomy*): Abordagem por ecoendoscopia.

Paciente do sexo masculino, 34 anos de idade, portador de obesidade mórbida há muitos anos. Foi submetido à gastrectomia vertical para o tratamento de obesidade, com resultado satisfatório nos 2 primeiros meses. Setenta dias após, teve início de episódios repetitivos de hipoglicemia. Em um único dia, ocorreram mais de quatro crises. Nega dor abdominal.

Ao exame, apresenta-se emagrecido, apático, abdome plano e flácido à palpação superficial e profunda.

Exames laboratoriais

- Hemoglobina: 12,8 g/dL, 11 mil leucócitos.
- Amilase: 37 U/L, AST: 36 U/L, ALT: U/L, GGT: 65 U/L, glicose: 42 mg/dL (durante a crise de hipoglicemia), bilirrubina: 0,9 mg/dL, creatinina: 0,7 mg/dL e albumina normal.

Diagnóstico tomográfico

Abdome.

- Via biliopancreática normal.
- Pâncreas normal, ausência de nódulos ou tumores.

Ressonância magnética

Exame normal.

Com base nos dados clínicos e nos resultados obtidos, suspeitou-se de hiperinsulinismo por tumor neuroendócrino pancreático.

Ecoendoscopia

- Pâncreas reparado em toda sua extensão.
- Parênquima da cabeça, do corpo e da cauda homogêneo e regular.
- Ducto pancreático principal foi reparado completamente e mede nos maiores eixos 0,3 cm (Fig. 44-7).
- Na transição cabeça/corpo do pâncreas observada área nodular hipoecoica, homogênea de limites precisos que mede nos maiores eixos 0,72 × 0,61 cm. Essa lesão dista do DPP em 0,5 cm.
- Realização de duas punções aspirativas ecoguiadas, com saída de grande quantidade de material que foi enviado para o estudo micro-histológico (Fig. 44-8).

Micro-histologia do material obtido pela ecoendoscopia

Exame por hematoxilina-eosina.

- Suspeita de neoplasia neuroendócrina do pâncreas.
- O perfil imuno-histoquímico em conjunto com os achados morfológicos foi negativo para a presença de tumor neuroendócrino.

▸ Seguimento

Foi indicada cirurgia de Whipple.

Diagnóstico final

Insulinoma de 2,8 × 1,6 cm.

Paciente evoluiu para o óbito 15 dias após a cirurgia, por complicações pós-operatórias imediatas.

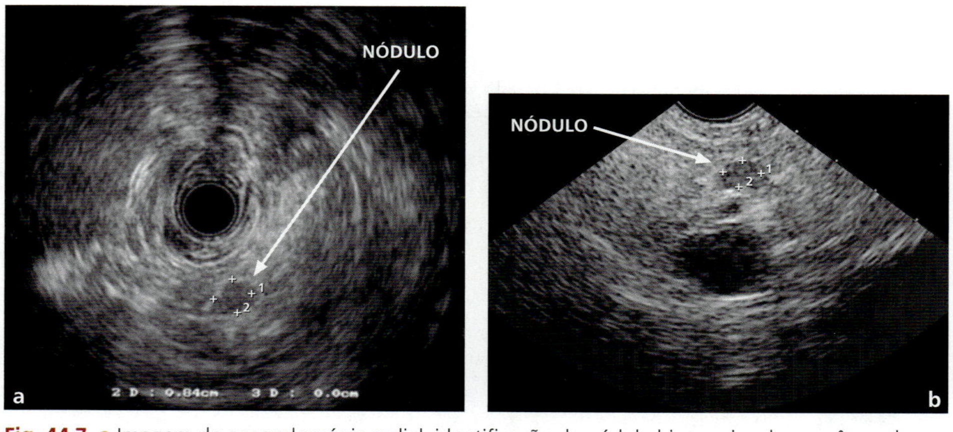

Fig. 44-7. a Imagem do ecoendoscópio radial, identificação de nódulo hipoecoico, homogêneo de limites precisos, que mede nos maiores eixos 0,92 × 0,84 cm. b Imagem setorial com a presença de um nódulo na região da transição cabeça/corpo de 0,73 × 0,53 cm.

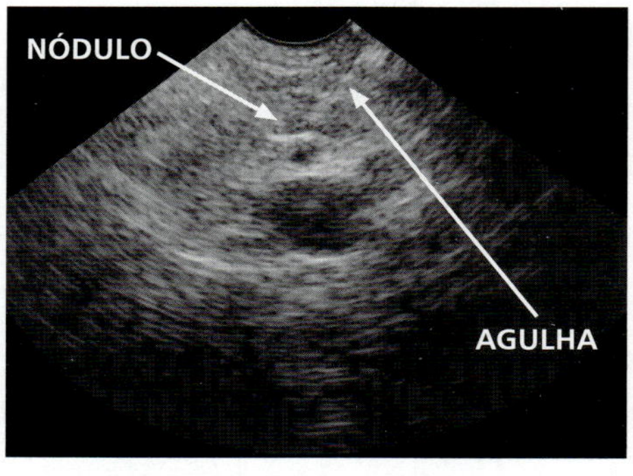

Fig. 44-8. Momento da punção aspirativa ecoguiada com agulha de 25 G.

Cronologia dos eventos (Quadro 44-3)

Quadro 44-3. Cronologia de eventos do caso 3

	Quadro Clínico	Tratamento
Dia 0	Obesidade Grau III	Gastrectomia vertical
60 dias	Assintomático	Seguimento
70 dias	Episódios repetidos de hipoglicemia Ausência de dor abdominal Hb = 12,8; Leuc=11400; Ami = 37 AST = 36; ALT = 42; GGT = 65; Gli = 42; BT = 0,9; Cr = 0,7; Alb = normal TC: VVBB normais + pâncreas normal + ausência de TU ou nódulos RM: normal EcoEDA: área nodular hipoecoica, homogênea, de limites precisos, que mede 0,72 × 0,61 cm Histo: suspeita de neoplasia neuroendócrina Imuno-histoquímica: negativa Controle clínico de sintomas Histopatológico: Insulinoma	Exames lab + TC abd + RM abd + EcoEDA + punção aspirativa da área nodular + micro-histologia do aspirado + imuno-histoquímica Duodenopacreatectomia
15º DPO	Óbito pós-operatório	

DISCUSSÃO

Geralmente, o diagnóstico de pancreatite é realizado com base no exame físico e resultados laboratoriais.[1] Paciente com quadro clínico inespecífico representa um desafio.[2] Efeitos sabidamente deletérios podem ocorrer, caso o paciente seja abordado cirurgicamente. Assim, a ecoendoscopia surge como mais uma aliada para o manejo destes pacientes, inclusive podendo guiar a punção diagnóstica.[3]

Em geral, a ecoendoscopia é usada para o diagnóstico de patologias cardíacas, torácicas, gástricas, de pâncreas e vias biliares.[4-7] Seu uso na cirurgia bariátrica está sendo cada vez mais difundido, com o intuito de diagnosticar doenças biliopancreáticas.

Em alguns casos, pode ser realizada no período transoperatório, visando à punção-biópsia diagnóstica, através da introdução do aparelho de ecoendoscopia em trocarte localizado na parede abdominal. Abordagem semelhante foi feita por Falcão *et al.* para realização de CPER transgástrica, mas essa técnica com a ecoendoscopia ainda não foi relatada na literatura.[8,9]

A relação entre o surgimento dos tumores neuroendócrinos do pâncreas e a cirurgia da obesidade ainda não está bem estabelecida. Diante de nódulos pancreáticos, benignos sintomáticos ou malignos, sejam eles periampulares, de cabeça, corpo ou cauda, na ausência de metástase, há indicação formal da duodenopancreatectomia. Nos pacientes submetidos a BGYR, a técnica cirúrgica pode sofrer alterações, graças à presença do estômago excluso, o qual poderá apresentar retardo de esvaziamento após a ressecção do duodeno.[10]

No pós-operatório de BGYR, hiperinsulinemia, secundária a tumor neuroendócrino, pode ser confundida com síndrome de *Dumping*. Assim, nem todos os episódios de hipoglicemia estão relacionados com esta síndrome. Em 2004, Zagury *et al.* publicaram relato de caso de paciente com episódios frequentes de hipoglicemia no pós-operatório de BGYR, sendo atribuídos ao *Dumping* tardio. Apesar do acompanhamento nutricional adequado, os episódios se mantiveram, levando à suspeita de hiperinsulinemia. Tomografia e ressonância magnética foram realizadas, evidenciando-se insulinoma. Após a ressecção tumoral, a paciente ficou assintomática.[11]

Abellán *et al.* relatam a hipótese de que, após o BGYR, alguns fatores tróficos, que afetam as células beta do pâncreas, podem surgir e que a manutenção destes estímulos leva à hiperplasia/hipertrofia das ilhotas pancreáticas. Também relata que o estímulo aumentado mexe com a qualidade dinâmica da célula beta e que é possível a hiperplasia ocorrer em pacientes obesos mórbidos com importante resistência periférica à insulina.[12]

CONSIDERAÇÕES FINAIS

A ecoendoscopia é método diagnóstico ainda caro e superespecializado, que precisa de profissional habilitado. Todavia, há indicações bem estabelecidas, podendo ser usada para diagnóstico e terapia.

Quando USG e TAC de abdome são inconclusivas, diante da suspeita de pancreatite, indica-se a ecoendoscopia.

Abordagem intraoperatória minimiza a chance de realização de cirurgias invasivas ou sem indicação.

Há possibilidade de insulinoma em pacientes com episódios recorrentes de hipoglicemia. Nesse caso, a ecoendoscopia, como técnica diagnóstica, é factível mesmo em pacientes com alteração anatômica cirúrgica do estômago.

REFERÊNCIAS BIBLIOGRÁFICAS

1. Sarr MG, Banks PA, Bollen Tl *et al.* The new revised classification of acute pancreatitis 2012. *Surg Clin North Am* 2013;93(3):549-62.
2. Bahr MH, Davis BR, Vitale GC. Endoscopic management of acute pancreatitis. *Surg Clin North Am* 2013;93(3):563-84.
3. Ardengh JC, Malheiros CA, Rahal F *et al.* Microlithiasis of the gallbladder: role of endoscopic ultrasonography in patients with idiopathic acute pancreatitis. *Rev Assoc Med Bras* 2010;56(1):27-31.
4. Ardengh JC, Bammann RH, Giovani M *et al.* Endoscopic ultrasound-guided biopsies for mediastinal lesions and lymph node diagnosis and staging. *Clinics (São Paulo)* 2011;66(9):1579-83.
5. Ardengh JC, Goldman SM, De Lima-Filho ER. Current role of imaging methods in the diagnosis of cystic solid pancreas neoplasms: part II. *Rev Col Bras Cir* 2011;38(3):192-97.
6. Ardengh JC, Lopes CV, Kemp R *et al.* Pancreatic splenosis mimicking neuroendocrine tumors: microhistological diagnosis by endoscopic ultrasound guided fine needle aspiration. *Arq Gastroenterol* 2013;50(1):10-14.
7. Weilert F, Binmoeller KF, Marson F *et al.* Endoscopic ultrasound-guided anterograde treatment of biliary stones following gastric bypass. *Endoscopy* 2011;43(12):1105-8.
8. Falcão M, Campos JM, Galvão Neto M *et al.* Transgastric endoscopic retrograde cholangiopancreatography for the management of biliary tract disease after Roux-en-Y gastric bypass treatment for obesity. *Obes Surg* 2012;22(6):872-76.
9. Binmoeller KF, Nguyen-Tang T. Endoscopic ultrasound-guided anterograde cholangiopancreatography. *J Hepatobiliary Pancreat Sci* 2011;18(3):319-31.
10. Khithani AS, Curtis DE, Galanopoulos C *et al.* Pancreaticoduodenectomy after a Roux-en-Y gastric bypass. *Obes Surg* 2009;19(6):802-5.
11. Zagury L, Moreira RO, Guedes EP *et al.* Insulinoma misdiagnosed as dumping syndrome after bariatric surgery. *Obes Surg* 2004;14(1):120-23.
12. Abellan P, Camara R, Merino-Torres JF *et al.* Severe hypoglycemia after gastric bypass surgery for morbid obesity. *Diabetes Res Clin Pract* 2008;79(1):e7-9.

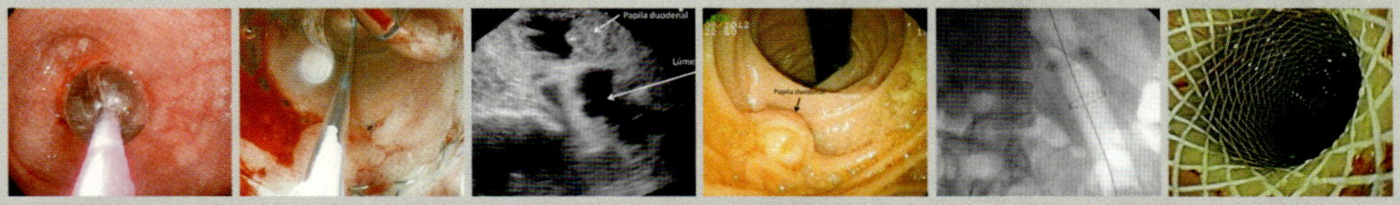

Índice Remissivo

Os números acompanhados de um *f* ou **q** referem-se a Figuras e Quadros, respectivamente.

C

D

E

U

V

Y

Z